● 毒物劇物取扱者試験について ●

毒物または劇物を取り扱う製造所、営業所または店舗は、**毒物及び劇物取締法**に基づき、専任の「**毒物劇物取扱責任者**」を置かなければなりません。

毒物劇物取扱者試験は、この「毒物劇物取扱責任者」になるために、**各都道府県が年１回**実施しているもので、年齢や職業、国籍などにかかわらず**誰でも受験することができます**。

毒物劇物取扱者試験は取り扱う毒物劇物の種類によって、以下の３つに区分されます。

①一般毒物劇物取扱者

…全ての毒物劇物を、全ての製造所・営業所・店舗で取り扱うことができる

②農業用品目毒物劇物取扱者

…厚生労働省令で農業用品目と定められた毒物劇物を、輸入業の営業所・農業用品目を販売する店舗で取り扱うことができる

③特定品目毒物劇物取扱者

…厚生労働省令で特定品目と定められた毒物劇物を、輸入業の営業所・特定品目を販売する店舗で取り扱うことができる

● 本書について ●

本書は、関西広域連合（大阪府、滋賀県、京都府、兵庫県、和歌山県、徳島県）、奈良県、愛知県、静岡県、三重県、岐阜県で、実施された**一般毒物劇物取扱者試験**の問題をまとめたものです。

収録している地域と試験区分、実施年度は次のとおりです。

地域／実施時期	関西広域	奈良県	愛知県	静岡県	三重県	岐阜県
令和６年度	○※		○	○	○	○
令和５年度	○	○	○	○	—	—
令和４年度	○	—	—	—	—	—

※令和６年度の関西広域連合と奈良県の試験問題は共通のため、まとめて収録しています。
令和７年度以降、奈良県の試験は関西広域連合実施の試験となりますので、県独自の試験は実施されません。

実際の試験に出題される問題の構成パターンは、各都道府県により、主に次の２通りに分類されます。

パターンⅠ	パターンⅡ
1．毒物及び劇物に関する法規	1．毒物及び劇物に関する法規
2．基礎化学	2．基礎化学
3．毒物及び劇物の性質及び貯蔵 その他の取扱い方法	3．実地 （性質・貯蔵・取扱い方法含む）
4．実地	——

※上記「１．毒物及び劇物に関する法規」と「２．基礎化学」は、農業用品目毒物劇物取扱者試験、特定品目毒物劇物取扱者試験との共通問題です。

本書では、パターンⅠで構成されている都道府県の問題においても、「３．毒物及び劇物の性質及び貯蔵その他の取扱い方法」と「４．実地」をまとめて収録し、以下の３つに区分して、試験問題を掲載しています。

〔毒物及び劇物に関する法規〕

〔基礎化学〕

〔実地（性質・貯蔵・取扱い方法等）〕

問題掲載の都合上、出題形式を一部変更・編集している箇所があるため、実際の問題番号とは異なる場合があります。また、問題文の末尾に［改］と入っている問題は、**法改正や学習指導要領の改訂**に応じて、弊社で内容を現行に沿うよう改めたものです。

解説は、実際に毒物劇物取扱者試験に**合格**し、毒物劇物取扱責任者の資格を持った弊社の担当者が監修・作成したものを収録しています。

必要な内容のみ簡潔に示しているため、わからなかった問題や間違えてしまった問題を解説をもとに繰り返し解くことで、苦手部分を集中的に勉強でき、重要なポイントを覚えることができます。

各問題の左端に付いている ☑ は、正しく答えることができたかどうかの確認等にご活用ください。

〔 毒物及び劇物に関する法規 〕の解説では、特にただし書きがない場合、法令名を次のように略しています。

毒物及び劇物取締法	取締法
毒物及び劇物取締法施行令	施行令
毒物及び劇物取締法施行規則	施行規則
毒物及び劇物指定令	指定令

なお、本書は**令和７年１月１日時点での法令に対応**していますので、１月以降の法令改正についてはご注意ください。

〔 基礎化学 〕の解説では、日本化学会の提案や学習指導要領の改訂による用語・定義の一部変更により、次のような対応をしています。

◎「気体から固体への変化」を「昇華」から『**凝華**（ぎょうか）』に変更。本書では、**新旧表記いずれも併記**。
◎「希ガス」を「**貴ガス**」に統一。
◎ ２族元素は**すべてアルカリ土類金属**に含まれるものとし、遷移元素の範囲を**３〜12族**とする。

〔 実地（性質・貯蔵・取扱い方法等）〕の解説では、物質を見分ける際の**特徴**であり、かつ覚えておくべき**キーワード**を、次のような**［　］**でくくり、併記しています。

〔解説〕ア．スルホナール$C_7H_{16}O_4S_2$［木炭］［**メルカプタン**］
イ．アニリン$C_6H_5NH_2$［**さらし粉**］［**紫色**］
ウ．セレンSe［熱灼すると**特有のニラ臭**］［冷えると赤色の塊］
選択肢４は［ヨードのエーテル溶液］［褐色の液状沈殿］［放置すると赤色針状結晶］から、**ニコチン**$C_{10}H_{14}N_2$が考えられる。

本書の解説に加えて更に内容を深く掘り下げて勉強したい方は、**全ての都道府県、全ての受験区分に対応**している「**毒物劇物取扱者 短期合格テキスト**」を一緒にご活用いただくことをお勧めします。

この書籍はテキストタイプとなっており、本書と同様に「１．毒物及び劇物に関する法規」、「２．基礎化学」、「３．実地（性質・貯蔵・取扱い方法含む）」の３つの章で構成されています。各章ごとに細かく内容が分かれており、その項目毎にテキストと練習問題を掲載しているので、**短期間で集中的に学習したい方**や、**初めて受験される方にもわかりやすい**内容となっています。

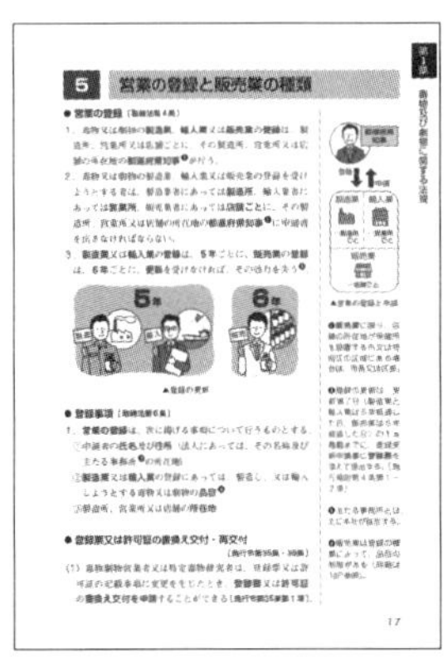
5 営業の登録と販売業の種類

17

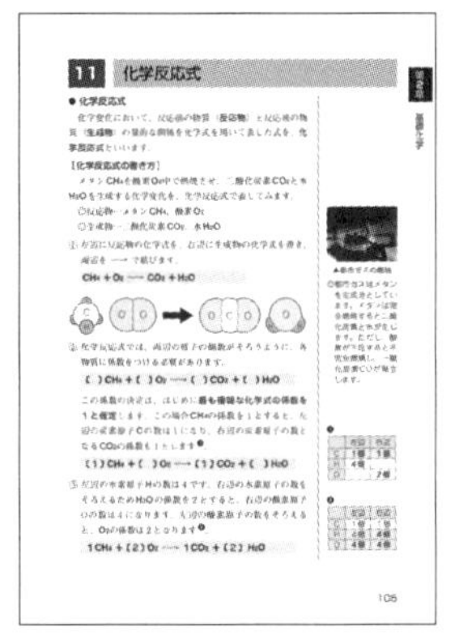
11 化学反応式

105

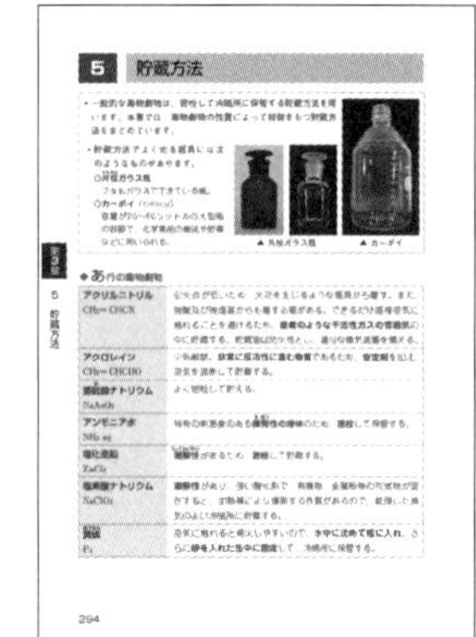
5 貯蔵方法

294

※画像は第４版のものです。

● 購入特典について ●

本書の購入特典として、ホームページ上に**全都道府県の過去問題と解答のみのデータ**を**各５年分ずつ掲載**しています。また、スマートフォンアプリを使用した無料追加コンテンツも公開しています。詳しい内容は巻末をご覧ください。

利用される際には、下記のIDとパスワードが必要です。パスワードの有効期限は次年度版が発刊されるまでとなりますので、ご注意ください。

ID	dokugeki
パスワード	2025_asaR7me

※公論出版ホームページのトップページにある「過去出題問題」から「毒物劇物取扱者 過去実施問題」を選択し、上記IDとパスワードを入力してください。

※ログイン時にエラーが発生した場合は、ブラウザを変えるなどして再度ログインしてください。ログインエラーによる個別対応は行っておりません。

※ホームページ掲載分の問題と解答は試験当時の法令・用語に基づいており、最新のものと異なる場合があります。

● 効率的な勉強方法 ●

弊社編集部では、担当者が本書の過去版をもとに勉強し、実際に毒物劇物取扱者試験を受験しました。合格した都道府県は次のとおりです。

都道府県	合格証発行	合格証番号
岩手県	H27/12/18	第17号
秋田県	H27/10/30	第000029号
茨城県	H27/9/8	第11970号
群馬県	H27/11/9	第9026号
千葉県	R4/9/8	第8334号
東京都	H27/8/4	第22795号
	H28/8/2	第23527号
	R4/8/10	第25621号
神奈川県	H27/7/13	第11457号

都道府県	合格証発行	合格証番号
新潟県	H27/11/24	第4143号
石川県	H28/2/29	第9368号
山梨県	H29/3/1	第3574号
奈良県	H28/3/4	第2534号
	H29/3/3	第2570号
滋賀県	H28/3/4	第3248号
高知県	H27/9/30	第1404号
福岡県	H27/9/4	第201183号

以下は実際に勉強し、受験にのぞんだ担当者の個人的な学習ポイントです。

◎その1　簡単な法規で点数をかせぐ

法規問題の出題範囲はかなり絞られているため、点をとりやすい項目になります。ひっかけ問題やケアレスミスに注意して、確実に得点していきましょう。

◎その2　基礎化学の計算問題はパターン化されている

高校の教科書程度の内容で出題されているので、基本を押さえていくことが肝心です。本書の解説では、東京書籍、啓林館、第一学習社等の高校化学の教科書を参考にしています。近年、学習指導要領の改訂がありましたので、注意が必要です。

計算問題は過去問題と同様のパターンで出題されることが多いため、過去問題を繰り返し解き、解き方をしっかり頭の中に入れておくようにしましょう。

◎その3　実地は狭い範囲で徹底的に覚える

出題頻度の高い毒物劇物から覚えることを推奨します。本書で出題回数が多い品目は、全国でも多く出題されている傾向にあるようです。

◎その4　レア問題を追いすぎない

過去問題を解いていると、ごくまれにしか出題されない難問に出くわすことがあります。このようなレア問題は解説を参考に一度解いてみます。ただし、実際の試験でレア問題に出くわした場合は、解くことを諦めるくらいの覚悟で臨んでいきましょう。全問正解ではなく、合格基準に達することが重要だからです。

逆に、２～３年に一度の頻度で出題されているような問題を、確実に正解していくことが大切です。

● よくあるご質問・お問い合わせ ●

Q　この本に掲載されていない都道府県の問題を解きたい

A　購入特典の過去問題（弊社ホームページ）をご利用いただくか、「**毒物劇物取扱者試験 問題集**」**シリーズ**をご活用ください。

書籍名	収録都道府県
北海道＆東日本編	北海道、東北地方（青森／岩手／宮城／秋田／山形／福島）、新潟県、長野県、富山県
関東編	東京都、神奈川県、埼玉県、千葉県、群馬県、栃木県、茨城県
関西＆中部編	関西広域連合（大阪／兵庫／京都／滋賀／和歌山／徳島）、愛知県、静岡県、三重県、岐阜県、奈良県
九州＆中国編	九州地方（福岡／佐賀／長崎／熊本／大分／宮崎／鹿児島／沖縄）、中国地方（広島／山口／岡山／島根／鳥取）、香川県

※新刊として「毒物劇物取扱者試験 総合問題集」シリーズ（仮）を発刊予定です（時期未定）。詳細は今後弊社ホームページにて発表いたします。

Q　受験する都道府県の問題が掲載されていない

A　全ての都道府県、全ての受験区分に対応している「**毒物劇物取扱者 短期合格テキスト**」をご活用ください。なお、出題頻度の高い問題は全国的にどこの地域でも出題される傾向があるため、本書を用いて受験する都道府県以外の問題を解くことでも、十分に試験対策が可能です。

Q　書籍の内容について間違いではないかという箇所や、解説を読んでもわからない箇所がある

A　訂正・お問い合わせについては、本書最終ページをご覧ください。

● 合格基準・直近試験データ ●

試験の実施時期は、都道府県ごとに異なります。以下の試験実施日は**令和６年度の一般毒物劇物取扱者試験**のものです。令和７年度の試験日程については、各都道府県のホームページにてご確認ください。

関西広域連合

試験実施日：令和６年 12 月７日（例年 12 月上旬ごろ）

合 格 基 準：①総合得点…６割以上　②各科目の得点…３割以上

合　格　率：

	受験者数（人）	合格者数（人）	合格率（%）
令和6年度	1,779	633	35.6
令和5年度	1,920	1,033	53.8
令和4年度	1,567	285	18.2
令和3年度	1,558	592	38.0

※人数は２府４県の総数です。

奈良県

試験実施日：令和６年 12 月７日

合 格 基 準：①総合得点…６割以上　②各科目の得点…４割以上

合　格　率：

	受験者数（人）	合格者数（人）	合格率（%）
令和6年度	非公開情報　判明次第購入特典に掲載予定		
令和5年度	155	63	40.6
令和4年度	58	17	29.3
令和3年度	79	14	17.7

愛知県

試験実施日：令和６年８月 27 日（例年８月下旬ごろ）

合 格 基 準：①総合得点…６割以上　②各科目の得点…６割以上

合　格　率：

	受験者数（人）	合格者数（人）	合格率（%）
令和6年度	770	440	57.1
令和5年度	846	426	50.4
令和4年度	661	305	46.1
令和3年度	634	320	50.5

静岡県

試験実施日：令和６年８月３日（例年８月上旬ごろ）

合 格 基 準：非公開

合　格　率：

	受験者数（人）	合格者数（人）	合格率（%）
令和６年度	528	248	47.0
令和５年度	614	357	58.1
令和４年度	593	235	39.6
令和３年度	471	184	39.1

三重県

試験実施日：令和６年８月４日（例年８月上旬ごろ）

合 格 基 準：①総合得点…６割以上　②各科目の得点…４割以上

合　格　率：

	受験者数（人）	合格者数（人）	合格率（%）
令和６年度	256	79	30.9
令和５年度	264	121	45.8
令和４年度	177	63	35.6
令和３年度	138	49	35.5

岐阜県

試験実施日：令和６年８月21日（例年８月下旬ごろ）

合 格 基 準：非公開

合　格　率：

	受験者数（人）	合格者数（人）	合格率（%）
令和６年度	280	74	26.4
令和５年度	276	79	28.6
令和４年度	250	74	29.6
令和３年度	270	45	16.7

目次　関西＆中部編

1　令和6年度（2024年）　関西広域連合・奈良県

〔毒物及び劇物に関する法規〕

【1】次の記述は、法第１条の条文である。（　）の中に入れるべき記述文を選べ。

第１条
　この法律は、毒物及び劇物について、（　）ことを目的とする。

☐ 1．公衆衛生の向上及び増進に寄与する
2．濫用による保健衛生上の危害を防止する
3．譲渡、譲受、所持等について必要な取締を行う
4．保健衛生上の見地から必要な取締を行う
5．保健衛生上の危害を防止し、もって公共の福祉の増進を図る

【2】毒物又は劇物の製造業の登録を受けた者が、自ら製造した劇物を販売又は授与することができる相手方の正誤について、正しい組合せを選べ。

A．毒物又は劇物の製造業者
B．毒物又は劇物の輸入業者
C．法に基づく登録及び許可を受けていない研究者

	A	B	C
☐ 1．	正	正	正
2．	正	正	誤
3．	正	誤	正
4．	誤	正	誤
5．	誤	誤	正

【3】次の特定毒物の品目とその用途の正誤について、正しい組合せを選べ。

	特定毒物の品目	用途
A．	モノフルオール酢酸の塩類を含有する製剤	野ねずみの駆除
B．	りん化アルミニウムとその分解促進剤とを含有する製剤	ガソリンへの混入
C．	ジメチルエチルメルカプトエチルチオホスフェイトを含有する製剤	食用に供されることがない観賞用植物の害虫の防除

	A	B	C
☐ 1．	正	正	正
2．	正	正	誤
3．	正	誤	正
4．	誤	正	誤
5．	誤	誤	正

【4】次のうち、法第3条の3で「みだりに摂取し、若しくは吸入し、又はこれらの目的で所持してはならない。」と規定されている「興奮、幻覚又は麻酔の作用を有する毒物又は劇物（これらを含有する物を含む。）であって政令で定めるもの」に該当するものを選べ。

☐ 1．クロロホルム　2．クロルピクリン　3．ニトロベンゼン
4．アニリン　5．トルエン

【5】次のうち、法第3条の4に規定する「引火性、発火性又は爆発性のある毒物又は劇物であって政令で定めるもの」に該当するものの組合せを選べ。ただし、物質はすべて原体とする。

A．水酸化ナトリウム
B．メタノール
C．ナトリウム
D．亜塩素酸ナトリウム

☐ 1．A、B　2．A、C　3．B、C
4．B、D　5．C、D

【6】法第4条の規定に基づく毒物又は劇物の販売業の登録に関する記述の正誤について、正しい組合せを選べ。

A．登録を受けようとする者は、店舗ごとにその店舗の所在地の都道府県知事に申請書を出さなければならない。
B．登録は、5年ごとに更新を受けなければならない。
C．一般販売業の登録を受けた者は、すべての毒物及び劇物を販売又は授与することができる。

	A	B	C
☐ 1．	正	正	誤
2．	正	誤	正
3．	誤	正	正
4．	誤	正	誤
5．	誤	誤	正

【7】法第6条の規定に基づく、毒物又は劇物の販売業における都道府県知事が行う登録事項の正誤について、正しい組合せを選べ。

A．申請者の氏名及び住所（法人にあっては、その名称及び主たる事務所の所在地）

B．販売しようとする毒物又は劇物の品目

C．店舗の所在地

	A	B	C
☐ 1．	正	正	誤
2．	正	誤	正
3．	誤	正	正
4．	誤	正	誤
5．	誤	誤	正

【8】次の記述は、法の条文の一部である。（　）の中に入れるべき字句の正しい組合せを選べ。

第6条の2第1項

特定毒物研究者の許可を受けようとする者は、その（A）の都道府県知事に申請書を出さなければならない。

第2項

都道府県知事は、（B）に関し相当の知識を持ち、かつ、学術研究上特定毒物を製造し、又は使用することを必要とする者でなければ、特定毒物研究者の許可を与えてはならない。

第3項

都道府県知事は、次に掲げる者には、特定毒物研究者の許可を与えないことができる。

一～三　（略）

四　第19条第4項の規定により許可を取り消され、取消しの日から起算して（C）を経過していない者

	A	B	C
☐ 1.	住所地	毒物	3年
2.	住所地	特定毒物	3年
3.	主たる研究所の所在地	特定毒物	2年
4.	主たる研究所の所在地	毒物	3年
5.	主たる研究所の所在地	毒物	2年

【9】法第8条第2項の規定に基づき、毒物劇物取扱責任者になることができない理由の正誤について、正しい組合せを選べ。

A. 麻薬の中毒者

B. 向精神薬の中毒者

C. 薬事に関する罪を犯し、罰金以上の刑に処せられ、その執行を終った日から起算して5年を経過していない者

	A	B	C
☐ 1.	正	正	正
2.	正	誤	正
3.	正	誤	誤
4.	誤	正	正
5.	誤	正	誤

【10】法第10条の規定に基づき、毒物又は劇物の製造業の登録を受けている者が変更後30日以内に都道府県知事に届出しなければならない事項の正誤について、正しい組合せを選べ。

A. 登録を受けた製造所の名称

B. 毒物又は劇物を製造する設備の重要な部分

C. 登録を受けた劇物以外の劇物を製造しようとするとき

	A	B	C
☐ 1.	正	正	誤
2.	正	誤	正
3.	誤	正	正
4.	誤	正	誤
5.	誤	誤	正

【11】法第12条の規定に基づき、毒物劇物営業者が毒物又は劇物の容器及び被包に表示しなければならない事項の正誤について、正しい組合せを選べ。

A．毒物の容器及び被包に「医薬用外」の文字、及び赤地に白色をもって「毒」の文字

B．劇物の容器及び被包に「医薬用外」の文字、及び白地に赤色をもって「劇」の文字

C．毒物又は劇物の成分及びその含量

	A	B	C
☐ 1．	正	正	正
2．	正	正	誤
3．	正	誤	誤
4．	誤	正	正
5．	誤	誤	正

【12】法第12条及び省令第11条の５の規定に基づき、毒物劇物営業者が、その容器及び被包に解毒剤の名称を表示しなければ販売又は授与してはならない毒物又は劇物を選べ。

☐ 1．無機シアン化合物及びこれを含有する製剤たる毒物
2．セレン化合物及びこれを含有する製剤たる毒物
3．砒(ひ)素化合物及びこれを含有する製剤たる毒物
4．有機燐(りん)化合物及びこれを含有する製剤たる毒物及び劇物
5．有機シアン化合物及びこれを含有する製剤たる劇物

【13】法第14条第２項の規定に基づき、毒物劇物営業者が、毒物又は劇物を毒物劇物営業者以外の者に販売又は授与するとき、当該譲受人から提出を受けなければならない書面に記載が必要な事項について、正しいものの組合せを選べ。

A．譲受人の職業

B．譲受人の電話番号

C．毒物又は劇物の名称及び数量

D．譲受人の年齢

☐ 1．A、B　　2．A、C　　3．B、C
4．B、D　　5．C、D

【14】毒物劇物営業者が、毒物又は劇物を毒物劇物営業者以外の者へ販売する際の記述の正誤について、正しい組合せを選べ。

A．販売した日から３年が経過したため、譲受人から提出を受けた法令で定められた事項を記載した毒物又は劇物の譲渡手続に係る書面（譲受書）を廃棄した。

B．交付を受ける者の年齢を運転免許証（普通二輪免許）で確認したところ、17歳であったので、毒物又は劇物を交付しなかった。

C．顔見知りであったため、毒物を販売した翌日に法令で定められた事項を記載した毒物の譲渡手続に係る書面（譲受書）の提出を受けた。

	A	B	C
☐ 1．	正	正	誤
2．	正	誤	正
3．	誤	正	正
4．	誤	正	誤
5．	誤	誤	正

【15】次の記述は、毒物又は劇物の廃棄の方法を規定した政令第40条の条文である。(　)の中に入れるべき字句の正しい組合せを選べ。

法第15条の２の規定により、毒物若しくは劇物又は法第11条第２項に規定する政令で定める物の廃棄の方法に関する技術上の基準を次のように定める。

一　中和、加水分解、酸化、還元、稀釈その他の方法により、毒物及び劇物並びに法第11条第２項に規定する政令で定める物のいずれにも該当しない物とすること。

二　ガス体又は揮発性の毒物又は劇物は、保健衛生上危害を生ずるおそれがない場所で、少量ずつ放出し、又は揮発させること。

三　（A）性の毒物又は劇物は、保健衛生上危害を生ずるおそれがない場所で、少量ずつ（B）させること。

四　前各号により難い場合には、地下（C）m以上で、かつ、地下水を汚染するおそれがない地中に確実に埋め、海面上に引き上げられ、若しくは浮き上がるおそれがない方法で海水中に沈め、又は保健衛生上危害を生ずるおそれがないその他の方法で処理すること。

	A	B	C
☐ 1．	可燃	燃焼	1
2．	可燃	燃焼	10
3．	可燃	放出	1
4．	引火	燃焼	10
5．	引火	放出	10

【16】政令第40条の５の規定に基づき、車両１台を使用して、１回につき、7,000 kgの水酸化ナトリウム20％を含有する液体状の製剤を運搬する場合、次の（　）の中に入れるべき字句の正しい組合せを選べ。

当該車両に掲げる標識は、（A）m平方の板に地を黒色、文字を白色として（B）と表示し、車両の（C）の見やすい箇所に掲げなければならない。

	A	B	C
☐ 1．	0.3	「毒」	前後
2．	0.3	「毒」	後部
3．	0.3	「劇」	前後
4．	0.5	「毒」	後部
5．	0.5	「劇」	後部

【17】次の記述は、毒物又は劇物の荷送人の通知義務に関する政令第40条の６第１項及び省令第13条の７の条文である。（　）の中に入れるべき字句の正しい組合せを選べ。

政令第40条の６第１項

毒物又は劇物を車両を使用して、又は鉄道によって運搬する場合で、当該運搬を他に委託するときは、その荷送人は、（A）に対し、あらかじめ、当該毒物又は劇物の名称、成分及び（B）並びに事故の際に講じなければならない応急の措置の内容を記載した書面を交付しなければならない。ただし、厚生労働省令で定める数量以下の毒物又は劇物を運搬する場合は、この限りではない。

省令第13条の７

令第40条の６第１項に規定する厚生労働省令で定める数量は、１回の運搬につき（C）kgとする。

	A	B	C
☐ 1.	荷受人	その含量並びに数量	1,000
2.	荷受人	その含量	3,000
3.	運送人	その含量並びに数量	1,000
4.	運送人	その数量	3,000
5.	運送人	その含量並びに数量	5,000

【18】 毒物劇物営業者等が、その取扱い等に係る毒物又は劇物の事故の際に講じた措置に関する記述の正誤について、正しい組合せを選べ。

A. 毒物劇物販売業者が取り扱う毒物が盗難にあったが、特定毒物ではなかったため、警察署に届け出なかった。

B. 毒物劇物製造業者の製造所において取り扱う毒物が飛散し、周辺住民の多数の者に保健衛生上の危害が生ずるおそれがあったので、毒物劇物製造業者は直ちに、その旨を保健所、警察署及び消防機関に届け出るとともに、保健衛生上の危害を防止するために必要な応急の措置を講じた。

C. 劇物を学術研究のために使用している研究所において劇物が盗難にあったが、毒物劇物営業者ではなかったため、警察署に届け出なかった。

	A	B	C
☐ 1.	正	正	誤
2.	正	誤	正
3.	誤	正	正
4.	誤	正	誤
5.	誤	誤	正

【19】 法第18条の規定に基づく毒物又は劇物の製造業者への立入検査等に関する記述の正誤について、正しい組合せを選べ。

A. 都道府県知事は、保健衛生上必要があると認めるときは、毒物劇物監視員に製造所に立ち入り、帳簿その他の物件を検査させることができる。

B. 都道府県知事は、犯罪捜査のため必要があると認めるときは、毒物劇物監視員に製造所から、試験のために必要な最小限度の分量の毒物又は劇物を収去させることができる。

C. 毒物劇物監視員は、その身分を示す証票を携帯し、関係者の請求があるときは、これを提示しなければならない。

	A	B	C
1.	正	正	正
2.	正	正	誤
3.	正	誤	正
4.	誤	正	誤
5.	誤	誤	正

【20】法第22条第1項の規定に基づく、業務上取扱者の届出等に関する記述の正誤について、正しい組合せを選べ。

A．当該届出事項の一つに、事業場の所在地がある。

B．劇物であるアンモニアを使用して金属熱処理を行う事業者は、業務上アンモニアを取り扱うこととなった日から30日以内に都道府県知事に届出をしなければならない。

C．無機シアン化合物たる毒物を使用して電気めっきを行う事業者は、業務上無機シアン化合物たる毒物を取り扱うこととなった日から30日以内に都道府県知事に届出をしなければならない。

	A	B	C
1.	正	正	誤
2.	正	誤	正
3.	正	誤	誤
4.	誤	正	正
5.	誤	誤	正

〔基礎化学〕

【21】次のうち、互いに同素体である正しいものの組合せを選べ。

A．水素と重水素

B．酸素とオゾン

C．窒素と尿素

D．ダイヤモンドとグラファイト（黒鉛）

1．A、B　　2．A、C　　3．B、C

4．B、D　　5．C、D

【22】次のナトリウムの電子配置に関する記述について、（　）の中に入れるべき字句の正しい組合せを選べ。

ナトリウム原子は、原子核に11個の陽子がある。電子殻の最外殻は（A）殻であり、（B）個の電子がある。最外殻から電子が放出されると、貴ガス（希ガス）の（C）原子と同じ電子配置であるナトリウムイオンとなる。

	A	B	C
☐ 1．	L	1	ネオン
2．	L	2	アルゴン
3．	M	1	ネオン
4．	M	1	アルゴン
5．	M	2	アルゴン

【23】次の酸化と酸化数に関する記述について、正しいものの組合せを選べ。

A．原子（またはその原子を含む物質）が電子を受け取る変化を酸化という。

B．相手の物質を酸化して、自らは還元される物質を酸化剤という。

C．アンモニウムイオン（NH_4^+）における、N原子の酸化数は－4である。

D．銅（Cu）を空気中で加熱すると生成するCuOにおける、Cu原子の酸化数は＋2である。

☐ 1．A、B　2．A、C　3．B、C
4．B、D　5．C、D

【24】モル濃度が6.0mol/L、密度が1.2g/cm^{3}の水酸化ナトリウム（NaOH）水溶液がある。この水溶液の質量パーセント濃度は何％か。最も近い値を選べ。ただし、原子量は、H＝1.0、O＝16、Na＝23とする。

☐ 1．10　2．12　3．20　4．24　5．29

【25】0.48mol/Lの水酸化ナトリウム水溶液9.0mLを完全に中和するために必要な0.60mol/Lの硫酸は何mLか。最も近い値を選べ。

☐ 1．3.6　2．5.4　3．7.2　4．10.6　5．14.4

【26】次の物質の三態に関する記述について、（　）に入れるべき字句の正しい組合せを選べ。

一定の圧力のもとで固体を加熱すると、ある温度で液体になる。この現象が起こる温度を（A）という。逆に液体を冷却すると、ある温度で固体になる。このときの温度を（B）という。また、液体を経ずに固体から気体に変化する現象を（C）という。

	A	B	C
☐ 1.	沸点	凝固点	昇華
2.	沸点	臨界点	凝華
3.	融点	臨界点	凝華
4.	融点	臨界点	昇華
5.	融点	凝固点	昇華

【27】次の固体の構造に関する記述について、誤っているものを選べ。

☐ 1. 原子や分子などの粒子が規則正しく配列した構造をもつ固体を結晶という。
2. 粒子の配列が規則的でない固体をアモルファス（非晶質）という。
3. 陽イオンと陰イオンの静電気的な引力による結合でできた結晶をイオン結晶といい、一般的に硬くてもろい。
4. 原子同士が価電子をお互いに共有する結合を共有結合といい、共有結合の結晶は非常に硬いものが多い。
5. 多数の分子が分子間力によって規則正しく配列した結晶を金属結晶といい、一般的に砕けやすい。

【28】次の金属のイオン化傾向に関する記述について、正しいものの組合せを選べ。

A. 金属の単体が水溶液中で陽イオンになろうとする性質を、金属のイオン化傾向という。
B. イオン化傾向の大きいリチウム（Li）、カリウム（K）は水と反応しない。
C. イオン化傾向の異なる金属を電解質水溶液に浸して導線で結ぶと、電流が流れる。
D. イオン化傾向の小さい白金（Pt）は、天然ではほとんどが酸素との化合物として存在する。

☐ 1. A、B　　2. A、C　　3. B、C
4. B、D　　5. C、D

【29】次の化学平衡に関する記述の正誤について、正しい組合せを選べ。

$H_2 + I_2 \rightleftarrows 2HI$

A．正反応の反応速度は、$k_1[H_2][I_2]$で求められる。ただし、k_1は正反応の反応速度定数とする。

B．逆反応の反応速度は、$k_2[HI]$で求められる。ただし、k_2は逆反応の反応速度定数とする。

C．平衡状態では正反応と逆反応は共に停止している。

	A	B	C
☐ 1．	正	正	正
2．	正	正	誤
3．	正	誤	誤
4．	誤	正	正
5．	誤	誤	正

【30】次の化合物を水に溶かした際に、酸性を示す正しいものの組合せを選べ。

A．NH_4NO_3

B．$CuSO_4$

C．CH_3COONa

D．Na_2SO_4

☐ 1．A、B　　2．A、C　　3．B、C
4．B、D　　5．C、D

【31】次の典型元素の水素化合物に関する記述について、正しいものの組合せを選べ。

A．沸点は、メタン ＜ アンモニア ＜ 水 ＜ フッ化水素の順に高くなる。

B．アンモニアは、水酸化ナトリウム水溶液を付けたガラス棒を近づけ、白煙を生じることで検出される。

C．メタンは、天然ガスに多く含まれ、空気より軽く無臭の気体である。

D．ハロゲン化水素の水溶液の酸性の強さは、フッ化水素 ＜ 塩化水素 ＜ 臭化水素 ＜ ヨウ化水素の順になる。

☐ 1．A、B　　2．A、C　　3．B、C
4．B、D　　5．C、D

【32】次の二酸化炭素に関する記述について、誤っているものを選べ。

1．石灰石を強熱することで発生する。
2．有機化合物の燃焼による元素分析の装置では、ソーダ石灰で吸収される。
3．水に少し溶けて、弱塩基性を示す。
4．無極性分子である。
5．酵母によるグルコースのアルコール発酵の際に気体として発生する。

【33】次の芳香族化合物に関する記述について、（　）の中に入れるべき字句の正しい組合せを選べ。なお、同じアルファベットの（　）内には、同じ字句が入る。

ベンゼンに濃硝酸と濃硫酸の混合物（混酸）を加えて反応させると、（A）が生じる。（A）にスズと濃塩酸を加えて還元し、強塩基を加えると、ベンゼン環にアミノ基が直接結合した（B）が生じる。（B）の希塩酸溶液を氷冷しながら亜硝酸ナトリウム水溶液を加えてジアゾ化し、水中で加熱すると、ベンゼン環にヒドロキシ基が直接結合した（C）が生成する。

	A	B	C
1．	ニトロベンゼン	トルエン	フェノール
2．	ニトロベンゼン	アニリン	フェノール
3．	ニトロベンゼン	アニリン	トルエン
4．	フェノール	ニトロベンゼン	アニリン
5．	フェノール	トルエン	アニリン

【34】次の反応に関する記述について、（　）の中に入れるべき字句の正しい組合せを選べ。

・CH_3CO-の構造をもつアセトンに、ヨウ素と水酸化ナトリウム水溶液を反応させると、特有の臭気をもつ（A）の黄色沈殿が生じる。
・アルデヒドを（B）とともに加熱すると、赤色の沈殿が生じる。
・フェノールに（C）を加えると紫色に呈色する。

	A	B	C
1．	ヨードホルム	フェーリング液	塩化鉄（Ⅲ）水溶液
2．	ヨードホルム	塩化鉄（Ⅲ）水溶液	アンモニア性硝酸銀水溶液
3．	ヨウ化カリウム	フェーリング液	アンモニア性硝酸銀水溶液
4．	ヨウ化カリウム	塩化鉄（Ⅲ）水溶液	塩化鉄（Ⅲ）水溶液
5．	ヨウ化カリウム	塩化鉄（Ⅲ）水溶液	フェーリング液

【35】次のアミノ酸に関する記述について、正しいものの組合せを選べ。

A．生体内で合成されないか、または合成されにくいため、外部から摂取する必要があるアミノ酸を必須アミノ酸という。

B．αーアミノ酸は、デンプンを構成する主要な成分である。

C．アミノ酸にニンヒドリン水溶液を加えて温めると、紫色に呈色する。

D．アラニン以外のアミノ酸には、鏡像異性体が存在する。

☐ 1．A、B　2．A、C　3．B、C
4．B、D　5．C、D

〔実地（性質・貯蔵・取扱い方法等）〕

【36】次のうち、物質がともに劇物に指定されている、正しいものの組合せを選べ。ただし、物質はすべて原体とする。

A．トルエン、ヒドラジン

B．トリクロル酢酸、発煙硫酸

C．ニトロベンゼン、フェノール

D．酸化第二水銀（別名：酸化水銀（Ⅱ））、四アルキル鉛

☐ 1．A、B　2．A、C　3．B、C
4．B、D　5．C、D

【37】次のうち、物質がともに毒物に指定されている、正しいものの組合せを選べ。ただし、物質はすべて原体とする。

A．アクリルニトリル、アジ化ナトリウム

B．水銀、2ーメルカプトエタノール

C．シアン酸ナトリウム、硝酸タリウム

D．セレン、ニコチン

☐ 1．A、B　2．A、C　3．B、C
4．B、D　5．C、D

【38】「毒物及び劇物の廃棄の方法に関する基準」に基づく、次の物質の廃棄方法に関する記述の正誤について、正しい組合せを選べ。

A．ホルムアルデヒドは、多量の水を加えて希薄な水溶液とした後、次亜塩素酸塩水溶液を加え分解させ廃棄する。

B．臭素は、水に溶かし、硫酸ナトリウムの水溶液を加えて処理し、沈殿ろ過して埋立処分する。

C．黄燐(りん)は、廃ガス水洗設備及び必要があれば、アフターバーナーを備えた焼却設備で焼却する。

	A	B	C
☐ 1．	正	正	誤
2．	正	誤	正
3．	正	誤	誤
4．	誤	正	正
5．	誤	正	誤

【39】「毒物及び劇物の廃棄の方法に関する基準」に基づく、次の物質の廃棄方法に関する記述について、最も適切な組合せを選べ。

（物質名）塩化亜鉛、塩化第一銅（別名：塩化銅（Ⅰ））、ナトリウム

A．水に溶かし、水酸化カルシウム（消石灰）、炭酸ナトリウム（ソーダ灰）等の水溶液を加えて処理し、沈殿ろ過して埋立処分する。

B．スクラバーを備えた焼却炉の中で乾燥した鉄製容器を用い、油又は油を浸した布等を加えて点火し、鉄棒でときどき攪拌(かくはん)して完全に燃焼させる。残留物は放冷後水に溶かし、希硫酸等で中和する。

C．セメントを用いて固化し、埋立処分する。

	A	B	C
☐ 1．	塩化第一銅	ナトリウム	塩化亜鉛
2．	ナトリウム	塩化亜鉛	塩化第一銅
3．	ナトリウム	塩化第一銅	塩化亜鉛
4．	塩化亜鉛	塩化第一銅	ナトリウム
5．	塩化亜鉛	ナトリウム	塩化第一銅

【40】「毒物及び劇物の運搬事故時における応急措置に関する基準」に基づく、次の物質の飛散又は漏えい時の措置に関する記述の正誤について、正しい組合せを選べ。なお、作業にあたっては、風下の人を避難させる、飛散又は漏えいした場所の周辺にはロープを張るなどして人の立入りを禁止する、作業の際には必ず保護具を着用する、風下で作業をしない、廃液が河川等に排出されないように注意する、付近の着火源となるものは速やかに取り除く、などの基本的な対応を行っているものとする。

物質	漏えい時の措置
A．砒(ひ)素	飛散したものは空容器にできるだけ回収する。砂利などに付着している場合は、砂利などを回収し、そのあとに水酸化ナトリウム、炭酸ナトリウム（ソーダ灰）等の水溶液を散布してアルカリ性（pH11以上）とし、さらに酸化剤（次亜塩素酸ナトリウム、さらし粉等）の水溶液で酸化処理を行い、多量の水を用いて洗い流す。
B．ブロムメチル	多量の場合、漏えいした液は、土砂等でその流れを止め、液が広がらないようにして蒸発させる。
C．キシレン	多量の場合、漏えいした液は、土砂等でその流れを止め、安全な場所に導き、液の表面を泡でおおい、できるだけ空容器に回収する。

	A	B	C
☐ 1．	正	誤	正
2．	正	誤	誤
3．	誤	正	正
4．	誤	正	誤
5．	誤	誤	正

【41】次の物質とその用途の正誤について、正しい組合せを選べ。

	物質		用途
A.	塩化バリウム	………	塩素化用の試薬（クロル化剤）
B.	塩化亜鉛	……………	脱水剤、乾電池材料、活性炭の製造
C.	塩化チオニル	………	顔料の原料、医薬（レントゲン造影剤）

	A	B	C
☐ 1.	正	正	正
2.	正	正	誤
3.	正	誤	正
4.	誤	正	誤
5.	誤	誤	正

【42】次の物質とその用途の正誤について、正しい組合せを選べ。

	物質		用途
A.	アジ化ナトリウム	…………	試薬、医療検体の防腐剤
B.	重クロム酸カリウム	………	酸化剤、媒染剤、電気めっき用、顔料原料
C.	クレゾール	…………………	消毒、殺菌、木材の防腐剤、合成樹脂の可塑剤

	A	B	C
☐ 1.	正	正	正
2.	正	誤	正
3.	正	誤	誤
4.	誤	正	誤
5.	誤	誤	正

【43】次の物質と吸入した場合の毒性に関する記述の正誤について、正しい組合せを選べ。

	物質		吸入した場合の毒性
A.	塩素酸ナトリウム	……	鼻、のどの粘膜を刺激して、悪心、嘔(おう)吐、下痢、チアノーゼ、呼吸困難等を起こす。
B.	クロロホルム	…………	強い麻酔作用があり、めまい、頭痛、吐き気をおぼえ、はなはだしい場合は、嘔(おう)吐、意識不明などを起こす。
C.	トルエン	………………	短時間の興奮期を経て、深い麻酔状態に陥ることがある。

	A	B	C
☐ 1．	正	正	正
2．	正	正	誤
3．	正	誤	誤
4．	誤	正	誤
5．	誤	誤	正

【44】 次の物質とその中毒の対処に適切な解毒剤の正誤について、正しい組合せを選べ。

物質　　　　　　　　解毒剤

A．シアン化合物 ………… 硫酸アトロピン

B．カーバメート剤 ……… カルシウム剤

C．有機弗（ふっ）素化合物 ……… アセトアミド

	A	B	C
☐ 1．	正	正	正
2．	正	正	誤
3．	正	誤	正
4．	誤	正	誤
5．	誤	誤	正

【45】 次の物質の貯蔵方法等に関する記述について、最も適切な組合せを選べ。

（物質名）クロロプレン、ニコチン、弗（ふっ）化水素酸

A．銅、鉄、コンクリート又は木製のタンクにゴム、鉛、ポリ塩化ビニルあるいはポリエチレンのライニングを施したものに保管する。

B．重合防止剤を加えて窒素置換し、遮光して冷所で保管する。

C．吸湿性のため密閉し、冷乾燥場所に保管する。

	A	B	C
☐ 1．	弗（ふっ）化水素酸	ニコチン	クロロプレン
2．	弗（ふっ）化水素酸	クロロプレン	ニコチン
3．	ニコチン	弗（ふっ）化水素酸	クロロプレン
4．	ニコチン	クロロプレン	弗（ふっ）化水素酸
5．	クロロプレン	弗（ふっ）化水素酸	ニコチン

【46】次の物質とその性状に関する記述について、適切なものの組合せを選べ。

	物質	性状
A.	四塩化炭素	揮発性、麻酔性の芳香を有する無色の重い液体で、不燃性である。
B.	蓚(しゅう)酸	無色の刺激性の強い液体であり、還元性が強い。
C.	メタノール	無色透明の揮発性の特異な香気を有する液体で、可燃性である。
D.	クロルエチル	無色又は淡黄色の透明な液体で、水に難溶である。

□ 1．A、B　2．A、C　3．B、C
4．B、D　5．C、D

【47】次の物質とその性状に関する記述について、適切なものの組合せを選べ。

	物質	性状
A.	酢酸エチル	果実様の芳香を放つ無色透明の揮発性液体で、蒸気は空気より重く引火性がある。
B.	アクリルニトリル	無臭又は微刺激臭のある無色透明の蒸発しやすい液体である。
C.	セレン化水素	無色でアンモニア臭のある気体である。
D.	塩素	常温で黄緑色の液体で、窒息性臭気をもつ。

□ 1．A、B　2．A、C　3．B、C
4．B、D　5．C、D

【48】次の物質とその性状に関する記述について、適切なものの組合せを選べ。

	物質	性状
A.	沃(よう)素	黒灰色、金属様の光沢ある稜板状結晶であり、常温でも多少不快な臭気を有する蒸気を放って揮散する。
B.	ジメチル硫酸	無色又は微黄色の吸湿性の液体で、強い苦扁桃様の香気をもち、光線を屈折する。水にはわずかに溶け、その溶液は甘味を有する。
C.	メチルアミン	無色で魚臭（高濃度はアンモニア臭）のある気体である。水に大量に溶解し、塩基性を示す。
D.	塩化第一銅（別名：塩化銅（Ⅰ））	暗赤色結晶で、潮解性があり、水によく溶ける。

☐ 1．A、B　　2．A、C　　3．B、C
4．B、D　　5．C、D

【49】次の物質とその性状に関する記述について、適切なものの組合せを選べ。

物質	性状
A．アクロレイン	無色の揮発性液体で特異臭と甘味を有する。水に難溶である。
B．フェノール	不燃性の液体で、高濃度のものは空気中で白煙を生じる。
C．黄燐（りん）	白色又は淡黄色のロウ様半透明の結晶性固体で、ニンニク臭を有する。
D．臭素	刺激性の臭気を放って揮発する、赤褐色の重い液体である。

☐ 1．A、B　　2．A、C　　3．B、C
4．B、D　　5．C、D

【50】次の物質とその識別方法に関する記述について、適切なものの組合せを選べ。

物質	識別方法
A．カリウム	白金線につけて溶融炎で熱し、炎の色を見ると、黄色になる。それをコバルトの色ガラスを通してみれば吸収されて、この炎の色は見えなくなる。
B．クロム酸ナトリウム	水溶液に硝酸バリウム又は塩化バリウムを加えると黄色の沈殿を生じる。
C．硝酸銀	水溶液に塩酸を加えると、赤色の沈殿物を生じる。その液に硫酸と銅屑を加えて熱すると赤褐色の蒸気を発生する。
D．沃（よう）化水素	水溶液に硝酸銀溶液を加えると、淡黄色の沈殿を生じ、この沈殿は、アンモニア水に難溶で、硝酸には不溶である。

☐ 1．A、B　　2．A、C　　3．B、C
4．B、D　　5．C、D

▶▶ 正解＆解説

毒物及び劇物に関する法規

【1】4

〔解説〕取締法第１条（取締法の目的）。

> この法律は、毒物及び劇物について、（**保健衛生上の見地から必要な取締を行う**）ことを目的とする。

【2】2（A：正　B：正　C：誤）

〔解説〕取締法第３条（毒物劇物の禁止規定）第３項。

A＆B．製造業者は、製造した毒物劇物を他の毒物劇物営業者（選択肢の場合製造業者と輸入業者）に販売又は授与することができる。

C．毒物劇物営業者以外の者に販売することができるのは、**販売業の登録を受けた者のみ**である。

【3】3（A：正　B：誤　C：正）

〔解説〕A．施行令第11条（モノフルオール酢酸の塩類を含有する製剤の使用者及び用途）第２号。

B．りん化アルミニウムとその分解促進剤とを含有する製剤…**ねずみ、昆虫等の駆除**。施行令第28条（りん化アルミニウムとその分解促進剤とを含有する製剤の使用者及び用途）第２号。ガソリンへの混入は、**四アルキル鉛**（なまり）を含有する製剤の用途。

C．施行令第16条（ジメチルエチルメルカプトエチルチオホスフェイトを含有する製剤の使用者及び用途）第２号。

【4】5

〔解説〕取締法第３条の３（シンナー乱用の禁止）、施行令第32条の２（興奮、幻覚又は麻酔の作用を有する物）。トルエンのほか、酢酸エチル又はトルエン又はメタノールを含有するシンナー等が定められている。

【5】5（C、D）

〔解説〕取締法第３条の４（爆発性がある毒物劇物の所持禁止）、施行令第32条の３（発火性又は爆発性のある劇物）。ナトリウム、亜塩素酸ナトリウム及びこれを含有する製剤（亜塩素酸ナトリウム30％以上含有するものに限る）のほか、塩素酸塩類及びこれを含有する製剤（塩素酸塩類35％以上を含有するものに限る）、ピクリン酸が定められている。

【6】2（A：正　B：誤　C：正）

〔解説〕A．取締法第４条（営業の登録）第２項。

B．「５年ごと」⇒「**６年ごと**」。取締法第４条（営業の登録）第３項。

C．取締法第４条の２（販売業の登録の種類）第１号、取締法第４条の３（販売品目の制限）第１項、第２項。販売業は登録の種類により販売できる品目が定められているが、一般販売業の登録を受けた者は販売品目の制限が定められていないため、全ての毒物劇物を販売できる。

【7】2（A：正　B：誤　C：正）

〔解説〕A＆C．取締法第６条（登録事項）第１号、第３号。

B．販売しようとする毒物又は劇物の品目は、販売業の登録事項として**定められていない**。

【8】5

〔解説〕取締法第６条の２（特定毒物研究者の許可）第１項。

> 特定毒物研究者の許可を受けようとする者は、その（A：**主たる研究所の所在地**）の都道府県知事に申請書を出さなければならない。

取締法第６条の２（特定毒物研究者の許可）第２項。

> 都道府県知事は、（B：**毒物**）に関し相当の知識を持ち、かつ、学術研究上特定毒物を製造し、又は使用することを必要とする者でなければ、特定毒物研究者の許可を与えてはならない。

取締法第６条の２（特定毒物研究者の許可）第３項第４号。

> 四　第19条第４項の規定により許可を取り消され、取消しの日から起算して（C：**2年**）を経過していない者

【9】3（A：正　B：誤　C：誤）

〔解説〕A．取締法第８条（毒物劇物取扱責任者の資格）第２項第３号。

B．向精神薬の中毒者は、毒物劇物取扱責任者になることができない理由として**定められていない**。

C．「５年を経過」⇒「**３年を経過**」。取締法第８条（毒物劇物取扱責任者の資格）第２項第４号。

【10】1（A：正　B：正　C：誤）

〔解説〕A．取締法第10条（届出）第１項第３号、施行規則第10条の２（営業者の届出事項）第１号。

B．取締法第10条（届出）第１項第２号。

C．登録を受けた毒物又は劇物以外の毒物又は劇物を製造しようとするときは、**あらかじめ**、毒物又は劇物の品目につき、**登録の変更**を受けなければならない。取締法第９条（登録の変更）第１項。

【11】5（A：誤　B：誤　C：正）

〔解説〕A＆B．毒物又は劇物の容器及び被包には「医薬用外」の文字、及び毒物（特定毒物含む）については赤地に白色をもって**「毒物」**の文字、劇物については白地に赤色をもって**「劇物」**の文字を表示しなければならない。取締法第12条（毒物又は劇物の表示）第１項。

C．取締法第12条（毒物又は劇物の表示）第２項第２号。

【12】4

〔解説〕取締法第12条（毒物又は劇物の表示）第２項第３号、施行規則第11条の５（解毒剤に関する表示）。**有機燐（りん）化合物**及びこれを含有する製剤たる毒物及び劇物の容器及び被包に表示しなければならない解毒剤の名称は、２－ピリジルアルドキシムメチオダイド（PAM）の製剤及び硫（りゅう）酸アトロピンの製剤と定められている。

【13】2（A、C）

〔解説〕A＆C．取締法第14条（毒物又は劇物の譲渡手続）第２項。順に、第３号、第１号。

B＆D．譲受人の電話番号や年齢は、記載事項に**定められていない**。

【14】4（A：誤　B：正　C：誤）

〔解説〕A．「３年」⇒「**5年**」。取締法第14条（毒物又は劇物の譲渡手続）第４項。

B．取締法第15条（毒物又は劇物の交付の制限等）第１項第１号。

C．毒物劇物営業者は、法令で定められた事項を記載した毒物の譲渡手続に係る書面（譲受書）の**提出を受けなければ**、毒物を毒物劇物営業者以外の者に**販売してはならない**。取締法第14条（毒物又は劇物の譲渡手続）第２項。

【15】1

〔解説〕施行令第40条（廃棄の方法）第３～４号。

> 三　（A：**可燃**）性の毒物又は劇物は、保健衛生上危害を生ずるおそれがない場所で、少量ずつ（B：**燃焼**）させること。
> 四　前各号により難い場合には、地下（C：**1**）ｍ以上で、かつ、地下水を汚染するおそれがない地中に確実に埋め、海面上に引き上げられ、若しくは浮き上がるおそれがない方法で海水中に沈め、又は保健衛生上危害を生ずるおそれがないその他の方法で処理すること。

【16】1

〔解説〕施行令第40条の５（運搬方法）第２項第２号、施行規則第13条の５（毒物又は劇物を運搬する車両に掲げる標識）。

> 当該車両に掲げる標識は、（A：**0.3**）ｍ平方の板に地を黒色、文字を白色として（B：「**毒**」）と表示し、車両の（C：**前後**）の見やすい箇所に掲げなければならない。

【17】3

〔解説〕施行令第40条の6（荷送人の通知義務）第1項。

> 毒物又は劇物を車両を使用して、又は鉄道によって運搬する場合で、当該運搬を他に委託するときは、その荷送人は、（A：**運送人**）に対し、あらかじめ、当該毒物又は劇物の名称、成分及び（B：**その含量並びに数量**）並びに事故の際に講じなければならない応急の措置の内容を記載した書面を交付しなければならない。（略）。

施行規則第13条の7（荷送人の通知義務を要しない毒物又は劇物の数量）。

> 令第40条の6第1項に規定する厚生労働省令で定める数量は、1回の運搬につき（C：**1,000**）kgとする。

【18】4（A：誤　B：正　C：誤）

〔解説〕A．毒物又は劇物が盗難にあい、又は紛失したときは、**その種類にかかわらず**、直ちに**警察署に届け出なければならない**。取締法第17条（事故の際の措置）第2項。

B．取締法第17条（事故の際の措置）第1項。

C．毒物劇物営業者に加えて、特定毒物研究者、届出の有無を問わない**業務上取扱者**（取締法第22条（業務上取扱者の届出等）第4項、第5項の規定に準用）は、毒物又は劇物が盗難にあった場合は**直ちに警察署に届け出なければならない**。取締法第17条（事故の際の措置）第2項。

【19】3（A：正　B：誤　C：正）

〔解説〕A．取締法第18条（立入検査等）第1項。

B．都道府県知事は、**保健衛生上**必要があると認めるときは、毒物劇物監視員に製造所から、試験のために必要な最小限度の分量の毒物又は劇物を収去させることができる。従って、**犯罪捜査**のためには**認められない**。取締法第18条（立入検査等）第1項、第2項、第4項。

C．取締法第18条（立入検査等）第3項。

【20】2（A：正　B：誤　C：正）

〔解説〕A．取締法第22条（業務上取扱者の届出等）第1項第3号。

B．**無機シアン化合物**たる毒物及びこれを含有する製剤を用いて金属熱処理を行う事業者は、届出が必要。取締法第22条（業務上取扱者の届出等）第1項、施行令第41条（業務上取扱者の届出）第2号、第42条（業務上取扱者の届出）第1号。

C．取締法第22条（業務上取扱者の届出等）第1項、施行令第41条（業務上取扱者の届出）第1号、第42条（業務上取扱者の届出）第1号。

【21】4（B、D）

〔解説〕A．水素^{1}Hは質量数１（陽子１個、中性子０個）、重水素^{2}Hは質量数２（陽子１個、中性子１個）の、互いに**同位体**である。

B＆D．**酸素**O_2と**オゾン**O_3は互いに酸素Ｏからなる単体、**ダイヤモンド**と**グラファイト**（黒鉛）は互いに炭素Ｃからなる単体で、それぞれ**同素体**である。

C．窒素N_2は**単体**、尿素$CO(NH_2)_2$は**化合物**である。

◎**同位体**（アイソトープ）…原子番号（陽子の数）が同じで、質量数（中性子の数）が異なり、化学的性質は非常に似ている原子。
◎**同素体**……………………同じ元素からなる単体で、性質の異なる物質。
◎**単体**………………………ただ１種類の元素からなる純物質。
◎**化合物**……………………２種類以上の元素からなる純物質。

【22】3

〔解説〕

　ナトリウムNa原子は、原子核に11個の陽子がある。電子殻の最外殻は（A：**M**）殻であり、（B：**1**）個の電子がある。最外殻から電子が放出されると、貴ガス（希ガス）の（C：**ネオン**）Ne原子と同じ電子配置であるナトリウムイオンNa^+となる。

A＆B．ナトリウムNa…原子番号11（電子配置：K殻２個、L殻８個、**M殻１個**）。

C．１価の陽イオンであるナトリウムイオンNa^+の電子数は10となり、**ネオン**Ne（原子番号10）と同じ電子配置である。選択肢のアルゴンArは同じく貴ガスであるが、原子番号は18である。

【23】4（B、D）

〔解説〕A．「酸化」⇒「**還元**」。

	酸化	還元
電子の授受	電子を失う	電子を受け取る

B．

	酸化剤	還元剤
特徴	相手を酸化、自身は還元	相手を還元、自身は酸化

C．酸化数のルールを用いると、窒素Ｎ原子の酸化数は、次の式で求められる。

［Ｎ酸化数］＋｛（＋１）×４｝＝＋１

［Ｎ酸化数］＝**－３**

D．酸化数のルールを用いると、CuO（酸化銅（Ⅱ））のCu酸化数は、次の式で求められる。

［Cu酸化数］＋（－２）＝0

［Cu酸化数］＝＋２

酸化数のルール
①単体中、化合物中の原子の酸化数の総和は「0」
②化合物中の水素H原子またはアルカリ金属（カリウムKなど）の酸化数は「+1」、酸素O原子の酸化数は「−2」（※過酸化水素の酸素原子のみ「−1」）
③イオンの酸化数の総和は、そのイオンの電荷

【24】3

〔解説〕水酸化ナトリウム水溶液NaOH aqの密度が$1.2g/cm^3$であるため、1L（1,000g）あたりの質量は$1.2g/cm^3 \times 1,000g = 1,200g$となる。

水酸化ナトリウムの分子量は、23+16+1=40である。モル濃度6.0mol/Lの水酸化ナトリウム水溶液には、6.0mol/L×40g=240gの水酸化ナトリウム（溶質）が含まれている。従って、質量パーセント濃度をxとすると、次の等式が成り立つ。

$$\text{質量パーセント濃度（\%）} = \frac{\text{溶質の質量（g）}}{\text{溶液の質量（g）}} \times 100$$

$$x\,\% = \frac{240g}{1200g} \times 100$$

$$x = \mathbf{20\ (\%)}$$

【25】1

〔解説〕中和反応式：$2NaOH + H_2SO_4 \longrightarrow Na_2SO_4 + 2H_2O$

水酸化ナトリウム水溶液は1価の塩基、硫酸（りゅう）は2価の酸であり、求める量をx mLとすると、次の等式が成り立つ。

$1 \times 0.48mol/L \times (9.0/1000)\,mL = 2 \times 0.60mol/L \times (x/1000)\,mL$

両辺に1000をかける。　$0.48mol/L \times 9.0mL = 1.2mol/L \times x\,mL$

$$1.2x = 4.32$$

$$x = \mathbf{3.6\ (mL)}$$

【26】5

〔解説〕一定の圧力のもとで固体を加熱すると、ある温度で液体になる。この現象が起こる温度を（A：**融点**）という。逆に液体を冷却すると、ある温度で固体になる。このときの温度を（B：**凝固点**）という。また、液体を経ずに固体から気体に変化する現象を（C：**昇華**）という。

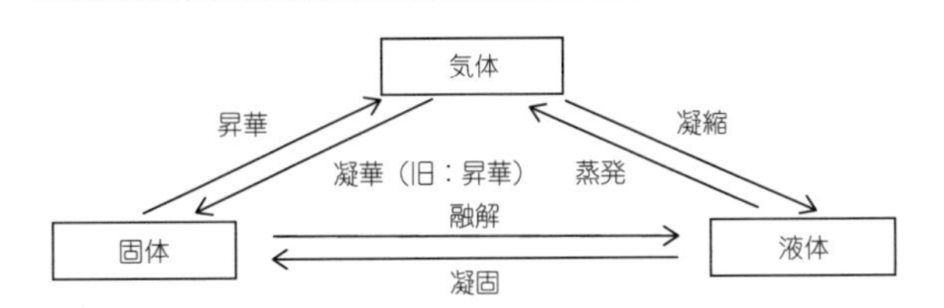

【27】5

〔解説〕「金属結晶」⇒「**分子結晶**」。

金属結晶は、**自由電子**が原子間を結びつける**金属結合**によって、規則正しく配列した結晶である。

【28】2（A、C）

〔解説〕B．イオン化傾向の大きな金属ほど酸化されやすく反応性が大きいため、イオン化傾向の大きいリチウムLiやカリウムKは、**常温でも水と激しく反応する**。

C．イオン化傾向の異なる２種類の金属（電極）を電解質の水溶液（電解液）に浸して導線でつなぐと、酸化還元反応によって電流が流れる。

> **電子の酸化還元**
> 　イオン化傾向の大きい金属は、電子e^-は陽イオンとなって溶け出し（酸化）、導線を通ってイオン化傾向の小さい金属に移動する。イオン化傾向の小さい金属は、電解質中に溶けていた金属イオンや水素イオンH^+が、イオン化傾向の大きい金属から移動してきた電子e^-を受け取る（還元）。

D．イオン化傾向が非常に小さく、化学的に安定した白金Ptは空気中で反応しないため、**酸素と化合しない**。

【29】3（A：正　B：誤　C：誤）

〔解説〕A＆B．正反応の反応速度は$k_1[H_2][I_2]$で求められ、逆反応の反応速度は$k_2[HI]^2$で求められ、平衡状態においてこれらは等しい。

C．正方向の反応速度（HIの生成速度）と逆方向の反応速度（HIの分解速度）はある時間が経過すると等しくなり、反応が止まったように見える状態を、化学平衡の状態（平衡状態）という。反応物の濃度と生成物の濃度はどちらも一定になっているが、**反応が停止したわけではない**。

【30】1（A、B）

〔解説〕A．**NH_4NO_3**（硝酸アンモニウム）は、**強酸＋弱塩基**からなる塩。

$$HNO_3 + NH_3 \longrightarrow NH_4NO_3$$

水溶液中で加水分解すると水素イオンH^+を生じるため、水溶液は**酸性**を示す。

$$NH_4NO_3 \longrightarrow NH_4^+ + NO_3^-$$

$$NH_4^+ \longrightarrow NH_3 + H^+$$

B．**$CuSO_4$**（硫（りゅう）酸第二銅（硫酸銅（Ⅱ））は、**強酸＋弱塩基**からなる塩。

$$H_2SO_4 + Cu(OH)_2 \longrightarrow CuSO_4 + 2H_2O$$

$$CuSO_4 \longrightarrow Cu^{2+} + SO_4^{2-}$$

銅（Ⅱ）イオンは水分子が配位結合してテトラアクア銅（Ⅱ）イオンとなり、オキソニウムイオンH_3O^+を生じるため、水溶液は**酸性**を示す。

$$[Cu(H_2O)_4]^{2+} + H_2O \rightleftarrows [Cu(OH)(H_2O)_3]^+ + H_3O^+$$

C．CH_3COONa（酢酸ナトリウム）は、**弱酸＋強塩基**からなる塩。

$$CH_3COOH + NaOH \longrightarrow CH_3COONa + H_2O$$

水溶液中で加水分解すると水酸化物イオンOH^-が生じるため、水溶液は**塩基性**を示す。

$$CH_3COONa \longrightarrow CH_3COO^- + Na^+$$

$$CH_3COO^- + H_2O \rightleftarrows CH_3COOH + OH^-$$

D．Na_2SO_4（硫酸ナトリウム）は、**強酸＋強塩基**からなる塩。水溶液中で加水分解せずH^+やOH^-を生じないため、水溶液は**中性**を示す。

$$H_2SO_4 + 2NaOH \longrightarrow Na_2SO_4 + 2H_2O$$

【31】5（C、D）

〔解説〕A．沸点が低い順に並べると、メタンCH_4 < アンモニアNH_3 < **フッ化水素HF < 水H_2O** となる。

通常、水素化合物の沸点は、分子量が大きくなるほどファンデルワールス力が強くなるため高い。特に、アンモニア、フッ化水素、水は、ファンデルワールス力以外に水素結合がはたらくため、沸点が高くなる。

◎**ファンデルワールス力**…全ての分子間にはたらく弱い引力。 ◎**水素結合**…電気陰性度（原子が共有電子対を引きつける強さ）の大きい原子（フッ素F > 酸素O > 窒素N）の間に水素H原子が仲立ちして、隣接する分子同士を引き合わせる結合で、分子中の水素原子１つと非共有電子対１組がセットになる。

◎メタンは分子中に水素H原子を４つもつが、非共有電子対がないため、水素結合をせず、沸点は低い。

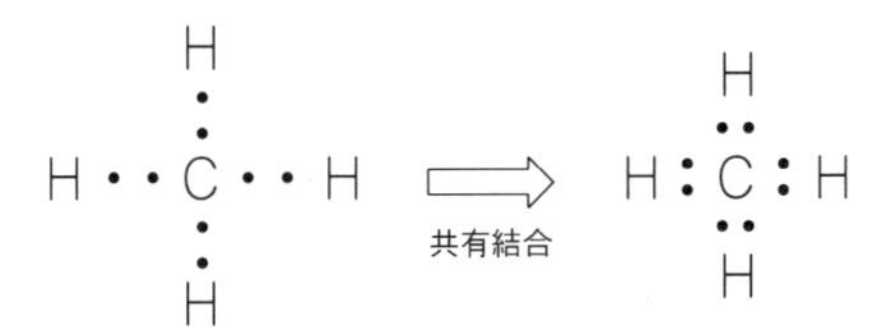

◎アンモニアは分子中に水素原子を３つもつが、非共有電子対が１組しかないため、水素結合は１つしかできない。

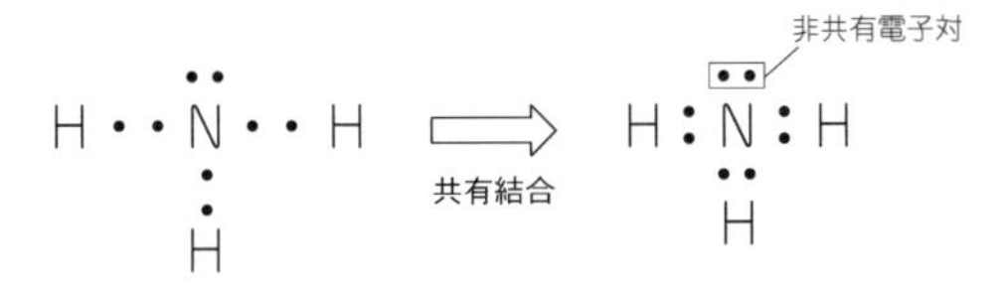

◎フッ化水素は電気陰性度が一番大きい。分子中に非共有電子対を３組もつが、水素原子が１つしかないため、水素結合は１つしかできない。

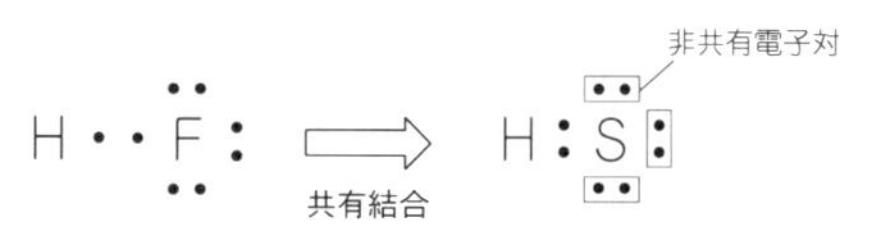

◎水は分子中に水素原子を２つ、非共有電子対を２組もつため、水素結合も２つできる。従って、**一番沸点が高い**。

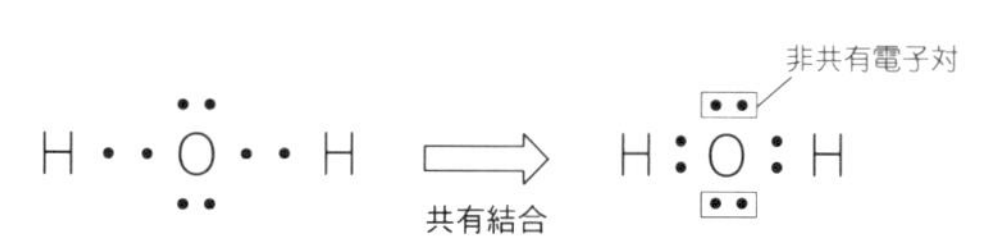

B．「水酸化ナトリウム水溶液」⇒「**濃塩酸**」。

C．原子量をH＝1、C＝12、N＝14、O＝16、S＝32、Cl＝35.5とする。空気の組成は、およそ窒素N_2が80％、酸素O_2が20％であるため、常温・常圧での空気の分子量は、{(14×２)×0.8}＋{(16×２)×0.2}＝28.8となる。メタンCH_4の分子量は12＋（１×４）＝16であり、空気より軽い気体といえる。

D．ハロゲン単体の酸化力は原子番号が小さいものほど強いが、ハロゲン化水素の酸性は原子番号が大きいほど強くなり、フッ化水素HF（９）＜ 塩化水素HCl（17）＜ 臭化水素HBr（35）＜ ヨウ化水素HI（53）となる。

【32】３

〔解説〕二酸化炭素CO_2は、**水に少し溶けて**、**弱酸性**を示す炭酸H_2CO_3となる。

$CO_2 + H_2O \rightleftarrows H^+ + HCO_3^-$

【33】２

〔解説〕

ベンゼンに濃硝（しょう）酸と濃硫（りゅう）酸の混合物（混酸）を加えて反応させると、（A：**ニトロベンゼン**）が生じる。（A：**ニトロベンゼン**）にスズと濃塩酸を加えて還元し、強塩基を加えると、ベンゼン環にアミノ基$-NH_2$が直接結合した（B：**アニリン**）が生じる。（B：**アニリン**）の希塩酸溶液を氷冷しながら亜硝酸ナトリウム水溶液を加えてジアゾ化し、水中で加熱すると、ベンゼン環にヒドロキシ基$-OH$が直接結合した（C：**フェノール**）が生成する。

A．ベンゼンC_6H_6の水素H原子が濃硝酸HNO_3と反応してニトロ基$-NO_2$となり（ニトロ化）、**ニトロベンゼン**$C_6H_5NO_2$が生じる。

$C_6H_6 + HNO_3 \longrightarrow C_6H_5NO_2 + H_2O$

B．ニトロベンゼンをスズSnと濃塩酸HCl aqを加えてニトロ基を還元すると、アニリン塩酸塩$C_6H_5NH_3Cl$が生じる。

$2C_6H_5NO_2 + 3Sn + 14HCl \longrightarrow 2C_6H_5NH_3^+Cl^- + 3SnCl_4 + 4H_2O$

アニリン塩酸塩に強塩基である水酸化ナトリウムNaOHを加えると、弱塩基遊離反応が起こり**アニリン**$C_6H_5NH_2$が生じる。

$C_6H_5NH_3Cl + NaOH \longrightarrow C_6H_5NH_2 + NaCl + H_2O$

C．アニリンを希塩酸HClに溶かし、亜硝酸ナトリウム水溶液$NaNO_2$ aqを加え、5℃以下に保ったまま反応させると、ジアゾ基$-N^+\equiv N$をもつ塩化ベンゼンジアゾニウム$C_6H_5N^+\equiv NCl^-$が生じる（ジアゾ化）。

$C_6H_5NH_2 + 2HCl + NaNO_2 \longrightarrow C_6H_5N^+\equiv NCl^- + NaCl + 2H_2O$

このとき生じた塩化ベンゼンジアゾニウムは低温では安定だが、5℃以上に加熱すると分解し、**フェノール**C_6H_5OHが生じる。

$C_6H_5N^+\equiv NCl^- + H_2O \longrightarrow C_6H_5OH + N_2 + HCl$

◎ニトロ化…ベンゼン環の水素H原子がニトロ基で置換される反応。
◎ジアゾ化…アニリンなどの芳香族アミンから、ジアゾニウム塩を生成する反応。

【34】1

〔解説〕
・CH_3CO-の構造をもつアセトンに、ヨウ素と水酸化ナトリウム水溶液を反応させると、特有の臭気をもつ（A：**ヨードホルム**CHI_3）の黄色沈殿が生じる。
・アルデヒドを（B：**フェーリング液**）とともに加熱すると、赤色の沈殿が生じる。
・フェノールに（C：**塩化鉄（Ⅲ）水溶液**）を加えると紫色に呈色する。

A．**ヨードホルム反応**。アセトンCH_3CO-CH_3は、最も簡単な構造のケトン。CH_3CO-はアセチル基である。

B．**フェーリング反応**。アルデヒドをフェーリング液とともに加熱すると、銅（Ⅱ）イオンCu^{2+}が還元され、酸化銅（Ⅰ）Cu_2Oの赤色沈殿が生じる。

C．フェノールC_6H_5OHの呈色反応。**塩化鉄（Ⅲ）**$FeCl_3$**水溶液**は、過クロール鉄液ともよばれる。

【35】2（A、C）

〔解説〕B．「デンプン」⇒「**タンパク質**」。
C．ニンヒドリン反応の記述。
D．「アラニン」⇒「**グリシン**」。グリシンは、最も簡単な構造のアミノ酸。

実地（性質・貯蔵・取扱い方法等）

【36】3（B、C）

〔解説〕A．トルエン$C_6H_5CH_3$…**劇物**。ヒドラジンH_4N_2…**毒物**。
B＆C．**トリクロル酢酸**（トリクロロ酢酸）CCl_3COOH、**発煙硫酸**$H_2SO_4\cdot SO_3$、**ニトロベンゼン**$C_6H_5NO_2$、**フェノール**C_6H_5OH…**劇物**。
D．酸化第二水銀HgO…**毒物**。四アルキル鉛PbR_4…**特定毒物**。

【37】4（B、D）

〔解説〕A．アクリルニトリル$CH_2=CHCN$…**劇物**。アジ化ナトリウムNaN_3…**毒物**。

B＆D．**水銀**Hg、**2－メルカプトエタノール**$HSCH_2CH_2OH$、**セレン**Se、**ニコチン**$C_{10}H_{14}N_2$…**毒物**。

C．シアン酸ナトリウム$NaOCN$、硝(しょう)酸タリウムNO_3Tl…**劇物**。

【38】2（A：正　B：誤　C：正）

〔解説〕A．ホルムアルデヒド$HCHO$…**酸化法**［**多量の水**を加えて希薄な水溶液］［**次亜塩素酸塩水溶液**を加え分解］

B．臭素Br_2…多量の水で希釈し還元剤の溶液を加えて中和した後、さらに多量の水で希釈して処理する**還元法**または、アルカリ水溶液中に少量ずつ滴下し、多量の水で希釈して処理する**アルカリ法**で廃棄する。選択肢は［硫(りゅう)酸ナトリウムの水溶液］［沈殿ろ過して埋立処分］から、**沈殿法**であり、**塩化バリウム**$BaCl_2 \cdot 2H_2O$や**硝酸バリウム**$Ba(NO_3)_2$などが考えられる。

C．黄燐(りん)P_4…**燃焼法**［廃ガス水洗設備］［**アフターバーナー**を備えた焼却設備で**焼却**］

【39】5

〔解説〕A．**塩化亜鉛**$ZnCl_2$…**沈殿法**［水酸化カルシウム（消石灰）、炭酸ナトリウム（ソーダ灰）］［**沈殿ろ過して埋立処分**］

B．**ナトリウム**Na…**燃焼法**［乾燥した鉄製容器］［油又は油を浸した布等を加えて点火］［**鉄棒でときどき攪拌**(かくはん)］

C．**塩化第一銅**$CuCl$…**固化隔離法**［**セメントを用いて固化**］

【40】3（A：誤　B：正　C：正）

〔解説〕A．砒(ひ)素As…飛散したものは空容器にできるだけ回収し、そのあとを**硫酸第二鉄（硫酸鉄（Ⅲ））**等の水溶液を散布し、消石灰、ソーダ灰等の水溶液を用いて処理した後、多量の水を用いて洗い流す。選択肢は［水酸化ナトリウム］［アルカリ性（pH11以上）］［酸化剤］から、シアン化カリウムKCN、シアン化ナトリウム$NaCN$などの**シアン化合物**が考えられる。

B．ブロムメチル（臭化メチル）CH_3Br［液が広がらないようにして**蒸発**］

C．キシレン$C_6H_4(CH_3)_2$［**液の表面を泡でおおう**］

【41】4（A：誤　B：正　C：誤）

〔解説〕A．塩化バリウム$BaCl_2 \cdot 2H_2O$…**工業用のレーキ製造用**に用いられる。

B．塩化亜鉛$ZnCl_2$［**乾電池材料**］

C．塩化チオニル$SOCl_2$…**化学反応剤など**に用いられる。

【42】1（A：正　B：正　C：正）

〔解説〕A．アジ化ナトリウムNaN_3［試薬］［**医療検体の防腐剤**］

B．重クロム酸カリウム$K_2Cr_2O_7$［**酸化剤**］［媒染剤］

C．クレゾール$C_6H_4(OH)CH_3$［木材の防腐剤］［合成樹脂の可塑剤］

【43】1（A：正　B：正　C：正）

〔解説〕A．塩素酸ナトリウム$NaClO_3$［鼻、のどの粘膜を刺激］［チアノーゼ］

B．クロロホルム$CHCl_3$［強い**麻酔作用**］

C．トルエン$C_6H_5CH_3$［**短時間の興奮期**］［**深い麻酔状態**］

【44】5（A：誤　B：誤　C：正）

〔解説〕A．シアン化合物の解毒剤…**亜硝酸ナトリウム**、**亜硝酸アミル**、**チオ硫酸ナトリウム**。硫酸アトロピンは、**カーバメート**（カルバメート）**系殺虫剤**、**ニコチン**、**有機燐化合物**の解毒剤である。

B．カーバメート（カルバメート）剤の解毒剤…**硫酸アトロピン**。カルシウム剤は、**蓚酸塩類**の解毒剤である。

【45】2

〔解説〕A．**弗化水素酸**HF aq［**ポリエチレンのライニング**を施したものに保管］

B．**クロロプレン**C_4H_5Cl［**重合防止剤**を加えて**窒素置換**］［遮光して冷所で保管］

C．**ニコチン**$C_{10}H_{14}N_2$［**吸湿性**のため密閉］［**冷乾燥場所**に保管］

【46】2（A、C）

〔解説〕A．四塩化炭素CCl_4［揮発性］［**麻酔性の芳香**］［**無色の重い液体**］［不燃性］

B．蓚酸$(COOH)_2 \cdot 2H_2O$は、**無色の稜柱状の結晶**である。選択肢は［無色の刺激臭の強い液体］［還元性が強い］から、**ギ酸**$HCOOH$が考えられる。

C．メタノールCH_3OH［無色透明］［**揮発性**の特異な香気を有する**液体**］

D．クロルエチルC_2H_5Clは、**無色の気体**である。選択肢は［無色又は淡黄色の透明な液体］［水に難溶］から、**ダイアジノン**$C_{12}H_{21}N_2O_3PS$が考えられる。

【47】1（A、B）

〔解説〕A．酢酸エチル$CH_3COOC_2H_5$［**果実様の芳香**］［無色透明の揮発性**液体**］［蒸気は空気より重い］

B．アクリルニトリル$CH_2=CHCN$［**無臭又は微刺激臭**］［無色透明の**蒸発しやすい液体**］

C．セレン化水素H_2Seは、無色で**ニンニク臭**のある気体である。

D．塩素Cl_2は、常温で黄緑色の**気体**で、窒息性臭気をもつ。

【48】2（A、C）

〔解説〕A．沃素I_2［**黒灰色**、**金属様の光沢**ある稜板状**結晶**］

B．ジメチル硫酸$(CH_3)_2SO_4$は、無色油状の液体で**水に溶けない**。選択肢は［無色又は微黄色の吸湿性の液体］［強い苦扁桃様の香気］［光線を屈折］から、**ニトロベンゼン**$C_6H_5NO_2$が考えられる。

C．メチルアミンCH_3NH_2［無色で**魚臭**（高濃度は**アンモニア臭**）のある**気体**］［水に大量に溶解］

D．塩化第一銅CuClは、**白色の結晶性粉末**で、**水に極めて溶けにくい**。選択肢は［暗赤色結晶］［潮解性］［水によく溶ける］から、**無水クロム酸**CrO_3が考えられる。

【49】5（C、D）

〔解説〕A．アクロレイン$CH_2=CHCHO$は、無色または帯黄色の液体で、**刺すような刺激臭**があり、**水に溶ける**。選択肢は［無色の揮発性液体］［特異臭と甘味］［水に難溶］から、**クロロホルム**$CHCl_3$が考えられる。

B．フェノールC_6H_5OHは、**無色の針状結晶**あるいは白色の放射状結晶塊である。選択肢は［不燃性の液体］［高濃度のものは空気中で白煙］から、**弗化水素酸**HF aqが考えられる。

C．黄燐P_4［白色又は淡黄色の**ロウ様半透明の結晶性固体**］［**ニンニク臭**］

D．臭素Br_2［**刺激性の臭気**を放って揮発］［**赤褐色の重い液体**］

【50】4（B、D）

〔解説〕A．カリウムKは、白金線につけて溶融炎で熱すると炎の色が**青紫色**になり、コバルトの色ガラスを通してみると**紅紫色**になる。選択肢は［炎の色が黄色］［色ガラスを通すと炎の色は見えなくなる］から、**ナトリウム**Naが考えられる。

B．クロム酸ナトリウム$Na_2CrO_4 \cdot 10H_2O$［硝酸バリウム又は塩化バリウムを加えると**黄色の沈殿**］

C．硝酸銀$AgNO_3$は、水溶液に塩酸を加えると、**白色**の沈殿物を生じる。

D．沃化水素HI［硝酸銀溶液を加えると、**淡黄色の沈殿**］

2 令和５年度（2023 年） 関西広域連合

〔毒物及び劇物に関する法規〕

【１】次の記述は、法の条文の一部である。（ ）の中に入れるべき字句の正しい組合せを一つ選べ。

第１条

この法律は、毒物及び劇物について、（A）の見地から必要な（B）を行うことを目的とする。

第２条第１項

この法律で「毒物」とは、別表第１に掲げる物であって、（C）以外のものをいう。

	A	B	C
1.	保健衛生上	取締	医薬品及び医薬部外品
2.	保健衛生上	取締	医薬品、医薬部外品及び化粧品
3.	保健衛生上	規制	医薬品、医薬部外品及び化粧品
4.	危害防止	規制	医薬品、医薬部外品及び化粧品
5.	危害防止	取締	医薬品及び医薬部外品

【２】次のうち、特定毒物に該当するものの組合せを一つ選べ。

A．シアン化水素
B．四塩化炭素
C．四アルキル鉛
D．モノフルオール酢酸

1．A、B　2．A、C　3．A、D
4．B、D　5．C、D

【3】次の記述は、法第３条第３項の条文の一部である。（　）の中に入れるべき字句の正しい組合せを一つ選べ。

毒物又は劇物の販売業の登録を受けた者でなければ、毒物又は劇物を販売し、授与し、又は販売若しくは授与の目的で（A）し、（B）し、若しくは（C）してはならない。

	A	B	C
1.	所持	輸送	展示
2.	所持	運搬	陳列
3.	所持	運搬	展示
4.	貯蔵	運搬	陳列
5.	貯蔵	輸送	陳列

【4】特定毒物研究者に関する記述の正誤について、正しい組合せを一つ選べ。

A. 特定毒物研究者の許可を受けようとする者は、厚生労働大臣に申請書を出さなければならない。

B. 特定毒物研究者は、特定毒物を製造及び輸入することができる。

C. 特定毒物研究者は、特定毒物研究者以外の者に特定毒物を譲り渡すことができない。

D. 特定毒物研究者は、特定毒物を学術研究以外の用途に供してはならない。

	A	B	C	D
1.	正	正	正	正
2.	誤	誤	正	正
3.	正	誤	正	誤
4.	誤	正	誤	正
5.	誤	誤	誤	誤

【5】次のうち、法第３条の３で「みだりに摂取し、若しくは吸入し、又はこれらの目的で所持してはならない。」と規定されている、「興奮、幻覚又は麻酔の作用を有する毒物又は劇物（これらを含有する物を含む。）であって政令で定めるもの」に該当するものはいくつあるか。正しいものを一つ選べ。

A. トルエン

B. メタノールを含有する接着剤

C. クロロホルム

D. 酢酸エチルを含有するシンナー

☐ 1．1つ　2．2つ　3．3つ
4．4つ　5．すべて該当しない

【6】毒物又は劇物の営業の登録に関する記述の正誤について、正しい組合せを一つ選べ。

A．毒物又は劇物の輸入業の登録を受けようとする者は、その営業所の所在地の都道府県知事に申請しなければならない。

B．毒物又は劇物の輸入業の登録は、6年ごとに更新を受けなければ、その効力を失う。

C．毒物又は劇物の製造業の登録は、製造所ごとに受けなければならない。

	A	B	C
☐ 1．	正	正	正
2．	正	誤	誤
3．	正	誤	正
4．	誤	正	誤
5．	誤	誤	正

【7】省令第4条の4で規定されている、毒物又は劇物の販売業の店舗における設備基準に関する記述の正誤について、正しい組合せを一つ選べ。

A．毒物又は劇物を貯蔵する場所が性質上かぎをかけることができないものであるときは、その周囲に、堅固なさくが設けてあること。

B．毒物又は劇物の貯蔵設備は、毒物又は劇物とその他の物とを区分して貯蔵できるものであること。

C．毒物又は劇物の運搬用具は、毒物又は劇物が飛散し、漏れ、又はしみ出るおそれがないものであること。

D．毒物又は劇物を陳列する場所にかぎをかける設備があること。ただし、陳列する場所に遠隔で監視できる録画装置等を設けている場合は、この限りではない。

	A	B	C	D
☐ 1．	正	正	正	誤
2．	誤	正	誤	正
3．	正	誤	正	誤
4．	正	正	誤	正
5．	誤	誤	誤	誤

【8】毒物劇物取扱責任者に関する記述の正誤について、正しい組合せを一つ選べ。

A．毒物劇物営業者は、毒物劇物取扱責任者を変更するときは、事前に届け出なければならない。

B．薬剤師は、毒物劇物取扱責任者になることができる。

C．18歳の者は、毒物劇物取扱責任者になることができない。

D．毒物劇物営業者が毒物又は劇物の輸入業及び販売業を併せて営む場合において、その営業所と店舗が互いに隣接しているときは、毒物劇物取扱責任者は2つの施設を通じて1人で足りる。

	A	B	C	D
1．	誤	誤	正	正
2．	誤	正	誤	正
3．	誤	正	正	正
4．	正	正	正	誤
5．	正	誤	誤	誤

【9】次の記述は、法第9条第1項の条文の一部である。（　）の中に入れるべき字句として正しいものを一つ選べ。

毒物又は劇物の製造業者又は輸入業者は、登録を受けた毒物又は劇物以外の毒物又は劇物を製造し、又は輸入しようとするときは、（　）、第6条第2号に掲げる事項につき登録の変更を受けなければならない。

1．あらかじめ　　2．ただちに　　3．すみやかに
4．15日以内に　　5．30日以内に

【10】法第10条の規定に基づき、毒物又は劇物の販売業の登録を受けている者が変更を届け出なければならない事項の正誤について、正しい組合せを一つ選べ。

A．法人の代表者名
B．法人の主たる事務所の所在地
C．店舗の名称
D．店舗の電話番号

	A	B	C	D
☐ 1．	正	正	正	正
2．	誤	正	正	誤
3．	正	誤	正	誤
4．	正	誤	誤	正
5．	誤	誤	誤	誤

【11】毒物又は劇物の表示に関する記述の正誤について、正しい組合せを一つ選べ。

A．毒物劇物営業者は、毒物の容器及び被包に、「医薬用外」の文字及び黒地に白色をもって「毒物」の文字を表示しなければならない。
B．毒物劇物営業者は、劇物の容器及び被包に、「医薬用外」の文字及び白地に赤色をもって「劇物」の文字を表示しなければならない。
C．毒物劇物営業者は、毒物たる有機燐(りん)化合物の容器及び被包に、省令で定めるその解毒剤の名称を表示しなければ、その毒物を販売してはならない。

	A	B	C
☐ 1．	正	正	正
2．	正	誤	正
3．	正	正	誤
4．	誤	正	正
5．	誤	誤	誤

【12】劇物を学術研究のために使用しているが、法に基づく登録又は許可をいずれも受けていない研究所における劇物の取扱いに関する記述の正誤について、正しい組合せを一つ選べ。

A．研究所において保管している劇物が盗難にあい、又は紛失することを防ぐために、必要な措置を講じなければならない。

B．研究所において、劇物を貯蔵する場所に、「医薬用外」の文字及び「劇物」の文字の表示は不要である。

C．飲食物の容器として通常使用される物を、劇物の保管容器として使用した。

	A	B	C
1．	正	誤	正
2．	正	誤	誤
3．	誤	正	正
4．	誤	正	誤
5．	誤	誤	正

【13】毒物劇物営業者が、「あせにくい黒色」で着色したものでなければ、農業用として販売し、又は授与してはならないものとして、正しいものの組合せを一つ選べ。

A．ロテノンを含有する製剤たる劇物

B．チオセミカルバジドを含有する製剤たる劇物

C．硫酸タリウムを含有する製剤たる劇物

D．燐(りん)化亜鉛を含有する製剤たる劇物

1．A、B　　2．A、C　　3．A、D
4．B、C　　5．C、D

【14】毒物劇物営業者が、毒物又は劇物を毒物劇物営業者以外の者へ販売する際の記述の正誤について、正しい組合せを一つ選べ。

A．法令で定められた事項を記載した毒物又は劇物の譲渡手続に係る書面（譲受書）に、譲受人の職業の記載は必須である。
B．交付を受ける者の年齢を運転免許証（普通二輪免許）で確認したところ、17歳であったので、劇物を交付した。
C．劇物を販売した翌日に、法令で定められた事項を記載した毒物又は劇物の譲渡手続に係る書面（譲受書）の提出を受けた。
D．譲受人から提出を受けた、法令で定められた事項を記載した毒物又は劇物の譲渡手続に係る書面（譲受書）を、販売の日から５年間保存した後に廃棄した。

	A	B	C	D
☐ 1．	誤	正	誤	正
2．	誤	正	正	誤
3．	正	正	正	誤
4．	正	誤	正	正
5．	正	誤	誤	正

【15】次の記述は、毒物又は劇物の廃棄の方法を規定した政令第40条の条文の一部である。（　）の中に入れるべき字句の正しい組合せを一つ選べ。

法第15条の２の規定により、毒物若しくは劇物又は法第11条第２項に規定する政令で定める物の廃棄の方法に関する技術上の基準を次のように定める。

一　中和、（A）、酸化、（B）、（C）その他の方法により、毒物及び劇物並びに法第11条第２項に規定する政令で定める物のいずれにも該当しない物とすること。

	A	B	C
☐ 1．	電気分解	加熱	蒸留
2．	電気分解	還元	稀釈
3．	加水分解	還元	稀釈
4．	加水分解	還元	蒸留
5．	加水分解	加熱	蒸留

【16】政令第40条の5に規定されている、車両1台を使用して、発煙硫酸を1回につき7,000kg運搬する場合の運搬方法に関する記述の正誤について、正しい組合せを一つ選べ。

A. 車両には、運搬する劇物の名称、成分及びその含量並びに事故の際に講じなければならない応急の措置の内容を記載した書面を備えた。

B. 車両に、防毒マスク、ゴム手袋その他事故の際に応急の措置を講ずるために必要な保護具を1人分備えた。

C. 交替で運転する者を同乗させて運転し、3時間ごとに交替し、12時間後に目的地に着いた。

D. 交替して運転する者を同乗させず、1人で連続して5時間運転後に1時間休憩をとり、その後3時間運転して目的地に着いた。

	A	B	C	D
☐ 1.	誤	誤	正	正
2.	誤	正	誤	誤
3.	正	誤	誤	正
4.	正	誤	正	誤
5.	正	正	正	誤

【17】省令第13条の12に規定されている、毒物劇物営業者が毒物又は劇物の譲受人に提供すべき情報の正誤について、正しい組合せを一つ選べ。

A. 紛失時の連絡先

B. 安定性及び反応性

C. 取扱い及び保管上の注意

	A	B	C
☐ 1.	正	正	正
2.	誤	誤	正
3.	誤	正	正
4.	正	正	誤
5.	正	誤	誤

【18】次の記述は、毒物又は劇物の事故の際の措置を規定した法第17条の条文の一部である。（　）の中に入れるべき字句の正しい組合せを一つ選べ。

（A）及び特定毒物研究者は、その取扱いに係る毒物若しくは劇物又は第11条第２項の政令で定める物が飛散し、漏れ、流れ出し、染み出し、又は地下に染み込んだ場合において、不特定又は多数の者について保健衛生上の危害が生ずるおそれがあるときは、（B）、その旨を（C）、警察署又は消防機関に届け出るとともに、保健衛生上の危害を防止するために必要な応急の措置を講じなければならない。

	A	B	C
1.	毒物劇物営業者	直ちに	保健所
2.	毒物劇物営業者	７日以内に	保健所
3.	毒物劇物営業者	７日以内に	厚生労働省
4.	毒物劇物取扱責任者	７日以内に	厚生労働省
5.	毒物劇物取扱責任者	直ちに	保健所

【19】法第21条の規定に基づく、毒物劇物製造業者の登録が失効した場合の措置に関する記述について、（　）の中に入れるべき字句の正しい組合せを一つ選べ。なお、複数箇所の（B）内には、同じ字句が入る。

毒物劇物製造業者は、その製造業の登録が効力を失ったときは、（A）以内に、その製造所の所在地の都道府県知事に、現に所有する（B）の品名及び数量を届け出なければならない。さらにその届出をしなければならないこととなった日から起算して（C）以内に上記の（B）を他の毒物劇物営業者等に譲り渡すことができる。

	A	B	C
1.	７日	毒物及び劇物	50日
2.	７日	特定毒物	90日
3.	15日	毒物及び劇物	90日
4.	15日	特定毒物	50日
5.	15日	特定毒物	90日

【20】法第22条第１項に規定されている、業務上取扱者の届出が必要な事業について、正しいものの組合せを一つ選べ。

A．砒素化合物たる毒物及びこれを含有する製剤を取り扱う、しろありの防除を行う事業

B．砒素化合物たる毒物及びこれを含有する製剤を取り扱う、ごきぶりの駆除を行う事業

C．無機シアン化合物たる毒物及びこれを含有する製剤を取り扱う、電気めっきを行う事業

D．無機水銀化合物たる毒物及びこれを含有する製剤を取り扱う、金属熱処理を行う事業

□ 1．A、B　2．A、C　3．A、D
4．B、D　5．C、D

〔 基礎化学 〕

【21】次のうち、純物質であるものの組合せを一つ選べ。

A．空気

B．アンモニア

C．石油

D．ダイヤモンド

□ 1．A、B　2．A、C　3．A、D
4．B、D　5．C、D

【22】次の酸と塩基に関する記述について、正しいものの組合せを一つ選べ。

A．ブレンステッド・ローリーの定義では、塩基とは、水素イオンH^+を受け取る分子、イオンである。

B．一般に酢酸は、強酸に分類される。

C．酸と塩基が互いの性質を打ち消し合う反応を、中和反応という。

D．塩酸は、フェノールフタレイン溶液を赤く変色させる。

□ 1．A、B　2．A、C　3．B、C
4．B、D　5．C、D

【23】次のドライアイスに関する記述について、（　）の中に入れるべき字句の正しい組合せを一つ選べ。

ドライアイスは、１つの炭素原子と２つの酸素原子が（A）で結びついた二酸化炭素分子が、（B）により集合した結晶である。ドライアイスは、液体を経ずに固体から気体に状態変化する（C）性を有する。

	A	B	C
☐ 1．	水素結合	クーロン力	融解
2．	水素結合	分子間力	昇華
3．	水素結合	分子間力	融解
4．	共有結合	クーロン力	昇華
5．	共有結合	分子間力	昇華

【24】4.0％の塩化ナトリウム水溶液100gと13％の塩化ナトリウム水溶液を混合して、7.0％の塩化ナトリウム水溶液をつくりたい。加えるべき13％の塩化ナトリウム水溶液の質量は何gか。最も近い値を一つ選べ。ただし、％は質量パーセント濃度とする。

☐ 1．20　2．30　3．40　4．50　5．60

【25】0.22mol/Lの硫酸7.0mLを完全に中和するために必要な0.40mol/Lの水酸化ナトリウム水溶液は何mLか。最も近い値を一つ選べ。

☐ 1．2.5　2．4.8　3．7.7
4．10.2　5．15.4

【26】次の物質の三態に関する記述について、誤っているものを一つ選べ。

☐ 1．一般に物質は、温度と圧力に応じて、気体・液体・固体のいずれかの状態をとる。
2．液体の蒸気圧が外圧（大気圧）と等しくなったとき、液体の表面だけでなく、内部からも盛んに気体が発生する現象を沸騰という。
3．物質の構成粒子は絶えず熱運動をしているが、高温になるほど活発ではなくなる。
4．水の沸点は、酸素と同族の他の元素の水素化合物に比べて著しく高い。
5．液体を冷却すると、ある温度で固体になる現象を凝固という。

【27】次のコロイドに関する記述について、正しいものの組合せを一つ選べ。

A．典型的なイオンや分子よりも大きい、直径1nm～1μm程度の大きさの粒子をコロイド粒子という。

B．コロイド溶液に側面から強い光を当てると、光が散乱され、光の通路が輝いて見える。これをブラウン運動という。

C．コロイド溶液では、熱運動によって分散媒分子がコロイド粒子に衝突するため、コロイド粒子が不規則な運動をする。これをチンダル現象という。

D．透析は、コロイド粒子がその大きさのために半透膜を通過できない性質を利用している。

☐ 1．A、B　2．A、D　3．B、C
4．B、D　5．C、D

【28】次のイオン結晶に関する記述について、誤っているものを一つ選べ。

☐ 1．イオンからなる物質を表すには、構成イオンの種類とその数の割合を最も簡単な整数比で示した組成式を用いる。
2．一般にイオン結晶は、融点が高く、硬い。
3．結晶中では、陽イオンと陰イオンが規則正しく並んでいる。
4．陽イオンと陰イオンの中心間距離が大きくなるほど、結晶は不安定になる。
5．イオン結晶の固体は電気伝導性を示すが、水に溶けると電気伝導性を示さなくなる。

【29】次の電池に関する記述について、（　）の中に入れるべき字句の正しい組合せを一つ選べ。

一般に（A）の異なる2種類の金属を電解質水溶液に浸し、導線で結ぶと電流が流れる。導線に電子が流れ出す電極を（B）、導線から電子が流れ込む電極を（C）という。このように（D）反応を利用して電気エネルギーを取り出す装置が電池である。

	A	B	C	D
☐ 1．	イオン化傾向	負極	正極	酸化還元
2．	イオン化傾向	正極	負極	中和
3．	イオン化傾向	正極	負極	酸化還元
4．	分子間力	正極	負極	酸化還元
5．	分子間力	負極	正極	中和

【30】次に示した化学反応に関する記述の正誤について、正しい組合せを一つ選べ。

$H_2 + I_2 \rightleftarrows 2HI$

A．HIが生成する速さは、H_2の濃度のみに比例する。
B．HIは分解しない。
C．適切な触媒の存在下では、反応速度が変化する。

	A	B	C
☐ 1．	正	誤	正
2．	誤	正	正
3．	正	正	誤
4．	誤	正	誤
5．	誤	誤	正

【31】次の酸素とその化合物に関する記述について、誤っているものを一つ選べ。

☐ 1．無色、無臭の気体であり、空気中に体積比で約21％存在する。
2．実験室では、過酸化水素水に触媒として少量の酸化マンガン（Ⅳ）（MnO_2）を加えることで生成する。
3．強い赤外線を当てると、オゾン（O_3）を生じる。
4．岩石や鉱物の成分元素として、地殻中に最も多く含まれる元素である。
5．炭素又は炭素化合物の不完全燃焼で、一酸化炭素を生じる。

【32】次の物質を水に溶かした場合に、酸性を示すものを一つ選べ。

☐ 1．NH_4Cl　2．CH_3COONa　3．$NaHCO_3$
4．K_2SO_4　5．Na_2CO_3

【33】次のカルボン酸に関する記述について、誤っているものを一つ選べ。

☐ 1．炭素原子の数の多いアルキル基をもつカルボン酸のナトリウム塩は、界面活性剤としての性質を示す。
2．カルボン酸とアルコールの縮合反応により、エーテル結合をもつ化合物が生成する。
3．水に溶けにくいカルボン酸でも、塩基性の水溶液には溶ける。
4．アミノ酸のうち、同じ炭素原子にアミノ基とカルボキシ基が結合したものをα－アミノ酸と呼ぶ。
5．一般にアルデヒドの酸化反応によって、カルボン酸を生成する。

【34】次のタンパク質の呈色反応に関する記述の正誤について、正しい組合せを一つ選べ。

A．タンパク質水溶液に濃硝酸を加えて加熱すると黄色になり、さらにアンモニア水等を加えて塩基性にすると、橙黄色になる。この反応をビウレット反応という。

B．タンパク質水溶液に水酸化ナトリウム水溶液を加えて塩基性にした後、少量の硫酸銅（Ⅱ）水溶液を加えると赤紫色になる。この反応をキサントプロテイン反応という。

C．タンパク質水溶液にニンヒドリン水溶液を加えて温めると、赤紫～青紫色になる。

	A	B	C
☐ 1．	誤	誤	正
2．	誤	正	誤
3．	誤	正	正
4．	正	正	誤
5．	正	誤	誤

【35】次のうち、「一定物質量の気体の体積は、圧力に反比例し、絶対温度に比例する。」という法則の名称として、正しいものを一つ選べ。

☐ 1．ファラデーの法則
2．アボガドロの法則
3．ヘンリーの法則
4．ボイル・シャルルの法則
5．質量保存の法則

〔実地（性質・貯蔵・取扱い方法等）〕

※　「毒物及び劇物の廃棄の方法に関する基準」及び「毒物及び劇物の運搬事故時における応急措置に関する基準」は、それぞれ厚生省（現厚生労働省）から通知されたものをいう。

【36】 次のうち、物質がともに劇物に指定されている、正しいものの組合せを一つ選べ。ただし、物質はすべて原体とする。

A．ジボラン、重クロム酸ナトリウム
B．弗（ふっ）化水素、沃（よう）素
C．アニリン、トルイジン
D．硝酸バリウム、硫酸亜鉛

☐　1．A、B　　2．A、C　　3．A、D
　　4．B、D　　5．C、D

【37】 次のうち、物質がともに毒物に指定されている、正しいものの組合せを一つ選べ。ただし、物質はすべて原体とする。

A．二硫化炭素、四弗（ふっ）化硫黄
B．シアン化カリウム、シアン酸ナトリウム
C．ニコチン、ヒドラジン
D．黄燐（りん）、セレン

☐　1．A、B　　2．A、C　　3．B、C
　　4．B、D　　5．C、D

【38】「毒物及び劇物の廃棄の方法に関する基準」に基づく、次の物質の廃棄方法に関する記述について、適切なものの組合せを一つ選べ。

A．塩化第二銅（別名：塩化銅（Ⅱ））は、水に溶かし、水酸化カルシウム（消石灰）、炭酸ナトリウム（ソーダ灰）等の水溶液を加えて処理し、沈殿ろ過して埋立処分する。
B．シアン化水素は、徐々に石灰乳等の攪拌（かくはん）溶液に加え中和させた後、多量の水で希釈して処理する。
C．硫化カドミウムは、セメントで固化し溶出試験を行い、溶出量が判定基準以下であることを確認して埋立処分する。
D．沃（よう）化水素酸は、木粉（おが屑）等に吸収させて焼却炉で焼却する。

☐　1．A、B　　2．A、C　　3．A、D
　　4．B、D　　5．C、D

【39】「毒物及び劇物の廃棄の方法に関する基準」に基づく、次の物質の廃棄方法に関する記述について、該当する物質名との最も適切な組合せを一つ選べ。

（物質名）酢酸エチル、シアン化カリウム、水酸化カリウム

A．水を加えて希薄な水溶液とし、酸（希塩酸、希硫酸等）で中和させた後、多量の水で希釈して処理する。

B．水酸化ナトリウム水溶液を加えてアルカリ性（pH11以上）とし、酸化剤（次亜塩素酸ナトリウム、さらし粉等）の水溶液を加えて酸化分解する。分解後は硫酸を加えて中和し、多量の水で希釈して処理する。

C．ケイソウ土等に吸収させて開放型の焼却炉で焼却する。

	A	B	C
☐ 1．	水酸化カリウム	シアン化カリウム	酢酸エチル
2．	水酸化カリウム	酢酸エチル	シアン化カリウム
3．	シアン化カリウム	水酸化カリウム	酢酸エチル
4．	シアン化カリウム	酢酸エチル	水酸化カリウム
5．	酢酸エチル	シアン化カリウム	水酸化カリウム

【40】「毒物及び劇物の運搬事故時における応急措置に関する基準」に基づく、臭素の飛散又は漏えい時の措置に関する記述として、最も適切なものを一つ選べ。なお、作業にあたっては、風下の人を避難させる、飛散又は漏えいした場所の周辺にはロープを張るなどして人の立入りを禁止する、作業の際には必ず保護具を着用する、風下で作業をしない、廃液が河川等に排出されないように注意する、付近の着火源となるものは速やかに取り除く、などの基本的な対応を行っているものとする。

☐ 1．多量の場合、漏えいした液は土砂等でその流れを止め、霧状の水を徐々にかけ、十分に分解希釈した後、炭酸ナトリウム（ソーダ灰）、水酸化カルシウム（消石灰）等で中和し、多量の水を用いて洗い流す。

2．漏えいした液は土砂等でその流れを止め、安全な場所に導き、空容器にできるだけ回収し、そのあとを中性洗剤等の分散剤を使用して、多量の水を用いて洗い流す。

3．多量の場合、漏えい箇所や漏えいした液には水酸化カルシウム（消石灰）を十分に散布し、むしろ、シート等をかぶせ、その上にさらに水酸化カルシウム（消石灰）を散布して吸収させる。漏えい容器には散水しない。

4．漏えいした液は水で覆った後、土砂等に吸着させ空容器に回収し、水封後密栓する。そのあとを多量の水を用いて洗い流す。
5．飛散したものは空容器にできるだけ回収し、そのあとを還元剤（硫酸第一鉄等）の水溶液を散布し、水酸化カルシウム（消石灰）、炭酸ナトリウム（ソーダ灰）等の水溶液で処理した後、多量の水を用いて洗い流す。

【41】 次の物質とその用途の正誤について、正しい組合せを一つ選べ。

	物質	用途
A．	クロロホルム	合成繊維の原料
B．	過酸化水素水	漂白剤
C．	クロロプレン	合成ゴムの原料

	A	B	C
1．	誤	正	正
2．	誤	誤	誤
3．	正	正	誤
4．	正	誤	正
5．	誤	誤	正

【42】 硫酸第二銅（別名：硫酸銅（Ⅱ））の用途及び水溶液の性質について、最も適切な組合せを一つ選べ。

	用途	水溶液の性質
1．	農薬、電解液用、媒染剤	酸性
2．	農薬、電解液用、媒染剤	中性
3．	農薬、電解液用、媒染剤	塩基性
4．	火薬の原料	酸性
5．	火薬の原料	塩基性

【43】次の物質とその毒性に関する記述の正誤について、正しい組合せを一つ選べ。

	物質	毒性
A.	アクリルニトリル	粘膜から吸収しやすく、めまい、頭痛、悪心、嘔吐、腹痛、下痢を訴え、意識喪失し、呼吸麻痺を起こす。
B.	キシレン	吸入した場合、倦怠感や嘔吐等の症状を起こす。尿は特有の暗赤色を呈する。
C.	ニトロベンゼン	吸入した場合、皮膚や粘膜が青黒くなる（チアノーゼ）、頭痛、めまい、眠気が起こる。重症の場合は、こん睡、意識不明となる。

	A	B	C
1.	誤	正	正
2.	誤	正	誤
3.	誤	誤	正
4.	正	正	誤
5.	正	誤	正

【44】次の物質とその中毒の対処に適切な解毒剤の正誤について、正しい組合せを一つ選べ。

	物質	解毒剤
A.	有機燐化合物	アセトアミド
B.	蓚酸塩類	硫酸アトロピン
C.	沃素	澱粉溶液

	A	B	C
1.	誤	正	正
2.	誤	正	誤
3.	誤	誤	正
4.	正	正	誤
5.	正	誤	正

【45】次の物質の貯蔵方法等に関する記述について、該当する物質名との最も適切な組合せを一つ選べ。

（物質名）黄燐(りん)、ナトリウム、弗(ふっ)化水素酸

A．通常石油中に保管する。長時間経過すると表面に酸化物の白い皮を生成する。冷所で雨水等の漏れが絶対にない場所に保存する。

B．空気に触れると発火しやすいので、水中に沈めて瓶に入れ、さらに砂を入れた缶中に固定して、冷暗所に保管する。

C．銅、鉄、コンクリート又は木製のタンクにゴム、鉛、ポリ塩化ビニルあるいはポリエチレンのライニングを施したものに保管する。

	A	B	C
☐ 1．	黄燐(りん)	ナトリウム	弗(ふっ)化水素酸
2．	黄燐(りん)	弗(ふっ)化水素酸	ナトリウム
3．	ナトリウム	弗(ふっ)化水素酸	黄燐(りん)
4．	ナトリウム	黄燐(りん)	弗(ふっ)化水素酸
5．	弗(ふっ)化水素酸	黄燐(りん)	ナトリウム

【46】次のうち、引火性を示す物質の組合せを一つ選べ。

A．クロロホルム

B．メチルエチルケトン

C．クロルピクリン

D．アクロレイン

☐ 1．A、B　　2．A、C　　3．B、C
4．B、D　　5．C、D

【47】次のうち、還元性を示す物質を一つ選べ。

☐ 1．無水クロム酸
2．ぎ酸
3．硝酸銀
4．重クロム酸カリウム
5．塩素酸カリウム

【48】トルエンに関する記述として、最も適切なものを一つ選べ。

☐ 1．黄色の液体である。
2．腐ったキャベツ様の悪臭を持つ。
3．不燃性である。
4．水に不溶である。
5．エタノールに不溶である。

【49】次のうち、揮発性を示す物質の組合せを一つ選べ。

A．臭素
B．一酸化鉛
C．メタノール
D．塩化バリウム

☐ 1．A、B　2．A、C　3．B、C
4．B、D　5．C、D

【50】アニリンの識別方法に関する記述について、最も適切なものを一つ選べ。

☐ 1．水溶液にアンモニア水を加えると、紫色の蛍石彩を放つ。
2．水溶液に硝酸銀溶液を加えると、白色沈殿を生じる。
3．水溶液に硝酸バリウムを加えると、白色沈殿を生じる。
4．水溶液にさらし粉を加えると、紫色を呈する。
5．希釈水溶液に塩化バリウムを加えると、白色の沈殿を生じるが、この沈殿は塩酸や硝酸に溶けない。

▶▶ 正解＆解説

毒物及び劇物に関する法規

【1】1

〔解説〕取締法第１条（取締法の目的）。

> この法律は、毒物及び劇物について、（Ａ：**保健衛生上**）の見地から必要な（Ｂ：**取締**）を行うことを目的とする。

取締法第２条（定義）第１項。

> この法律で「毒物」とは、別表第１に掲げる物であって、（Ｃ：**医薬品及び医薬部外品**）以外のものをいう。

【2】5（Ｃ、Ｄ）

〔解説〕取締法第２条（定義）第１項～第３項、別表第１～第３。

Ａ．シアン化水素…**毒物**。

Ｂ．四塩化炭素…**劇物**。

Ｃ＆Ｄ．**四アルキル鉛**、**モノフルオール酢酸**…特定毒物。

【3】4

〔解説〕取締法第３条（毒物劇物の禁止規定）第３項。

> 毒物又は劇物の販売業の登録を受けた者でなければ、毒物又は劇物を販売し、授与し、又は販売若しくは授与の目的で（Ａ：**貯蔵**）し、（Ｂ：**運搬**）し、若しくは（Ｃ：**陳列**）してはならない。

【4】4（Ａ：誤　Ｂ：正　Ｃ：誤　Ｄ：正）

〔解説〕Ａ．「厚生労働大臣」⇒「**その主たる研究所の所在地の都道府県知事**」。取締法第６条の２（特定毒物研究者の許可）第１項。

Ｂ．取締法第３条の２（特定毒物の禁止規定）第１項、第２項。

Ｃ．「特定毒物研究者以外の者」⇒「**毒物劇物営業者、特定毒物研究者又は特定毒物使用者以外の者**」。取締法第３条の２（特定毒物の禁止規定）第７項。

Ｄ．取締法第３条の２（特定毒物の禁止規定）第４項。

【5】3（３つ）

〔解説〕Ａ～Ｂ＆Ｄ．いずれも**正しい**。取締法第３条の３（シンナー乱用の禁止）、施行令第32条の２（興奮、幻覚又は麻酔の作用を有する物）。トルエン、メタノールを含有する接着剤、酢酸エチルを含有するシンナーのほか、トルエンを含有するシンナー等が定められている。

Ｃ．クロロホルムは、政令で定めるものに**該当しない**。

【6】3（A：正　B：誤　C：正）

〔解説〕A＆C．取締法第４条（営業の登録）第２項。

B．「６年ごと」⇒「**５年ごと**」。取締法第４条（営業の登録）第３項。

【7】1（A：正　B：正　C：正　D：誤）

〔解説〕A．施行規則第４条の４（製造所等の設備）第１項第２号ホ、第２項。

B．施行規則第４条の４（製造所等の設備）第１項第２号イ、第２項。

C．施行規則第４条の４（製造所等の設備）第１項第４号、第２項。

D．遠隔で監視できる録画装置等を設けているかどうかにかかわらず、毒物又は劇物を陳列する場所には、**かぎをかける設備を設けなければならない**。施行規則第４条の４（製造所等の設備）第１項第３号、第２項。

【8】2（A：誤　B：正　C：誤　D：正）

〔解説〕A．「事前に」⇒「**30日以内に**」。取締法第７条（毒物劇物取扱責任者）第３項。

B．取締法第８条（毒物劇物取扱責任者の資格）第１項第１号。

C．**18歳以上の者**であれば、毒物劇物取扱責任者となることが**できる**。取締法第８条（毒物劇物取扱責任者の資格）第２項第１号。

D．取締法第７条（毒物劇物取扱責任者）第２項。

【9】1

〔解説〕取締法第９条（登録の変更）第１項。

> 毒物又は劇物の製造業者又は輸入業者は、登録を受けた毒物又は劇物以外の毒物又は劇物を製造し、又は輸入しようとするときは、（**あらかじめ**）、第６条第２号に掲げる事項につき登録の変更を受けなければならない。

【10】2（A：誤　B：正　C：正　D：誤）

〔解説〕A＆D．いずれも**届出は不要**。

B．取締法第10条（届出）第１項第１号。

C．取締法第10条（届出）第１項第３号、施行規則第10条の２（営業者の届出事項）第１号。

【11】4（A：誤　B：正　C：正）

〔解説〕A．「黒地に白色」⇒「**赤地に白色**」。取締法第12条（毒物又は劇物の表示）第１項。

B．取締法第12条（毒物又は劇物の表示）第１項。

C．取締法第12条（毒物又は劇物の表示）第２項第３号、施行規則第11条の５（解毒剤に関する表示）。有機燐（りん）化合物及びこれを含有する製剤たる毒物及び劇物の容器及び被包に表示しなければならない解毒剤の名称は、２－ピリジルアルドキシムメチオダイド（PAM）の製剤及び硫（りゅう）酸アトロピンの製剤と定められている。

【12】2（A：正　B：誤　C：誤）

〔解説〕取締法第22条（業務上取扱者の届出等）第５項。

A．取締法第11条（毒物又は劇物の取扱）第１項を準用。

B．劇物を貯蔵する場所には、「医薬用外」の文字及び「劇物」の文字を**表示しなければならない**。取締法第12条（毒物又は劇物の表示）第３項を準用。

C．すべての劇物の保管容器に、飲食物の容器として通常使用される物を**使用してはならない**。取締法第11条（毒物又は劇物の取扱）第４項、施行規則第11条の４（飲食物の容器を使用してはならない劇物）第１項を準用。

【13】5（C、D）

〔解説〕A＆B．いずれも**規定されていない**。

C＆D．取締法第13条（特定の用途に供される毒物又は劇物の販売等）、施行令第39条（着色すべき農業用劇物）第１～２号、施行規則第12条（農業用劇物の着色方法）。硫酸（りゅう）タリウム及び燐（りん）化亜鉛を含有する製剤たる劇物は、いずれもあせにくい黒色で着色しなければ農業用として販売することができない。

【14】5（A：正　B：誤　C：誤　D：正）

〔解説〕A．取締法第14条（毒物又は劇物の譲渡手続）第１項第３号。

B．**18歳未満の者**に、毒物又は劇物を交付することは**できない**。取締法第15条（毒物又は劇物の交付の制限等）第１項第１号。

C．譲渡手続に係る**書面（譲受書）の提出を受けた後**でなければ、毒物又は劇物を**販売又は授与してはならない**。取締法第14条（毒物又は劇物の譲渡手続）第２項。

D．取締法第14条（毒物又は劇物の譲渡手続）第４項。

【15】3

〔解説〕施行令第40条（廃棄の方法）第１号。

> 一　中和、（A：**加水分解**）、酸化、（B：**還元**）、（C：**稀釈**）その他の方法により、毒物及び劇物並びに法第11条第２項に規定する政令で定める物のいずれにも該当しない物とすること。

【16】4（A：正　B：誤　C：正　D：誤）

〔解説〕A．施行令第40条の５（運搬方法）第２項第４号。

B．「１人分」⇒「**２人分以上**」。施行令第40条の５（運搬方法）第２項第３号。

C＆D．１人の運転者による連続運転時間が**４時間**（高速道路等のSA又はPA等に駐車又は停車できないため、やむを得ず１人の運転者による連続運転時間が４時間を超える場合は**４時間30分**）**を超える場合**は、交替して運転させる者を**同乗させなければならない**。施行令第40条の５（運搬方法）第２項第１号、施行規則第13条の４（交替して運転する者の同乗）第１号。

【17】3（A：誤　B：正　C：正）

〔解説〕A．紛失時の連絡先は、提供しなければならない情報に**定められていない**。

B＆C．施行規則第13条の12（情報の提供の詳細）。順に、第10号、第7号。

【18】1

〔解説〕取締法第17条（事故の際の措置）第１項。

（A：**毒物劇物営業者**）及び特定毒物研究者は、（略）、不特定又は多数の者について保健衛生上の危害が生ずるおそれがあるときは、（B：**直ちに**）、その旨を（C：**保健所**）、警察署又は消防機関に届け出るとともに、保健衛生上の危害を防止するために必要な応急の措置を講じなければならない。

【19】4

〔解説〕取締法第21条（登録が失効した場合等の措置）第１項、第２項。

毒物劇物製造業者は、その製造業の登録が効力を失ったときは、（A：**15日**）以内に、その製造所の所在地の都道府県知事に、現に所有する（B：**特定毒物**）の品名及び数量を届け出なければならない。さらにその届出をしなければならないこととなった日から起算して（C：**50日**）以内に上記の（B：**特定毒物**）を他の毒物劇物営業者等に譲り渡すことができる。

【20】2（A、C）

〔解説〕取締法第22条（業務上取扱者の届出等）第１項、施行令第41条、第42条（業務上取扱者の届出）各号。

B．砒（ひ）素化合物たる毒物及びこれを含有する製剤を用いて**しろありの防除**を行う事業は、届出が必要。

D．**無機シアン化合物**たる毒物及びこれを含有する製剤を用いて金属熱処理を行う事業は、届出が必要。

基礎化学

【21】4（B、D）

〔解説〕A＆C．空気、石油…いずれも**混合物**（２種類以上の物質が混ざり合ったもの）。

B＆D．**アンモニア**NH_3、**ダイヤモンド**（炭素C）…いずれも**純物質**。

純物質
ただ１種類の物質からなるもの。１種類の元素からなる単体と、２種類以上の元素からなる化合物がある。

【22】2（A、C）

〔解説〕B．一般に酢酸CH_3COOHは、**弱酸**に分類される。

D．フェノールフタレイン（PP）溶液は変色域が**塩基（アルカリ）性側**（pH8.0～9.8）にあるため、pH8.0以下では透明を、pH9.8以上では赤色を示す。従って、強酸の塩酸はフェノールフタレイン溶液を変色させることは**できない**。

【23】5

〔解説〕 ドライアイスは、１つの炭素C原子と２つの酸素O原子が（A：**共有結合**）で結びついた二酸化炭素CO_2分子が、（B：**分子間力**）により集合した結晶である。ドライアイスは、液体を経ずに固体から気体に状態変化する（C：**昇華**）性を有する。

◎**共有結合**…非金属元素の原子間で、複数の原子が互いに電子を共有してできる結合。
◎**分子間力**…分子と分子の間にはたらく弱い力。

A．水素結合…電気陰性度の大きい原子の間に水素H原子が仲立ちして、隣接する分子同士を引き合わせる結合。
B．クーロン力（りょく）…二つのイオン間ではたらく静電気的な引力。
C．融解…固体が液体になる変化。

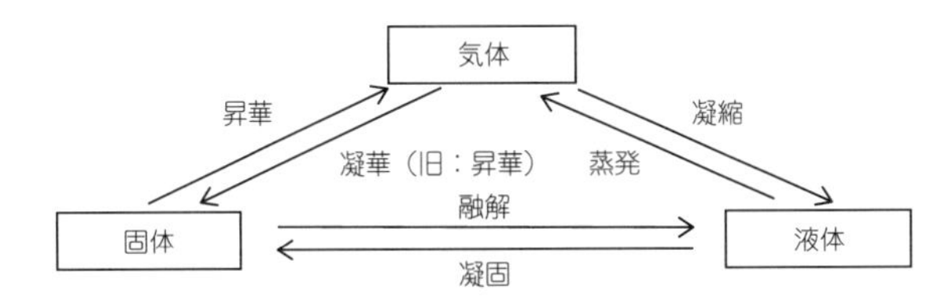

【24】4

〔解説〕質量パーセント濃度4.0%の塩化ナトリウム水溶液100gに含まれる塩化ナトリウム（溶質）は、0.04×100g＝４gである。加える濃度13%の塩化ナトリウム水溶液の量を x g、含まれる塩化ナトリウムを0.13× x g＝0.13x gとすると、次の等式が成り立つ。

$$\text{質量パーセント濃度（\%）} = \frac{\text{溶質の質量（g）}}{\text{溶液の質量（g）}} \times 100$$

$$7.0\% = \frac{4\,\text{g} + 0.13x\,\text{g}}{100\text{g} + x\,\text{g}} \times 100$$

両辺に（100g＋ x g）をかける。

$$7.0 \times (100\text{g} + x\,\text{g}) = (4\,\text{g} + 0.13x\,\text{g}) \times 100$$
$$700 + 7.0x = 400 + 13x$$
$$6x = 300$$
$$x = \mathbf{50\,(g)}$$

【25】3

〔解説〕中和反応式：$H_2SO_4 + 2NaOH \longrightarrow Na_2SO_4 + 2H_2O$

硫酸は２価の酸、水酸化ナトリウム水溶液は１価の塩基であり、求める量を x mLとすると、次の等式が成り立つ。

$2 \times 0.22\text{mol/L} \times (7.0/1000)\text{ mL} = 1 \times 0.40\text{mol/L} \times (x/1000)\text{ mL}$

両辺に1000をかける。　$0.44\text{mol/L} \times 7.0\text{mL} = 0.40\text{mol/L} \times x\text{ mL}$

$0.40x = 3.08$

$x =$ **7.7（mL）**

【26】3

〔解説〕熱運動は、高温になるほど運動エネルギーの平均値が大きくなり、**活発になる**。

４．酸素O_2と同族元素（16族）の水素化合物には、水H_2O、硫化水素H_2S、セレン化水素H_2Se、テルル化水素H_2Teが該当する。その中でも水は、水素結合によって結合するときに非常に強い分子間力がはたらくため、他の水素化合物に比べて沸点が著しく高くなる。

５．【23】の解説を参照。

◎**熱運動**……粒子が温度に応じた熱エネルギーをもって運動すること。
◎**水素結合**…電気陰性度（原子が共有電子対を引きつける強さ）の大きい原子（フッ素F ＞ 酸素O ＞ 窒素N）の間に水素H原子が仲立ちして、隣接する分子同士を引き合わせる結合。

【27】2（A、D）

〔解説〕B．「ブラウン運動」⇒「**チンダル現象**」。

C．「チンダル現象」⇒「**ブラウン運動**」。

【28】5

〔解説〕イオン結晶の固体はイオンが動けないため、**電気伝導性を示さず**電気を通さないが、水に溶けて水溶液になるとイオンが動けるようになるため、**電気伝導性を示し**電気を通すようになる。

２．イオン結晶は融点が高く、イオン結合の結合力が大きく硬い性質をもつが、外部から強い力が加わると、割れやすくもろい。

【29】1

〔解説〕一般に（A：**イオン化傾向**）の異なる２種類の金属を電解質水溶液に浸し、導線で結ぶと電流が流れる。導線に電子が流れ出す電極を（B：**負極**）、導線から電子が流れ込む電極を（C：**正極**）という。このように（D：**酸化還元**）反応を利用して電気エネルギーを取り出す装置が電池である。

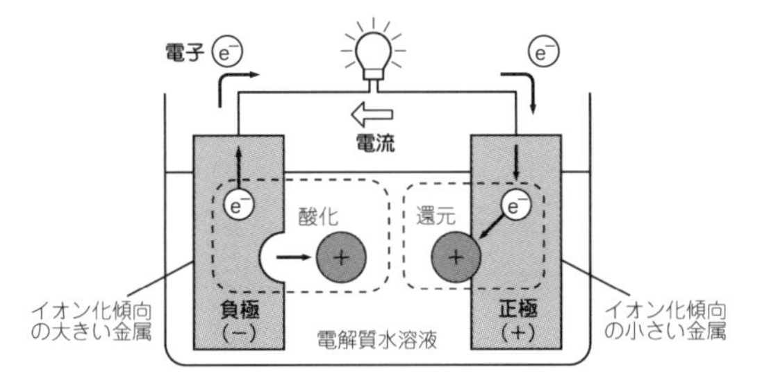

【30】5（A：誤　B：誤　C：正）

〔解説〕H_2（水素）とI_2（ヨウ素）を密閉容器に入れて加熱すると、一部が化合してHI（ヨウ化水素）を生じ、HIのみを密閉容器に入れて加熱すると、一部が分解してH_2とI_2が生じる。このように、どちらの方向にも進む反応を**可逆**（かぎゃく）**反応**という。

A．正反応の反応速度（右向きの反応／HIの生成速度）は、反応物の濃度によって変化する。従って、H_2の濃度と**I_2の濃度、両方に比例する**。

B．**左向きの反応によりHIは分解**されて、H_2とI_2が生じる。

【31】3

〔解説〕「赤外線」⇒「**紫外線**」。

高度20kmより上空では、強い紫外線により酸素O_2分子が分解して酸素O原子となり、それがまわりの別の酸素分子と結合してオゾンO_3が生成される。

$3O_2 \longrightarrow 2O_3$

【32】1

〔解説〕**NH_4Cl**（塩化アンモニウム）は、**強酸＋弱塩基**からなる塩。

$HCl + NH_3 \longrightarrow NH_4Cl$

水溶液中で加水分解するとオキソニウムイオンH_3O^+を生じるため、水溶液は**酸性**を示す。

$NH_4Cl \longrightarrow NH_4^+ + Cl^-$

$NH_4^+ + H_2O \rightleftarrows NH_3 + H_3O^+$

2．CH_3COONa（酢酸ナトリウム）は、**弱酸＋強塩基**からなる塩。

$CH_3COOH + NaOH \longrightarrow CH_3COONa + H_2O$

水溶液中で加水分解すると水酸化物イオンOH^-が生じるため、水溶液は**塩基性**を示す。

$CH_3COONa \longrightarrow CH_3COO^- + Na^+$

$CH_3COO^- + H_2O \rightleftarrows CH_3COOH + OH^-$

3．$NaHCO_3$（炭酸水素ナトリウム）は、**弱酸＋強塩基**からなる塩。

$CO_2 + NaOH \longrightarrow NaHCO_3$

水溶液中で加水分解すると水酸化物イオンOH^-が生じるため、水溶液は**塩基性**を示す。

$NaHCO_3 \longrightarrow Na^+ + HCO_3^-$

$HCO_3^- + H_2O \rightleftarrows H_2CO_3^- + OH^-$

4．K_2SO_4（硫酸カリウム）は、**強酸＋強塩基**からなる塩。水溶液中で加水分解せずH^+やOH^-を生じないため、水溶液は**中性**を示す。

$H_2SO_4 + 2KOH \longrightarrow K_2SO_4 + 2H_2O$

5．Na_2CO_3（炭酸ナトリウム）は、**弱酸＋強塩基**からなる塩。

$CO_2 + 2NaOH \longrightarrow Na_2CO_3 + H_2O$

水溶液中で加水分解すると水酸化物イオンOH^-が生じるため、水溶液は**塩基性**を示す。

$Na_2CO_3 \longrightarrow 2Na^+ + CO_3^{2-}$

$CO_3^{2-} + H_2O \rightleftarrows HCO_3^- + OH^-$

【33】2

〔解説〕「エーテル結合」⇒「**エステル結合**」。

◎**エーテル**…酸素O原子に2つの炭化水素基が結合した形の化合物。R^1-O-R^2をエーテル結合という。

◎**エステル**…カルボン酸R^1-COOHとアルコールR^2-OHから水分子がとれて縮合した形の化合物。$R^1-COO-R^2$をエステル結合という。

【34】1（A：誤　B：誤　C：正）

〔解説〕A.「ビウレット反応」⇒「**キサントプロテイン反応**」。

B.「キサントプロテイン反応」⇒「**ビウレット反応**」。

【35】4

〔解説〕1．ファラデー（の電気分解）の法則…電気分解において、陰極または陽極で変化する物質の質量は、**流した電気量に比例**する。

2．アボガドロの法則…同温・同圧で同体積の気体の中には、気体の種類によらず、**同じ数の分子**が含まれる。

3．ヘンリーの法則…一定温度で一定量の溶媒に溶ける気体の質量（物質量）は、**その気体の圧力に比例**する。

5．質量保存の法則…化学変化の前後で**物質の質量の総和は変化しない**。

【36】5（C、D）

〔解説〕A．ジボランB_2H_6…**毒物**。重クロム酸ナトリウム$Na_2Cr_2O_7 \cdot 2H_2O$…**劇物**。

B．弗（ふっ）化水素HF…**毒物**。沃（よう）素I_2…**劇物**。

C&D．**アニリン**$C_6H_5NH_2$、**トルイジン**$C_6H_4(NH_2)CH_3$、**硝**（しょう）**酸バリウム**$Ba(NO_3)_2$、**硫**（りゅう）**酸亜鉛**$ZnSO_4 \cdot 7H_2O$…**劇物**。

【37】5（C、D）

〔解説〕A．二硫化炭素CS_2…**劇物**。四弗化硫黄SF_4…**毒物**。

B．シアン化カリウムKCN…**毒物**。シアン酸ナトリウムNaOCN…**劇物**。

C&D．**ニコチン**$C_{10}H_{14}N_2$、**ヒドラジン**H_4N_2、**黄燐**（りん）P_4、**セレン**Se…**毒物**。

【38】2（A、C）

〔解説〕A．**塩化第二銅**$CuCl_2$…**沈殿法**［水酸化カルシウム（消石灰）、炭酸ナトリウム（ソーダ灰）等の水溶液］［沈殿ろ過して埋立処分］

B．シアン化水素HCN…多量の水酸化ナトリウム水溶液に吹き込んだ後、酸化剤の水溶液を加えてシアン成分CNを酸化分解したのち硫酸を加えて中和し、多量の水で希釈して処理する**酸化法**または、多量の水酸化ナトリウム水溶液に吹き込んだ後、高温加圧下で加水分解する**アルカリ法**で廃棄する。選択肢は［石灰乳等の攪拌（かくはん）溶液に加え中和］［多量の水で希釈して処理］から、**中和法**であり、**塩酸**HCl aqや**硫酸**H_2SO_4などが考えられる。

C．**硫化カドミウム**CdS…**固化隔離法**［セメントで固化］［埋立処分］

D．沃化水素酸HI aq…水酸化ナトリウム水溶液で中和した後、多量の水で希釈して処理する**中和法**で廃棄する。選択肢は［木粉（おが屑）等に吸収させて焼却炉で焼却］から、**燃焼法**であり、**アニリン**$C_6H_5NH_2$や**フェノール**C_6H_5OHなどが考えられる。

【39】1

〔解説〕A．水酸化カリウムKOH…**中和法**［**酸**（希塩酸、希硫酸等）で**中和**］［**多量の水で希釈**］

B．シアン化カリウムKCN…**酸化法**［**水酸化ナトリウム水溶液を加えてアルカリ性**（pH11以上）］［**酸化剤**（次亜塩素酸ナトリウム、さらし粉等）の水溶液を加えて**酸化分解**］

C．酢酸エチル$CH_3COOC_2H_5$…**燃焼法**［**ケイソウ土等**に吸収］［開放型の焼却炉で**焼却**］

【40】3

〔解説〕臭素Br_2［**水酸化カルシウム**（**消石灰**）を十分に散布］［**むしろ、シート等**をかぶせる］［さらに水酸化カルシウム（消石灰）を散布］

1.［霧状の水を徐々にかけ、十分に分解希釈］［炭酸ナトリウム（ソーダ灰）、水酸化カルシウム（消石灰）等で中和］から、**クロルスルホン酸**（クロロスルホン酸）$ClSO_3H$などが考えられる。

2.［中性洗剤等の分散剤］から、**クロロホルム**$CHCl_3$や、**四塩化炭素**CCl_4などが考えられる。

4.［水で覆う］［水封後密栓］から、**二硫化炭素**CS_2などが考えられる。

5.［還元剤（硫酸第一鉄等）］［水酸化カルシウム（消石灰）、炭酸ナトリウム（ソーダ灰）等の水溶液で処理］から、クロム酸ナトリウム$Na_2CrO_4 \cdot 10H_2O$などの**六価クロム**や、亜塩素酸ナトリウム$NaClO_2$などの**酸化剤**が考えられる。

【41】1（A：誤　B：正　C：正）

〔解説〕A. クロロホルム$CHCl_3$…**各種溶媒**に用いられる。合成繊維の原料は**アクリルニトリル**$CH_2=CHCN$などの用途として考えられる。

B. 過酸化水素水H_2O_2 aq［**漂白剤**］

C. クロロプレンC_4H_5Cl［**合成ゴム**の原料］

【42】1

〔解説〕硫酸第二銅（硫酸銅（Ⅱ））$CuSO_4$…**農薬**（殺菌剤）、**電解液用**、**媒染剤**として用いられる、**強酸＋弱塩基**からなる塩である。

$$H_2SO_4 + Cu(OH)_2 \longrightarrow CuSO_4 + 2H_2O$$

$$CuSO_4 \longrightarrow Cu^{2+} + SO_4^{2-}$$

銅（Ⅱ）イオンは水分子が配位結合してテトラアクア銅（Ⅱ）イオンとなり、オキソニウムイオンH_3O^+を生じるため、水溶液は**酸性**を示す。

$$[Cu(H_2O)_4]^{2+} + H_2O \rightleftarrows [Cu(OH)(H_2O)_3]^+ + H_3O^+$$

【43】5（A：正　B：誤　C：正）

〔解説〕A. アクリルニトリル$CH_2=CHCN$［**粘膜**から吸収しやすい］

B. キシレン$C_6H_4(CH_3)_2$…吸入した場合、目、鼻、喉を刺激し、**短時間の興奮期**を経て、**深い麻酔状態**に陥る。選択肢は［尿は特有の暗赤色を呈する］から、**フェノール**C_6H_5OHが考えられる。

C. ニトロベンゼン$C_6H_5NO_2$［吸入した場合、皮膚や粘膜が青黒くなる（**チアノーゼ**）］［頭痛、めまい］

【44】3（A：誤　B：誤　C：正）

〔解説〕A．有機燐化合物の解毒剤…**硫酸アトロピン**、2－ピリジルアルドキシムメチオダイド（**PAM**）。アセトアミドは、**有機弗素化合物**の解毒剤である。

B．蓚酸塩類の解毒剤…**カルシウム剤**。硫酸アトロピンは、**有機燐化合物**、**カーバメート**（カルバメート）**系殺虫剤**、**ニコチン**の解毒剤である。

【45】4

〔解説〕A．ナトリウムNa［通常**石油中に保管**］［**冷所**で**雨水等の漏れが絶対にない**場所に保存］

B．黄燐P_4［**水中に沈めて**瓶に入れる］［**砂を入れた缶中に固定**］

C．弗化水素酸$HF\ aq$［銅、鉄、コンクリート又は木製のタンク］［**ポリエチレンのライニング**］

【46】4（B、D）

〔解説〕A．クロロホルム$CHCl_3$は、**不燃性**を示す。

B＆D．**メチルエチルケトン**$C_2H_5COCH_3$は、蒸気が空気より重く**引火しやすい**。また、**アクロレイン**$CH_2=CHCHO$も**強い引火性**をもつ。

C．クロルピクリン$CCl_3(NO_2)$は、180℃以上に熱すると分解するが、**引火性はない**。

【47】2

〔解説〕**ぎ酸**$HCOOH$…分子中に**ホルミル基**（アルデヒド基）$-CHO$をもつため、**還元性が強い**。

1＆3～5．無水クロム酸CrO_3、硝酸銀$AgNO_3$、重クロム酸カリウム$K_2Cr_2O_7$、塩素酸カリウム$KClO_3$…いずれも強力な**酸化剤**。

【48】4

〔解説〕トルエン$C_6H_5CH_3$［**水に不溶**］

1～3＆5．トルエンは**無色透明**の液体であり、**ベンゼン臭**を持つ。**引火しやすく**、火気に絶対に近づけてはならない。エタノールに**可溶**である。

【49】2（A、C）

〔解説〕A＆C．**臭素**Br_2、**メタノール**CH_3OH…いずれも液体で**揮発性**（液体の蒸発しやすい性質）**を示す**。

B．一酸化鉛PbO、塩化バリウム$BaCl_2・2H_2O$…いずれも固体で**揮発性を示さない**。

【50】4

〔解説〕アニリン$C_6H_5NH_2$［**さらし粉**］［**紫色**］

1．［アンモニア水］［紫色の蛍石彩］から、**ベタナフトール**$C_{10}H_7OH$が考えられる。

2．［硝酸銀溶液］［白色沈殿］から、**塩化亜鉛**$ZnCl_2$や**塩酸**HCl aqが考えられる。

3．［硝酸バリウム］［白色沈殿］から、**硫酸第二銅**$CuSO_4 \cdot 5H_2O$が考えられる。

5．［塩化バリウム］［白色の沈殿］［この沈殿は塩酸や硝酸に溶けない］から、**硫酸**H_2SO_4が考えられる。

3 令和４年度（2022 年） 関西広域連合

〔毒物及び劇物に関する法規〕

【１】次の条文に関する記述の正誤について、正しい組合せを一つ選べ。

A．法第１条では、「この法律は、毒物及び劇物について、保健衛生上の見地から必要な取締を行うことを目的とする。」とされている。

B．法第２条別表第１に掲げられている物であっても、別途政令で定める医薬品は毒物から除外される。

C．法第２条別表第２に掲げられている物であっても、医薬品及び医薬部外品は劇物から除外される。

D．毒物であって、法第２条別表第３に掲げられているものを含有する製剤は、すべて特定毒物から除外される。

	A	B	C	D
☐ 1．	誤	正	正	誤
2．	正	正	誤	誤
3．	正	誤	正	誤
4．	誤	正	誤	正
5．	正	誤	正	正

【２】特定毒物の取扱いに関する記述の正誤について、正しい組合せを一つ選べ。

A．毒物劇物製造業者は、石油精製業者に、ガソリンへの混入を目的とする四アルキル鉛を含有する製剤を譲渡することができる。

B．特定毒物研究者は、特定毒物を輸入することができる。

C．特定毒物使用者として特定毒物を使用する場合には、品目ごとにその主たる事業所の所在地の都道府県知事（指定都市の区域にある場合においては、指定都市の長）の許可を受けなければならない。

D．毒物劇物営業者、特定毒物研究者又は特定毒物使用者でなければ、特定毒物を所持してはならない。

	A	B	C	D
☐ 1．	正	正	誤	正
2．	正	誤	正	誤
3．	正	誤	誤	正
4．	正	正	正	誤
5．	誤	正	誤	誤

【3】次のうち、法第3条の3に規定する「興奮、幻覚又は麻酔の作用を有する毒物又は劇物（これらを含有する物を含む。）であって政令で定めるもの」に該当するものの組合せを一つ選べ。

A．クロロホルム
B．メタノールを含有する接着剤
C．酢酸エチルを含有するシンナー
D．トルエン
E．キシレンを含有する塗料

☐ 1．A、B、C　2．A、B、E　3．A、D、E
4．B、C、D　5．C、D、E

【4】毒物又は劇物の販売業に関する記述の正誤について、正しい組合せを一つ選べ。

A．毒物又は劇物の販売業の登録を受けた者のみが、毒物又は劇物を販売することができる。
B．毒物又は劇物の販売業の登録の有効期間は、販売業の登録の種類に関係なく、6年である。
C．毒物又は劇物の一般販売業の登録を受けた者は、特定品目販売業の登録を受けなくとも、省令第4条の3で定める劇物を販売することができる。
D．毒物又は劇物を直接には取り扱わず、伝票処理のみの方法で販売又は授与しようとする場合でも、毒物又は劇物の販売業の登録を受けなければならない。

	A	B	C	D
☐ 1．	誤	正	正	正
2．	誤	正	誤	正
3．	正	正	正	正
4．	正	誤	正	誤
5．	正	誤	誤	正

【5】毒物又は劇物の製造業に関する記述の正誤について、正しい組合せを一つ選べ。

A．毒物又は劇物の製造業の登録は、製造所ごとに、その製造所の所在地の都道府県知事が行う。

B．毒物又は劇物の製造業者は、毒物又は劇物の製造のために特定毒物を使用してはならない。

C．毒物又は劇物の製造業者は、毒物又は劇物を自家消費する目的でその毒物又は劇物を輸入しようとするときは、毒物又は劇物の輸入業の登録を受けなくてもよい。

D．毒物の製造業者は、登録を受けた品目以外の毒物を製造したときは、30日以内に登録の変更を受けなければならない。

	A	B	C	D
1．	正	誤	正	正
2．	正	誤	正	誤
3．	誤	正	正	誤
4．	誤	誤	誤	正
5．	正	正	誤	正

【6】毒物劇物販売業者の登録を受けようとする者の店舗の設備、又はその者の登録基準に関する記述について、正しいものの組合せを一つ選べ。

A．毒物又は劇物とその他の物とを区分して貯蔵できる設備であること。

B．毒物又は劇物を貯蔵する場所が性質上かぎをかけることができないものであるときは、その周囲を常時監視できる防犯設備があること。

C．設備基準に適合しなくなり、その改善を命ぜられたにもかかわらず従わないで登録の取消しを受けた場合、その取消しの日から起算して２年を経過した者であること。

D．毒物又は劇物を含有する粉じん、蒸気又は廃水の処理に要する設備又は器具を備えていること。

1．A、B　2．A、C　3．A、D
4．B、C　5．B、D

【7】毒物劇物営業者が行う手続きに関する記述の正誤について、正しい組合せを一つ選べ。

A．法人である毒物又は劇物の販売業者の代表取締役が変更となった場合は、届出が必要である。

B．毒物又は劇物の販売業者が、隣接地に店舗を新築、移転（店舗の所在地の変更）した場合は、新たに登録が必要である。

C．毒物劇物営業者は、登録票を破り、汚し、又は失ったときは、登録票の再交付を申請することができる。

	A	B	C
☐ 1．	正	正	正
2．	正	誤	正
3．	正	誤	誤
4．	誤	正	正
5．	誤	正	誤

【8】次の記述は、政令第36条の5第2項の条文である。（　）の中に入れるべき字句の正しい組合せを一つ選べ。

毒物劇物営業者は、毒物劇物取扱責任者として厚生労働省令で定める者を置くときは、当該毒物劇物取扱責任者がその製造所、営業所又は店舗において毒物又は劇物による保健衛生上の（A）を確実に（B）するために必要な設備の設置、（C）の配置その他の措置を講じなければならない。

	A	B	C
☐ 1．	安全対策	実施	補助者
2．	安全対策	監視	衛生管理者
3．	危害	監視	衛生管理者
4．	危害	防止	衛生管理者
5．	危害	防止	補助者

【9】都道府県知事が行う毒物劇物取扱者試験に合格した者で、法第８条第２項に規定されている毒物劇物取扱責任者となることができない絶対的欠格事由（その事由に該当する場合、一律に資格が認められないこと）に該当する記述の正誤について、正しい組合せを一つ選べ。

A．過去に、麻薬、大麻、あへん又は覚せい剤の中毒者であった者

B．18歳未満の者

C．道路交通法違反で懲役の刑に処せられ、その執行を終り、又は執行を受けることがなくなった日から起算して３年を経過していない者

D．毒物劇物営業者が登録を受けた製造所、営業所又は店舗での実務経験が２年に満たない者

	A	B	C	D
☐ 1．	正	正	誤	正
2．	正	誤	誤	誤
3．	正	誤	誤	正
4．	誤	正	正	正
5．	誤	正	誤	誤

【10】次の記述は、法第10条第１項の条文の一部である。（　）の中に入れるべき字句の正しい組合せを一つ選べ。

毒物劇物営業者は、次の各号のいずれかに該当する場合には、（A）以内に、その製造所、営業所又は店舗の所在地の都道府県知事にその旨を届け出なければならない。

一　（省略）

二　毒物又は劇物を製造し、（B）し、又は（C）する設備の重要な部分を変更したとき。

三　（省略）

四　（省略）

	A	B	C
☐ 1．	15日	貯蔵	陳列
2．	15日	陳列	保管
3．	30日	貯蔵	運搬
4．	30日	陳列	保管
5．	30日	保管	運搬

【11】次の記述は、法第12条第１項の条文である。（　）の中に入れるべき字句の正しい組合せを一つ選べ。

毒物劇物営業者及び特定毒物研究者は、毒物又は劇物の容器及び被包に、「（A）」の文字及び毒物については（B）をもって「毒物」の文字、劇物については（C）をもって「劇物」の文字を表示しなければならない。

	A	B	C
☐ 1．	医薬用外	赤地に白色	白地に赤色
2．	医薬用外	白地に赤色	赤地に白色
3．	医薬用外	黒地に白色	赤地に白色
4．	医療用外	赤地に白色	白地に赤色
5．	医療用外	黒地に白色	赤地に白色

【12】法第12条第２項の規定に基づき、毒物又は劇物の製造業者又は輸入業者が有機燐（りん）化合物たる毒物又は劇物を販売又は授与するときに、その容器及び被包に表示しなければならない事項の正誤について、正しい組合せを一つ選べ。

A．毒物又は劇物の名称

B．毒物又は劇物の成分及びその含量

C．毒物又は劇物の使用期限及び製造番号

D．毒物又は劇物の解毒剤の名称

	A	B	C	D
☐ 1．	正	正	誤	正
2．	正	誤	正	誤
3．	誤	誤	誤	正
4．	正	正	誤	誤
5．	誤	正	正	誤

【13】省令第11条の６の規定に基づき、毒物又は劇物の製造業者が製造したジメチル－２・２－ジクロルビニルホスフェイト（別名：DDVP）を含有する製剤（衣料用の防虫剤に限る。）を販売し、又は授与するとき、その容器及び被包に、取扱及び使用上特に必要な表示事項として定められている事項について、正しいものの組合せを一つ選べ。

A．使用直前に開封し、包装紙等は直ちに処分すべき旨

B．使用の際、手足や皮膚、特に眼にかからないように注意しなければならない旨

C．眼に入った場合は、直ちに流水でよく洗い、医師の診断を受けるべき旨
D．小児の手の届かないところに保管しなければならない旨

☐ 1．A、B　　2．A、C　　3．A、D
4．B、C　　5．C、D

【14】法第13条の２の規定に基づく、「毒物又は劇物のうち主として一般消費者の生活の用に供されると認められるものであって政令で定めるもの（劇物たる家庭用品）」の正誤について、正しい組合せを一つ選べ。なお、劇物たる家庭用品は住宅用の洗浄剤で液体状のものに限る。

A．塩化水素を含有する製剤たる劇物
B．水酸化ナトリウムを含有する製剤たる劇物
C．次亜塩素酸ナトリウムを含有する製剤たる劇物
D．硫酸を含有する製剤たる劇物

	A	B	C	D
☐ 1．	正	誤	正	誤
2．	正	誤	誤	正
3．	誤	正	正	誤
4．	正	誤	正	正
5．	誤	誤	誤	正

【15】法第14条第２項の規定に基づき、毒物劇物営業者が、毒物又は劇物を毒物劇物営業者以外の者に販売し、又は授与するとき、当該譲受人から提出を受けなければならない書面に記載等が必要な事項の正誤について、正しい組合せを一つ選べ。

A．毒物又は劇物の名称及び数量
B．譲受人の氏名、職業及び住所
C．譲受人の押印
D．毒物又は劇物の使用目的

	A	B	C	D
☐ 1．	正	誤	誤	正
2．	誤	誤	正	正
3．	正	正	誤	正
4．	誤	正	正	誤
5．	正	正	正	誤

【16】法第15条に規定されている、毒物又は劇物の交付の制限等に関する記述の正誤について、正しい組合せを一つ選べ。

A．父親の委任状を持参し受け取りに来た16歳の高校生に対し、学生証等でその住所及び氏名を確認すれば、毒物又は劇物を交付することができる。

B．薬事に関する罪を犯し、罰金以上の刑に処せられ、その執行を終わり、又は執行を受けることがなくなった日から起算して３年を経過していない者に対し、毒物又は劇物を交付することができない。

C．法第３条の４に規定されている引火性、発火性又は爆発性のある劇物を交付する場合は、厚生労働省令の定めるところにより、その交付を受ける者の氏名及び住所を確認した後でなければ、交付してはならない。

D．毒物又は劇物の交付を受ける者の確認に関する事項を記載した帳簿を、最終の記載をした日から５年間、保存しなければならない。

	A	B	C	D
☐ 1．	正	正	正	誤
2．	正	正	誤	正
3．	正	誤	誤	誤
4．	誤	誤	正	正
5．	誤	誤	正	誤

【17】次の記述は、政令第40条の条文の一部である。（　）の中に入れるべき字句の正しい組合せを一つ選べ。

法第15条の２の規定により、毒物若しくは劇物又は法第11条第２項に規定する政令で定める物の廃棄の方法に関する技術上の基準を次のように定める。

一　中和、（A）、酸化、還元、稀釈その他の方法により、毒物及び劇物並びに法第11条第２項に規定する政令で定める物のいずれにも該当しない物とすること。

二　ガス体又は揮発性の毒物又は劇物は、保健衛生上危害を生ずるおそれがない場所で、少量ずつ放出し、又は（B）させること。

三　可燃性の毒物又は劇物は、保健衛生上危害を生ずるおそれがない場所で、少量ずつ（C）させること。

（以下、省略）

	A	B	C
1.	電気分解	揮発	拡散
2.	電気分解	沈殿	拡散
3.	電気分解	沈殿	燃焼
4.	加水分解	揮発	燃焼
5.	加水分解	沈殿	燃焼

【18】荷送人が、運送人に水酸化ナトリウム10％を含有する製剤（以下、「製剤」という。）の運搬を委託する場合、政令第40条の６に規定されている荷送人の通知義務に関する記述の正誤について、正しい組合せを一つ選べ。

A．車両で運搬する業務を委託した際、製剤の数量が、１回につき500kgだったため、事故の際に講じなければならない応急措置の内容を記載した書面の交付を行わなかった。

B．１回の運搬につき1,500kgの製剤を、鉄道を使用して運搬する場合、通知する書面に、劇物の名称、成分及びその含量並びに数量並びに廃棄の方法を記載しなければならない。

C．１回の運搬につき2,000kgの製剤を、車両を使用して運搬する場合、通知する書面に、劇物の名称、成分及びその含量並びに数量並びに事故の際に講じなければならない応急の措置の内容を記載した。

D．運送人の承諾を得なければ、書面の交付に代えて、当該書面に記載すべき事項を電子情報処理組織を使用する方法により提供しても、書面を交付したものとみなされない。

	A	B	C	D
1.	誤	正	誤	誤
2.	正	正	誤	誤
3.	誤	誤	正	誤
4.	正	正	誤	正
5.	正	誤	正	正

【19】法第18条に規定されている立入検査等に関する記述の正誤について、正しい組合せを一つ選べ。ただし、「都道府県知事」は、毒物又は劇物の販売業にあってはその店舗の所在地が保健所を設置する市又は特別区の区域にある場合においては市長又は区長とする。

A．都道府県知事は、保健衛生上必要があると認めるときは、毒物劇物営業者から必要な報告を徴することができる。

B．都道府県知事は、保健衛生上必要があると認めるときは、毒物劇物監視員に、毒物劇物販売業者の店舗に立ち入り、帳簿その他の物件を検査させることができる。

C．都道府県知事は、犯罪捜査上必要があると認めるときは、毒物劇物監視員に、毒物劇物販売業者の店舗に立ち入り、試験のため必要な最小限度の分量に限り、毒物若しくは劇物を収去させることができる。

D．毒物劇物監視員は、その身分を示す証票を携帯し、関係者の請求があるときは、これを提示しなければならない。

	A	B	C	D
☐ 1．	正	正	正	誤
2．	正	正	誤	正
3．	正	誤	正	誤
4．	誤	誤	誤	正
5．	誤	誤	誤	誤

【20】法第22条第１項に規定されている届出の必要な業務上取扱者が、都道府県知事（その事業場の所在地が保健所を設置する市又は特別区の区域にある場合においては、市長又は区長。）に届け出る事項の正誤について、正しい組合せを一つ選べ。

A．氏名又は住所（法人にあっては、その名称及び主たる事務所の所在地）

B．シアン化ナトリウム又は政令で定めるその他の毒物若しくは劇物のうち取り扱う毒物又は劇物の品目

C．シアン化ナトリウム又は政令で定めるその他の毒物若しくは劇物のうち取り扱う毒物又は劇物の数量

D．事業場の所在地

	A	B	C	D
☐ 1．	正	正	正	正
2．	正	誤	正	誤
3．	正	正	誤	正
4．	誤	正	誤	正
5．	誤	誤	正	誤

〔基礎化学〕

【21】 次の原子に関する記述について、（　）の中に入れるべき字句の正しい組合せを一つ選べ。

原子は、中心にある原子核と、その周りに存在する電子で構成されていて、原子核は陽子と中性子からできている。原子の原子番号は（A）で示され、原子の質量数は（B）となる。原子番号は同じでも、質量数が異なる原子が存在するものもあり、これらを互いに（C）という。

	A	B	C
☐ 1．	陽子数	陽子数と電子数の和	同素体
2．	陽子数	陽子数と中性子数の和	同素体
3．	陽子数	陽子数と中性子数の和	同位体
4．	中性子数	陽子数と中性子数の和	同素体
5．	中性子数	陽子数と電子数の和	同位体

【22】 次の化合物とその結合様式について、正しい組合せを一つ選べ。

	$MgCl_2$	NH_3	ZnO
☐ 1．	イオン結合	共有結合	金属結合
2．	イオン結合	共有結合	イオン結合
3．	金属結合	共有結合	金属結合
4．	共有結合	イオン結合	イオン結合
5．	共有結合	イオン結合	金属結合

【23】 5.0％の塩化ナトリウム水溶液700gと15％の塩化ナトリウム水溶液300gを混合した溶液は何％になるか。最も近い値を一つ選べ。ただし、％は質量パーセント濃度とする。

☐ 1．7.0　　2．8.0　　3．9.0　　4．10　　5．11

令和4年度　関西

【24】塩化ナトリウムを水に溶かして、濃度が2.00mol/Lの水溶液を500mLつくった。この溶液に用いた塩化ナトリウムは何gか。最も近い値を一つ選べ。ただし、Naの原子量を23.0、Clの原子量を35.5とする。

☐ 1．14.6　2．23.4　3．58.5　4．117　5．234

【25】pH３の酢酸水溶液のモル濃度は何mol/Lになるか。最も近い値を一つ選べ。ただし、この溶液の温度は25℃、この濃度における酢酸の電離度は0.020とする。

☐ 1．0.50　2．0.10　3．0.050　4．0.010　5．0.0010

【26】次のコロイドに関する記述について、正しいものの組合せを一つ選べ。

A．チンダル現象は、コロイド粒子自身の熱運動によるものである。
B．透析は、コロイド粒子が半透膜を透過できない性質を利用している。
C．コロイド溶液に直流電圧をかけると、陽極又は陰極に向かってコロイド粒子が移動する現象を電気泳動という。
D．タンパク質やデンプンなどのコロイドは、疎水コロイドである。

☐ 1．A、B　2．A、D　3．B、C
4．B、D　5．C、D

【27】次の沸点又は沸騰に関する記述について、誤っているものを一つ選べ。

☐ 1．沸騰は、液体の蒸気圧が外圧（大気圧）と等しくなったときに起こる。
2．純物質では、液体が沸騰を始めると、すべて気体になるまで温度は沸点のまま一定である。
3．富士山の山頂では、外圧が低いため、水は100℃より低い温度で沸騰する。
4．水の沸点は、同族元素の水素化合物の中では、著しく高い。
5．イオン結合で結ばれた物質は、沸点が低い。

【28】次の分子結晶に関する記述について、誤っているものを一つ選べ。

☐ 1．分子が分子間力によって規則的に配列した結晶である。
2．氷は分子結晶である。
3．ヨウ素は分子結晶である。
4．融解すると電気を通す。
5．昇華性を持つものが多い。

【29】亜鉛板と銅板を導線で接続して希硫酸に浸した電池（ボルタ電池）に関する記述の正誤について、正しい組合せを一つ選べ。

A．イオン化傾向の大きい亜鉛が、水溶液中に溶け出す。
B．亜鉛は還元されている。
C．銅板表面では水素が発生する。

	A	B	C
☐ 1．	正	誤	正
2．	誤	正	正
3．	正	正	正
4．	誤	正	誤
5．	正	誤	誤

【30】次の物質を水に溶かした場合に、酸性を示すものの組合せを一つ選べ。

A．CH_3COONa
B．NH_4Cl
C．K_2SO_4
D．$CuSO_4$

☐ 1．A、B　　2．A、C　　3．B、C
4．B、D　　5．C、D

【31】次の金属イオンの反応に関する記述について、誤っているものを一つ選べ。

☐ 1．Pb^{2+}を含む水溶液に希塩酸を加えると、白色の沈殿を生成する。
2．Cu^{2+}を含む水溶液に硫化水素を通じると、黒色の沈殿を生成する。
3．Ba^{2+}を含む水溶液は、黄緑色の炎色反応を呈する。
4．Na^{+}を含む水溶液に炭酸アンモニウム水溶液を加えると、白色の沈殿を生成する。
5．K^{+}を含む水溶液は、赤紫色の炎色反応を呈する。

【32】次の錯イオンに関する記述について、（　）の中に入れるべき字句の正しい組合せを一つ選べ。なお、複数箇所の（A）内には、同じ字句が入る。

金属イオンを中心として、非共有電子対をもつ分子や陰イオンが（A）結合してできたイオンを錯イオンという。例えば、硫酸銅（Ⅱ）$CuSO_4$水溶液に塩基の水溶液を加えて生じた水酸化銅（Ⅱ）$Cu(OH)_2$の沈殿に、過剰のアンモニア水NH_3を加えると、水酸化銅（Ⅱ）の沈殿は溶け、（B）の水溶液になるが、これはテトラアンミン銅（Ⅱ）イオン$[Cu(NH_3)_4]^{2+}$が生じるからである。このとき、非共有電子対を与えて（A）結合する分子や陰イオンのことを、（C）という。

	A	B	C
☐ 1．	配位	深青色	配位子
2．	配位	深青色	錯塩
3．	イオン	深青色	配位子
4．	イオン	無色	配位子
5．	イオン	無色	錯塩

【33】次の有機化合物に関する記述について、（　）の中に入れるべき字句の正しい組合せを一つ選べ。なお、複数箇所の（A）内には、同じ字句が入る。

炭素と水素でできた化合物を（A）といい、（A）を構成する原子は共有結合で結合している。炭素原子間の結合は、単結合だけでなく、二重結合や三重結合を作ることもあり、二重結合と三重結合はまとめて（B）と呼ばれている。例えば、アセチレンのようなアルキンは、（C）結合を1つもっている化合物である。

	A	B	C
☐ 1．	炭水化物	飽和結合	二重
2．	炭水化物	不飽和結合	三重
3．	炭化水素	飽和結合	二重
4．	炭化水素	飽和結合	三重
5．	炭化水素	不飽和結合	三重

【34】次の有機化合物に関する一般的な記述について、誤っているものを一つ選べ。

☐ 1．ジエチルエーテルは、単にエーテルとも呼ばれ、無色の揮発性の液体で引火性がある。
2．無水酢酸は、酢酸2分子から水1分子が取れてできた化合物であり、酸性を示さない。
3．アセトンは、芳香のある無色の液体で、水にも有機溶剤にもよく溶ける。
4．乳酸は、不斉炭素原子を持つ化合物であるため、鏡像異性体が存在する。
5．アニリンは、不快なにおいを持つ弱酸性の液体である。

【35】次の化学反応式のうち、酸化還元反応であるものの組合せを一つ選べ。

A．$2H_2S + O_2 \longrightarrow 2S + 2H_2O$
B．$CH_3COOH + C_2H_5OH \longrightarrow CH_3COOC_2H_5 + H_2O$
C．$2H_2SO_4 + Cu \longrightarrow CuSO_4 + SO_2 + 2H_2O$
D．$CO_2 + 2NaOH \longrightarrow Na_2CO_3 + H_2O$

☐ 1．A、B　2．A、C　3．B、C
4．B、D　5．C、D

〔実地（性質・貯蔵・取扱い方法等）〕

※　「毒物及び劇物の廃棄の方法に関する基準」及び「毒物及び劇物の運搬事故時における応急措置に関する基準」は、それぞれ厚生省（現厚生労働省）から通知されたものをいう。

【36】次のA～Eのうち、すべての物質が劇物に指定されているものの、正しい組合せを一つ選べ。ただし、物質はすべて原体とする。

A．ブロムエチル、ブロムメチル、ブロモ酢酸エチル
B．トルエン、ベンゼンチオール、メチルエチルケトン
C．一酸化鉛、二酸化鉛、三弗(ふっ)化燐(りん)
D．クロロホルム、メタノール、四塩化炭素
E．クロルスルホン酸、クロルピクリン、トリクロロシラン

☐ 1．A、B　2．A、C　3．B、D
4．C、E　5．D、E

【37】次のA～Eのうち、すべての物質が毒物に指定されているものの、正しい組合せを一つ選べ。ただし、物質はすべて原体とする。

A．臭化銀、重クロム酸カリウム、メチルアミン

B．ジボラン、セレン化水素、四弗(ふっ)化硫黄

C．塩化第二水銀（別名：塩化水銀（Ⅱ））、塩化ホスホリル、酢酸タリウム

D．ジクロル酢酸、２－メルカプトエタノール、モノフルオール酢酸

E．ヒドラジン、弗(ふっ)化スルフリル、ホスゲン

☐ 1．A、B　　2．A、D　　3．B、E
4．C、D　　5．C、E

【38】「毒物及び劇物の廃棄の方法に関する基準」に基づく、次の物質の廃棄方法に関する記述の正誤について、正しい組合せを一つ選べ。

A．アニリンは、可燃性溶剤とともに、焼却炉の火室に噴霧し焼却する。

B．塩素は、多量の酸性水溶液に吹き込んだ後、多量の水で希釈して処理する。

C．過酸化水素は、多量の水で希釈して処理する。

D．酢酸エチルは、アルカリ水溶液で中和した後、多量の水で希釈して処理する。

	A	B	C	D
☐ 1．	正	正	誤	誤
2．	正	誤	正	誤
3．	誤	正	正	正
4．	正	誤	誤	正
5．	誤	正	誤	正

【39】「毒物及び劇物の廃棄の方法に関する基準」に基づく、次の物質の廃棄方法に関する記述について、該当する物質名との最も適切な組合せを一つ選べ。

（物質名）過酸化ナトリウム、ぎ酸、硅弗(けいふっ)化ナトリウム

A．可燃性溶剤とともにアフターバーナー及びスクラバーを備えた焼却炉で焼却する。

B．水に溶かし、水酸化カルシウム（消石灰）等の水溶液を加えて処理した後、希硫酸を加えて中和し、沈殿ろ過して埋立処分する。

C．水に加えて希薄な水溶液とし、酸で中和した後、多量の水で希釈して処理する。

	A	B	C
☐ 1.	過酸化ナトリウム	ぎ酸	硅弗化ナトリウム
2.	過酸化ナトリウム	硅弗化ナトリウム	ぎ酸
3.	ぎ酸	過酸化ナトリウム	硅弗化ナトリウム
4.	ぎ酸	硅弗化ナトリウム	過酸化ナトリウム
5.	硅弗化ナトリウム	ぎ酸	過酸化ナトリウム

【40】「毒物及び劇物の運搬事故時における応急措置に関する基準」に基づく、次の物質の飛散又は漏えい時の措置として、該当する物質名との最も適切な組合せを一つ選べ。なお、作業にあたっては、風下の人を避難させる、飛散又は漏えいした場所の周辺にはロープを張るなどして人の立入りを禁止する、作業の際には必ず保護具を着用する、風下で作業をしない、廃液が河川等に排出されないように注意する、付近の着火源となるものは速やかに取り除く、などの基本的な対応を行っているものとする。

（物質名）五塩化燐、硝酸バリウム、四アルキル鉛

A．飛散したものは密閉可能な空容器にできるだけ回収し、そのあとを水酸化カルシウム、無水炭酸ナトリウム等の水溶液を用いて処理し、多量の水を用いて洗い流す。

B．飛散したものは空容器にできるだけ回収し、そのあとを硫酸ナトリウムの水溶液を用いて処理し、多量の水を用いて洗い流す。

C．少量の場合、漏えいした液は過マンガン酸カリウム水溶液（5％）、さらし粉水溶液又は次亜塩素酸ナトリウム水溶液で処理するとともに、至急関係先に連絡し専門家に任せる。

	A	B	C
☐ 1.	五塩化燐	硝酸バリウム	四アルキル鉛
2.	五塩化燐	四アルキル鉛	硝酸バリウム
3.	硝酸バリウム	四アルキル鉛	五塩化燐
4.	四アルキル鉛	硝酸バリウム	五塩化燐
5.	四アルキル鉛	五塩化燐	硝酸バリウム

【41】次の物質とその用途の正誤について、正しい組合せを一つ選べ。

	物質	用途
A.	クレゾール	防腐剤、消毒剤
B.	硅弗(けいふっ)化水素酸	漂白剤
C.	アクリルニトリル	化学合成上の主原料で合成繊維の原料

	A	B	C
☐ 1.	正	正	誤
2.	正	誤	正
3.	誤	正	正
4.	誤	正	誤
5.	誤	誤	正

【42】クロルピクリンの熱への安定性及び用途について、最も適切な組合せを一つ選べ。

	熱への安定性	用途
☐ 1.	熱に安定	保冷剤
2.	熱に安定	土壌燻(くん)蒸剤
3.	熱に安定	接着剤
4.	熱に不安定で分解	土壌燻(くん)蒸剤
5.	熱に不安定で分解	保冷剤

【43】次の物質とその毒性に関する記述の正誤について、正しい組合せを一つ選べ。

	物質	毒性
A.	セレン	吸入した場合、のどを刺激する。はなはだしい場合には、肺炎を起こすことがある。
B.	酢酸エチル	吸入した場合、短時間の興奮期を経て、麻酔状態に陥ることがある。
C.	臭素	吸入した場合、皮膚や粘膜が青黒くなる（チアノーゼ症状)。頭痛、めまい、眠気がおこる。はなはだしい場合には、こん睡、意識不明となる。

	A	B	C
☐ 1．	誤	正	正
2．	誤	正	誤
3．	誤	誤	正
4．	正	誤	正
5．	正	正	誤

【44】次の物質とその中毒の対処に適切な解毒剤・拮抗剤の正誤について、正しい組合せを一つ選べ。

	物質	解毒剤・拮抗剤
A．	蓚(しゅう)酸塩類	アセトアミド
B．	シアン化合物	硫酸アトロピン
C．	ヨード	澱(でん)粉溶液

	A	B	C
☐ 1．	誤	正	正
2．	誤	正	誤
3．	誤	誤	正
4．	正	正	誤
5．	正	誤	正

【45】次の物質とその貯蔵方法に関する記述の正誤について、正しい組合せを一つ選べ。

	物質	貯蔵方法
A．	アクロレイン	安定剤を加えて空気を遮断して貯蔵する。
B．	過酸化水素	少量ならば褐色ガラス瓶、大量ならばカーボイなどを使用し、３分の１の空間を保ち、日光を避け、有機物、金属粉等と離して、冷所に保管する。
C．	ピクリン酸	亜鉛又はスズメッキをほどこした鉄製容器に保管し、高温を避ける。

	A	B	C
☐ 1．	誤	正	正
2．	誤	正	誤
3．	誤	誤	正
4．	正	正	誤
5．	正	誤	正

【46】次の物質とその性状に関する記述の正誤について、正しい組合せを一つ選べ。

	物質	性状
A.	ベンゼンチオール	無色または淡黄色の透明な液体。水に難溶、ベンゼン、エーテル、アルコールに可溶。
B.	ブロムエチル	無色透明、揮発性の液体。強く光線を屈折し、中性の反応を呈する。エーテル様の香気と、灼(や)くような味を有する。
C.	ニトロベンゼン	無色又は微黄色の吸湿性の液体で、強い苦扁桃(アーモンド)様の香気をもち、光線を屈折させる。

	A	B	C
1.	正	正	誤
2.	正	正	正
3.	誤	正	誤
4.	正	誤	正
5.	誤	誤	誤

【47】次の物質とその性状に関する記述の正誤について、正しい組合せを一つ選べ。

	物質	性状
A.	無水クロム酸	暗赤色の結晶。潮解性があり、水に易溶。酸化性、腐食性が大きい。強酸性。
B.	アセトニトリル	無色又はわずかに着色した透明の液体で、特有の刺激臭がある。可燃性で、高濃度のものは空気中で白煙を生じる。
C.	ホルマリン	無色の催涙性透明液体。刺激臭を有する。空気中の酸素によって一部酸化され、ぎ酸を生じる。

	A	B	C
1.	正	誤	正
2.	正	正	誤
3.	正	正	正
4.	誤	正	正
5.	誤	誤	誤

【48】次の物質とその性状に関する記述の正誤について、正しい組合せを一つ選べ。

	物質	性状
A.	ピクリン酸	淡黄色の光沢ある小葉状あるいは針状結晶。純品は無臭。徐々に熱すると昇華するが、急熱あるいは衝撃により爆発する。
B.	ベタナフトール	無色の光沢のある小葉状結晶あるいは白色の結晶性粉末。かすかなフェノール様臭気と、灼(や)くような味を有する。
C.	塩化第一銅（別名：塩化銅（Ⅰ））	濃い藍色の結晶で、風解性があり、水に可溶。水溶液は青いリトマス紙を赤くし、酸性反応を呈する。

	A	B	C
☐ 1.	誤	正	正
2.	正	誤	正
3.	正	正	正
4.	正	正	誤
5.	誤	誤	誤

【49】次の物質とその識別方法に関する記述の正誤について、正しい組合せを一つ選べ。

	物質	識別方法
A.	硝酸銀	鉄屑を加えて熱すると藍色を呈して溶け、その際に赤褐色の蒸気を発生する。
B.	硫酸亜鉛	水に溶かして硫化水素を通じると、白色の沈殿を生じる。また、水に溶かして塩化バリウムを加えると白色の沈殿を生じる。
C.	トリクロル酢酸	水酸化ナトリウム溶液を加えて熱すれば、クロロホルムの臭気を放つ。

	A	B	C
☐ 1.	正	正	誤
2.	誤	正	正
3.	正	正	正
4.	正	誤	正
5.	誤	誤	誤

【50】次の物質とその取扱上の注意に関する記述の正誤について、正しい組合せを一つ選べ。

	物質	取扱上の注意
A.	カリウム	水、二酸化炭素、ハロゲン化炭化水素と激しく反応するので、これらと接触させない。
B.	メタクリル酸	重合防止剤が添加されているが、加熱、直射日光、過酸化物、鉄錆等により重合が始まり、爆発することがある。
C.	沃(よう)化水素酸	引火しやすく、また、その蒸気は空気と混合して爆発性混合ガスを形成するので火気には近づけない。

	A	B	C
1.	誤	正	正
2.	誤	誤	誤
3.	正	誤	正
4.	正	正	正
5.	正	正	誤

▶▶ 正解&解説

毒物及び劇物に関する法規

【1】3（A：正　B：誤　C：正　D：誤）

〔解説〕A．取締法第１条（取締法の目的）。

B．毒物とは、取締法 別表第1に掲げられている物であって、**医薬品及び医薬部外品以外のもの**をいう。取締法第２条（定義）第１項。

C．取締法第２条（定義）第２項。

D．毒物であって、取締法 別表第３に掲げられているものは**特定毒物**である。取締法第２条（定義）第３項。

【2】1（A：正　B：正　C：誤　D：正）

〔解説〕A．取締法第３条の２（特定毒物の禁止規定）第８項、施行令第１条（四アルキル鉛を含有する製剤の使用者及び用途）第１～２号。石油精製業者は特定毒物使用者に該当する。

B．取締法第３条の２（特定毒物の禁止規定）第２項。

C．特定毒物使用者とは、特定毒物を使用することができる者として品目ごとに政令で指定する者のことをいい、**都道府県知事の許可は不要**。取締法第３条の２（特定毒物の禁止規定）第３項。

D．取締法第３条の２（特定毒物の禁止規定）第10項。

【3】4（B、C、D）

〔解説〕A＆E．いずれも政令で定めるものに**該当しない**。

B～D．取締法第３条の３（シンナー乱用の禁止）、施行令第32条の２（興奮、幻覚又は麻酔の作用を有する物）。メタノールを含有する接着剤、酢酸エチルを含有するシンナー、トルエンのほか、トルエンを含有するシンナー等が定められている。

【4】1（A：誤　B：正　C：正　D：正）

〔解説〕A．販売業の登録を受けた者のほか、**製造業**又は**輸入業**の登録を受けた者は、**販売業の登録を受けなくても**、毒物劇物営業者に対して、毒物又は劇物を販売することが**できる**。取締法第３条（毒物劇物の禁止規定）第３項。

B．取締法第４条（営業の登録）第３項。

C．取締法第４条の２（販売業の登録の種類）第１号、取締法第４条の３（販売品目の制限）第１項、第２項。販売業は登録の種類により販売できる品目が定められているが、一般販売業の登録を受けた者は販売品目の制限が定められていないため、全ての毒物劇物を販売できる。

D．取締法第３条（毒物劇物の禁止規定）第３項。販売形態や毒物又は劇物を直接に取り扱うかどうかにかかわらず、毒物又は劇物を販売又は授与する場合は、販売業の登録を受けなければならない。

【5】2（A：正　B：誤　C：正　D：誤）

〔解説〕A．取締法第4条（営業の登録）第1項。

B．「特定毒物を使用してはならない」⇒「**特定毒物を使用することができる**」。取締法第3条の2（特定毒物の禁止規定）第3項。

C．取締法第3条（毒物劇物の禁止規定）第2項。毒物又は劇物を、販売又は授与の目的以外で輸入する場合は、毒物又は劇物の輸入業の登録は不要。

D．「30日以内に」⇒「**あらかじめ**」。取締法第9条（登録の変更）第1項。

【6】2（A、C）

〔解説〕A．施行規則第4条の4（製造所等の設備）第1項第2号イ、第2項。

B．「その周囲を常時監視できる防犯設備があること」⇒「**その周囲に、堅固なさくが設けてあること**」。施行規則第4条の4（製造所等の設備）第1項第2号ホ、第2項。

C．取締法第5条（登録基準）。

D．選択肢の記述は製造所の設備の基準であり、**販売業の店舗の設備には適用されない**。施行規則第4条の4（製造所等の設備）第1項第1号ロ、第2項。

【7】4（A：誤　B：正　C：正）

〔解説〕A．法人の代表者を変更したときの**届出は不要**。届出が必要となるのは、名称や主たる事務所の所在地を変更したときである。取締法第10条（届出）第1項第1号。

B．取締法第10条（届出）第1項第4号、取締法第4条（営業の登録）第2項。店舗を移転したときは、30日以内に旧店舗の営業廃止の届出をしてから、移転先で新たに登録を受ける必要がある。

C．施行令第36条（登録票又は許可証の再交付）第1項。

【8】5

〔解説〕施行令第36条の5（厚生労働省令で定める者に係る保健衛生上の危害の防止のための措置）第2項。

> （略）、当該毒物劇物取扱責任者がその製造所、営業所又は店舗において毒物又は劇物による保健衛生上の（A：**危害**）を確実に（B：**防止**）するために必要な設備の設置、（C：**補助者**）の配置その他の措置を講じなければならない。

【9】5（A：誤　B：正　C：誤　D：誤）

〔解説〕A．麻薬、大麻、あへん又は覚せい剤の中毒者は、毒物劇物取扱責任者となることができないが、**過去**において中毒者であった場合は、絶対的欠格事由に**該当しない**。取締法第8条（毒物劇物取扱責任者の資格）第2項第3号。

B．取締法第8条（毒物劇物取扱責任者の資格）第2項第1号。

C．**毒物若しくは劇物又は薬事に関する罪**で罰金以上の刑に処せられた場合は、執行を終わり３年を経過しなければ毒物劇物取扱責任者となることができないが、**道路交通法違反**は絶対的欠格事由に**該当しない**。取締法第８条（毒物劇物取扱責任者の資格）第２項第４号。

D．毒物劇物取扱責任者の資格要件に、実務経験の有無や期間は**定められていない**。取締法第８条（毒物劇物取扱責任者の資格）第１項第１～３号。

【10】３

〔解説〕取締法第10条（届出）第１項第１～４号。

毒物劇物営業者は、次の各号のいずれかに該当する場合には、（A：**30日**）以内に、その製造所、営業所又は店舗の所在地の都道府県知事にその旨を届け出なければならない。
一　（略）
二　毒物又は劇物を製造し、（B：**貯蔵**）し、又は（C：**運搬**）する設備の重要な部分を変更したとき。
三＆四　（略）

【11】１

〔解説〕取締法第12条（毒物又は劇物の表示）第１項。

毒物劇物営業者及び特定毒物研究者は、毒物又は劇物の容器及び被包に、「（A：**医薬用外**）」の文字及び毒物については（B：**赤地に白色**）をもって「毒物」の文字、劇物については（C：**白地に赤色**）をもって「劇物」の文字を表示しなければならない。

【12】１（A：正　B：正　C：誤　D：正）

〔解説〕A～B＆D．取締法第12条（毒物又は劇物の表示）第２項第１～３号。

C．使用期限及び製造番号は、表示しなければならない事項に**定められていない**。

【13】３（A、D）

〔解説〕A＆D．施行規則第11条の６（取扱及び使用上特に必要な表示事項）第３号イ、ロ。

B＆C．選択肢は、**塩化水素又は硫酸（りゅう）を含有する製剤**（住宅用の洗浄剤で液体のものに限る）の容器及び被包に表示しなければならない事項である。施行規則第11条の６（取扱及び使用上特に必要な表示事項）第２号ロ、ハ。

【14】２（A：正　B：誤　C：誤　D：正）

〔解説〕A＆D．取締法第13条の２（特定の用途に供される毒物又は劇物の販売等）、施行令第39条の２（劇物たる家庭用品）、別表第１。

B＆C．いずれも政令で定めるものに**該当しない**。

【15】5（A：正　B：正　C：正　D：誤）

〔解説〕A＆B．取締法第14条（毒物又は劇物の譲渡手続）第１項第１号、第３号。

C．取締法第14条（毒物又は劇物の譲渡手続）第２項、施行規則第12条の２（毒物又は劇物の譲渡手続に係る書面）。

D．毒物又は劇物の使用目的は、記載事項に**定められていない**。

【16】4（A：誤　B：誤　C：正　D：正）

〔解説〕A．**18歳未満の者**に、毒物又は劇物を交付することは**できない**。取締法第15条（毒物又は劇物の交付の制限等）第１項第１号。

B．選択肢の記述は、取締法第15条（毒物又は劇物の交付の制限等）に**定められていない**。「毒物劇物取扱責任者の資格」及び「特定毒物研究者の許可」に関する規定である。取締法第８条（毒物劇物取扱責任者の資格）第２項第４号、取締法第６条の２（特定毒物研究者の許可）第３項第３号。

C．取締法第15条（毒物又は劇物の交付の制限等）第２項、取締法第３条の４（爆発性がある毒物劇物の所持禁止）、施行令第32条の３（発火性又は爆発性のある劇物）。

D．取締法第15条（毒物又は劇物の交付の制限等）第４項。

【17】4

〔解説〕施行令第40条（廃棄の方法）第１～３号。

> 一　中和、（A：**加水分解**）、酸化、還元、稀釈その他の方法により、毒物及び劇物並びに法第11条第２項に規定する政令で定める物のいずれにも該当しない物とすること。
> 二　ガス体又は揮発性の毒物又は劇物は、保健衛生上危害を生ずるおそれがない場所で、少量ずつ放出し、又は（B：**揮発**）させること。
> 三　可燃性の毒物又は劇物は、保健衛生上危害を生ずるおそれがない場所で、少量ずつ（C：**燃焼**）させること。

【18】5（A：正　B：誤　C：正　D：正）

〔解説〕A．施行令第40条の６（荷送人の通知義務）第１項、施行規則第13条の７（荷送人の通知義務を要しない毒物又は劇物の数量）。１回の運搬が1,000kg以下のため、書面を交付しなくてもよい。

B．「廃棄の方法」⇒「**事故の際に講じなければならない応急の措置の内容**」。施行令第40条の６（荷送人の通知義務）第１項。

C．施行令第40条の６（荷送人の通知義務）第１項。

D．施行令第40条の６（荷送人の通知義務）第２項。

【19】2（A：正　B：正　C：誤　D：正）

〔解説〕A＆B．取締法第18条（立入検査等）第１項。

C．立入検査は、**保健衛生上**必要があるときに行うものである。従って、犯罪捜査のために立入検査を行うことは**できない**。取締法第18条（立入検査等）第１項、第４項。

D．取締法第18条（立入検査等）第３項。

【20】3（A：正　B：正　C：誤　D：正）

〔解説〕A～B＆D．取締法第22条（業務上取扱者の届出等）第１項第１～３号。

C．取り扱う毒物又は劇物の数量の**届出は不要**。

基礎化学

【21】3

〔解説〕

> 原子は、中心にある原子核と、その周りに存在する電子で構成されていて、原子核は陽子と中性子からできている。原子の原子番号は（A：**陽子数**）で示され、原子の質量数は（B：**陽子数と中性子数の和**）となる。原子番号は同じでも、質量数が異なる原子が存在するものもあり、これらを互いに（C：**同位体**）という。

C．同素体…同じ元素からなる単体で、性質の異なる物質。

【22】2

〔解説〕$MgCl_2$（塩化マグネシウム）… 金属元素のマグネシウムイオンMg^{2+}と、非金属元素の塩化物イオンCl^-の**イオン結合**からなる化合物。

NH_3（アンモニア）… 非金属元素の**共有結合**からなる化合物。

ZnO（酸化亜鉛）… 金属元素の亜鉛イオンZn^{2+}と、非金属元素の酸化物イオンO^{2-}の**イオン結合**からなる化合物。

> ◎**イオン結合**…原則として金属元素と非金属元素からなり、陽イオンと陰イオンの間にはたらく静電気的な引力で引き合う結合。
> ◎**共有結合**……非金属元素の原子間で、複数の原子が互いに電子を共有してできる結合。
> ◎**金属結合**……金属元素のみからなり、自由電子が原子間を結び付ける結合。

【23】2

〔解説〕質量パーセント濃度5.0％の塩化ナトリウム水溶液700gに含まれる塩化ナトリウム（溶質）は、0.05×700g＝35gである。同様に、濃度15％の塩化ナトリウム水溶液300gに含まれる塩化ナトリウムは、0.15×300g＝45gである。これらを混合したときの質量パーセント濃度を x とすると、次の等式が成り立つ。

$$\text{質量パーセント濃度（％）} = \frac{\text{溶質の質量（g）}}{\text{溶液の質量（g）}} \times 100$$

$$x = \frac{35\text{g} + 45\text{g}}{700\text{g} + 300\text{g}} \times 100$$

$$x = \mathbf{8.0\ (\%)}$$

【24】3

〔解説〕塩化ナトリウムNaClの式量は23.0＋35.5＝58.5であるため、58.5g＝1mol。濃度2.00mol/Lの場合、1Lあたり58.5×2＝117gの塩化ナトリウムが含まれるため、500mL（0.5L）では117g×0.5L＝**58.5g**となる。

【25】3

〔解説〕pH3より、水素イオン濃度は1.0×10^{-3}mol/Lである。酢酸CH_3COOHは1価の酸であり、電離度は設問より0.020である。求める濃度をx mol/Lとすると、次の式が成り立つ。

$$1.0\times10^{-3}\text{mol/L}=1\times x\ \text{mol/L}\times0.020$$
$$0.001=0.020x$$
$$x=\mathbf{0.050\ (mol/L)}$$

【26】3（B、C）

〔解説〕A.「チンダル現象」⇒「**ブラウン運動**」。

チンダル現象は、コロイド溶液に側面から強い光を当てると光が散乱され、**光の通路が輝いて見える現象**。

D.「疎水コロイド」⇒「**親水コロイド**」。

タンパク質やデンプンなどは水との親和力が大きいため、親水コロイドである。疎水コロイドは、**水との親和力が小さい**コロイドである。

【27】5

〔解説〕イオン結合ではたらくクーロン力(りょく)は比較的強い力であり、原子間の結合が強く状態変化がしにくいため、**沸点が高くなる**。

4．水H_2Oと同族元素（16族）の水素化合物には、硫(りゅう)化水素H_2S、セレン化水素H_2Se、テルル化水素H_2Teが該当する。その中でも水は、水素結合によって結合するときに非常に強い分子間力がはたらくため、他の水素化合物に比べて沸点が著しく高くなる。

> ◎**水素結合**…電気陰性度（原子が共有電子対を引きつける強さ）の大きい原子（フッ素F ＞ 酸素O ＞ 窒素N）の間に水素H原子が仲立ちして、隣接する分子同士を引き合わせる結合。

【28】4

〔解説〕分子結晶は電気的に中性で自由電子がないため、電気伝導性がなく**電気をほぼ通さない**。

> 金属結晶のように電気伝導性の高い物質はほぼ全て自由電子を持ち、自由電子が物質内を自由に動き回ることによって電気が通じる。

2＆3．分子結晶は氷H_2Oやヨウ素I_2のほか、ドライアイスCO_2などが該当する。

5．分子結晶の特徴…昇華性（固体から気体へ変化する性質）、電気伝導性がない、融点が低い、柔らかく外力により壊れる。

【29】1（A：正　B：誤　C：正）

〔解説〕A～C．亜鉛Zn板と銅Cu板では亜鉛板のほうがイオン化傾向が大きく、**酸化**されて亜鉛イオンZn^{2+}となり、水溶液中に溶け出す。

また、亜鉛板から発生した電子e^-は、導線を通じて銅板へ移動する。このとき銅板上では、希硫(りゅう)酸H_2SO_4中の水素イオンH^+が流れてきた電子を受け取り、還元されて水素H_2となる。

$Zn \longrightarrow Zn^{2+} + 2e^-$（**酸化**）

$2H^+ + 2e^- \longrightarrow H_2$（還元）

イオン化傾向

金属の単体が水溶液中で電子を失い、陽イオンになろうとする性質のことをいい、イオン化傾向の大きな金属ほど、酸化されやすく反応性が大きい。

【30】4（B、D）

〔解説〕A．CH_3COONa（酢酸ナトリウム）は、**弱酸＋強塩基**からなる塩。

$CH_3COOH + NaOH \longrightarrow CH_3COONa + H_2O$

水溶液中で加水分解すると水酸化物イオンOH^-が生じるため、水溶液は**塩基性**を示す。

$CH_3COONa \longrightarrow CH_3COO^- + Na^+$

$CH_3COO^- + H_2O \rightleftarrows CH_3COOH + OH^-$

B．**NH_4Cl**（塩化アンモニウム）は、**強酸＋弱塩基**からなる塩。

$HCl + NH_3 \longrightarrow NH_4Cl$

水溶液中で加水分解するとオキソニウムイオンH_3O^+を生じるため、水溶液は**酸性**を示す。

$NH_4Cl \longrightarrow NH_4^+ + Cl^-$

$NH_4^+ + H_2O \rightleftarrows NH_3 + H_3O^+$

C．K_2SO_4（硫(りゅう)酸カリウム）は、**強酸＋強塩基**からなる塩。水溶液中で加水分解せずH^+やOH^-を生じないため、水溶液は**中性**を示す。

$H_2SO_4 + 2KOH \longrightarrow K_2SO_4 + 2H_2O$

D．**$CuSO_4$**（硫酸銅（Ⅱ））は、**強酸＋弱塩基**からなる塩。

$H_2SO_4 + Cu(OH)_2 \longrightarrow CuSO_4 + 2H_2O$

$CuSO_4 \longrightarrow Cu^{2+} + SO_4^{2-}$

銅（Ⅱ）イオンは水分子が配位結合してテトラアクア銅（Ⅱ）イオンとなり、オキソニウムイオンH_3O^+を生じるため、水溶液は**酸性**を示す。

$[Cu(H_2O)_4]^{2+} + H_2O \rightleftarrows [Cu(OH)(H_2O)_3]^+ + H_3O^+$

【31】4

〔解説〕ナトリウムNaなどのアルカリ金属はイオン化傾向（【29】の解説を参照）が大きくイオンになりやすいが、イオンは水に溶けており沈殿物を生成しないため、Na^+（ナトリウムイオン）を含む水溶液から**沈殿物は生成されない**。

1．Pb^{2+}（鉛（なまり）イオン）を含む水溶液に希塩酸HClを加えると、白色の沈殿（塩化鉛$PbCl_2$）を生成する。　$Pb + 2HCl \longrightarrow PbCl_2 + H_2$

2．Cu^{2+}（銅イオン）を含む水溶液に硫（りゅう）化水素H_2Sを通じると、黒色の沈殿（硫化銅（Ⅱ）CuS）を生成する。　$Cu^{2+} + H_2S \longrightarrow CuS + 2H^+$

3．Ba^{2+}（バリウムイオン）を含む水溶液は、バリウムBaと同じ黄緑色の炎色反応を呈する。

5．K^+（カリウムイオン）を含む水溶液は、カリウムKと同じ赤紫色の炎色反応を呈する。

【32】1

〔解説〕

金属イオンを中心として、非共有電子対をもつ分子や陰イオンが（A：**配位**）結合してできたイオンを錯イオンという。例えば、硫酸銅（Ⅱ）$CuSO_4$水溶液に塩基の水溶液を加えて生じた水酸化銅（Ⅱ）$Cu(OH)_2$の沈殿に、過剰のアンモニア水NH_3を加えると、水酸化銅（Ⅱ）の沈殿は溶け、（B：**深青色**）の水溶液になるが、これはテトラアンミン銅（Ⅱ）イオン$[Cu(NH_3)_4]^{2+}$が生じるからである。このとき、非共有電子対を与えて（A：**配位**）結合する分子や陰イオンのことを、（C：**配位子**）という。

A．配位結合…一方が非共有電子対を提供し、それを両方の原子が共有してできる結合。

B．$Cu(OH)_2 + 4NH_3 \rightleftarrows [Cu(NH_3)_4]^{2+} + 2OH^-$

C．錯塩…錯イオンを含む塩のこと。

配位子の数のことを配位数といい、テトラアンミン銅（Ⅱ）イオンの場合、「テトラ」は配位数が4、「アンミン」は配位子がNH_3であることを表す。

【33】5

〔解説〕

炭素Cと水素Hでできた化合物を（A：**炭化水素**）といい、（A：**炭化水素**）を構成する原子は共有結合で結合している。炭素原子間の結合は、単結合だけでなく、二重結合や三重結合を作ることもあり、二重結合と三重結合はまとめて（B：**不飽和結合**）と呼ばれている。例えば、アセチレン$H-C \equiv C-H$のようなアルキンは、（C：**三重**）結合を1つもっている化合物である。

A．炭水化物…ブドウ糖などの単糖を構成成分とする有機化合物の総称。

B．飽和結合…全て単結合からなる結合。

◎**アルカン**…脂肪族炭化水素（鎖式炭化水素）のうち、全て**単結合**の飽和炭化水素。
◎**アルケン**…鎖式炭化水素（脂肪族炭化水素）のうち、**二重結合**を１個含む不飽和炭化水素。
◎**アルキン**…脂肪族炭化水素（鎖式炭化水素）のうち、**三重結合**を１個含む不飽和炭化水素。

【34】5

〔解説〕アニリン$C_6H_5NH_2$は、不快なにおいを持つ**弱塩基性**の液体で、最も簡単な構造の**芳香族アミン**である。

1．ジエチルエーテル$C_2H_5-O-C_2H_5$は、エチル基C_2H_5-同士がエーテル結合した化合物である。

2．無水酢酸$(CH_3CO)_2O$は、酢酸２分子から水１分子が取れてできた脱水縮合の化合物である。カルボキシ基$-COOH$を持たず、水素イオンH^+を放出する能力を失っているため、酸性を示さない。

3．アセトンCH_3COCH_3は、カルボニル基$>C=O$に２つの炭化水素基が結合した化合物で、最も簡単な構造のケトンである。

4．乳酸は、カルボキシ基$-COOH$、メチル基$-CH_3$、ヒドロキシ基$-OH$、水素H原子の異なる４つの原子団が結合している不斉（ふせい）炭素原子を持つ化合物で、原子団の立体的配置が左手と右手のように鏡像体の関係にある鏡像異性体（光学異性体）が存在する。

◎**芳香族アミン**…塩基性を示す代表的な有機化合物。
◎**エーテル**………酸素O原子に２つの炭化水素基が結合した形の化合物。R^1-O-R^2をエーテル結合という。

【35】2（A、C）

〔解説〕

	酸化	還元
酸素の授受	酸素を受け取る	酸素を失う
水素の授受	水素を失う	水素を受け取る
酸化数	酸化数が増える	酸化数が減る

A．酸化還元反応。H（水素）の授受に着目すると、H_2S（硫（りゅう）化水素）がHを失ってS（硫黄）になる**酸化反応**と、O_2（酸素）がHを受け取ってH_2O（水）になる**還元反応**が同時に起こっている。

B．**エステル化**。カルボン酸のCH_3COOH（酢酸）とアルコールのC_2H_5OH（エタノール）に、触媒として少量の濃硫酸を加えて加熱すると、カルボン酸とアルコールからHがとれて縮合し、エステル$-COO-$をもつ$CH_3-COO-C_2H_5$（酢酸エチル）とH_2O（水）を生じる。

令和４年度　関西

C．酸化還元反応。酸化数のルールを用いると、左辺のH_2SO_4（硫酸）と右辺のSO_2（二酸化硫黄）はいずれも化合物であり、S酸化数は左辺が**＋6**、右辺が**＋4**となり、右方向の反応において酸化数が**減少**（**還元反応**）している。

同時に、左辺のCu（銅）は単体、右辺の$CuSO_4$（硫酸銅（Ⅱ））は銅イオンCu^{2+}と硫酸イオンSO_4^{2-}からなるイオン化合物であり、Cu酸化数は左辺が**0**、右辺が**＋2**となり、右方向の反応において酸化数が**増加**（**酸化反応**）している。

酸化数のルール
①単体中、化合物中の原子の酸化数の総和は「0」
②化合物中の水素H原子またはアルカリ金属（カリウムKなど）の酸化数は「＋1」、酸素O原子の酸化数は「－2」（※過酸化水素の酸素原子のみ「－1」）
③イオンの酸化数の総和は、そのイオンの電荷

D．**中和反応**。弱酸のCO_2（二酸化炭素）と強塩基のNaOH（水酸化ナトリウム）から塩のNa_2CO_3（炭酸ナトリウム）とH_2O（水）が生じる。

塩
中和反応で水とともに生成する物質を塩といい、組成によって正塩、塩基性塩、酸性塩に分類される。

実地（性質・貯蔵・取扱い方法等）

【36】5（D、E）

〔解説〕A．ブロムエチル（臭化エチル）C_2H_5Br、ブロムメチル（臭化メチル）CH_3Br…**劇物**。ブロモ酢酸エチル$BrCH_2COOC_2H_5$…**毒物**。

B．トルエン$C_6H_5CH_3$、メチルエチルケトン$C_2H_5COCH_3$…**劇物**。ベンゼンチオールC_6H_5SH…**毒物**。

C．一酸化鉛PbO、二酸化鉛PbO_2…**劇物**。三弗化燐PF_3…**毒物**。

D＆E．**クロロホルム**$CHCl_3$、**メタノール**CH_3OH、**四塩化炭素**CCl_4、**クロルスルホン酸**$ClSO_3H$、**クロルピクリン**$CCl_3(NO_2)$、**トリクロロシラン**$HSiCl_3$…**劇物**。

【37】3（B、E）

〔解説〕A．臭化銀AgBr、重クロム酸カリウム$K_2Cr_2O_7$、メチルアミンCH_3NH_2…**劇物**。

B＆E．**ジボラン**B_2H_6、**セレン化水素**H_2Se、**四弗化硫黄**SF_4、**ヒドラジン**H_4N_2、**弗化スルフリル**F_2SO_2、**ホスゲン**$COCl_2$…**毒物**。

C．塩化第二水銀（塩化水銀（Ⅱ））$HgCl_2$、塩化ホスホリル$POCl_3$…**毒物**。酢酸タリウムCH_3COOTl…**劇物**。

D．ジクロル酢酸$CHCl_2COOH$…**劇物**。２－メルカプトエタノール（チオグリコール）$HSCH_2CH_2OH$…**毒物**。モノフルオール酢酸CH_2FCOOH…**特定毒物**。

【38】2（A：正　B：誤　C：正　D：誤）

〔解説〕A．アニリン$C_6H_5NH_2$…**燃焼法**［**可燃剤溶剤**］［焼却炉の火室に噴霧し**焼却**］

B．塩素Cl_2…多量のアルカリ性水溶液に吹き込んだ後、多量の水で希釈して処理する**アルカリ法**または、アルカリ処理法で処理した液に還元剤の溶液を加えた後中和し、多量の水で希釈して処理する**還元法**で廃棄する。

C．過酸化水素H_2O_2…**希釈法**［**多量の水で希釈**］

D．酢酸エチル$CH_3COOC_2H_5$…珪藻土（けい）等に吸収させて開放型の焼却炉で焼却する**燃焼法**で廃棄する。選択肢は［アルカリ水溶液で中和］［多量の水で希釈して処理］から、**中和法**であり、**ブロム水素酸**HBrなどが考えられる。

【39】4

〔解説〕A．ぎ酸HCOOH…**燃焼法**［**可燃剤溶剤**］［アフターバーナー及びスクラバーを備えた焼却炉で**焼却**］

B．硅弗化（けいふっ）ナトリウムNa_2SiF_6…**分解沈殿法**［水酸化カルシウム（消石灰）等の水溶液］［**希硫（りゅう）酸を加えて中和**］［**沈殿ろ過して埋立処分**］

C．過酸化ナトリウムNa_2O_2…**中和法**［**酸**で**中和**］［多量の水で希釈］

【40】1

〔解説〕A．五塩化燐（りん）PCl_5［**密閉可能な空容器**にできるだけ回収］［**水酸化カルシウム、無水炭酸ナトリウム等**の水溶液を用いて処理］

B．硝（しょう）酸バリウム$Ba(NO_3)_2$［**硫酸ナトリウム**の水溶液を用いて処理］［多量の水を用いて洗い流す］

C．四アルキル鉛（なまり）PbR_4［**過マンガン酸カリウム水溶液**（５％）］［さらし粉水溶液又は次亜塩素酸ナトリウム水溶液で処理］［至急**関係先に連絡**］

【41】2（A：正　B：誤　C：正）

〔解説〕A．クレゾール$C_6H_4(OH)CH_3$［防腐剤］［消毒剤］

B．硅弗化水素酸H_2SiF_6…**セメントの硬化促進剤**に用いられる。

C．アクリルニトリル$CH_2=CHCN$［**合成繊維**の原料］

【42】4

〔解説〕クロルピクリン$CCl_3(NO_2)$…純品は無色の油状液体。**熱に不安定で180℃以上に熱すると分解**するが、引火性はない。**土壌燻（くん）蒸剤**に用いられる。

令和4年度　関西

【43】5（A：正　B：正　C：誤）
〔解説〕A．セレンSe［吸入した場合のどを刺激］［**肺炎**］
B．酢酸エチル$CH_3COOC_2H_5$［**短時間の興奮期**を経て**麻酔状態**］
C．臭素Br_2…**眼球結膜の着色**と、**気管支喘息のような発作**を生じる。選択肢は［チアノーゼ症状］［頭痛、めまい、眠気］［こん睡、意識不明］から、**トルイジン**$C_6H_4(NH_2)CH_3$が考えられる。
【44】3（A：誤　B：誤　C：正）
〔解説〕A．蓚酸塩類の解毒剤・拮抗剤…**カルシウム剤**。アセトアミドは、**有機弗素化合物**の解毒剤・拮抗剤である。
B．シアン化合物の解毒剤・拮抗剤…**亜硝酸ナトリウム**、**亜硝酸アミル**、**チオ硫酸ナトリウム**。硫酸アトロピンは、**有機燐化合物**、**カーバメート**（カルバメート）**系殺虫剤**、**ニコチン**の解毒剤である。
C．ヨード（沃素I_2）の解毒剤・拮抗剤…**澱粉溶液**。
【45】4（A：正　B：正　C：誤）
〔解説〕A．アクロレイン$CH_2=CHCHO$［**安定剤**を加える］［空気を遮断して貯蔵］
B．過酸化水素H_2O_2［少量ならば**褐色ガラス瓶**、大量ならば**カーボイ**］［**3分の1の空間**を保つ］［有機物、金属粉等と離す］
C．ピクリン酸$C_6H_2(OH)(NO_2)_3$…**硫黄、沃素、ガソリン、アルコール等と離して保管**し、**金属容器は使用しない**。選択肢の貯蔵方法は［亜鉛又はスズメッキをほどこした鉄製容器］［高温を避ける］から、**四塩化炭素**CCl_4が考えられる。
【46】2（A：正　B：正　C：正）
〔解説〕A．ベンゼンチオールC_6H_5SH［無色または淡黄色の透明な**液体**］［水に難溶］
B．ブロムエチル（臭化エチル）C_2H_5Br［無色透明、揮発性の**液体**］［強く光線を屈折］［**エーテル様の香気**と**灼くような味**］
C．ニトロベンゼン$C_6H_5NO_2$［**無色又は微黄色**の吸湿性の**液体**］［強い**苦扁桃**（アーモンド）**様の香気**］［光線を屈折］
【47】1（A：正　B：誤　C：正）
〔解説〕A．無水クロム酸CrO_3［**暗赤色の結晶**］［**潮解性**］［水に易溶］［強酸性］
B．アセトニトリルCH_3CN…**エーテル様の臭気**をもつ**無色の液体**で、**加水分解**する。選択肢は［透明の**液体**］［特有の刺激臭］［高濃度のものは空気中で白煙を生じる］から、**硼弗化水素酸**HBF_4が考えられる。
C．ホルマリン$HCHO$ aq［**無色の催涙性液体**］［刺激臭］［ぎ酸を生じる］

【48】4（A：正　B：正　C：誤）

〔解説〕A．ピクリン酸$C_6H_2(OH)(NO_2)_3$［**淡黄色**の光沢ある**小葉状**あるいは**針状結晶**］［徐々に熱すると**昇華**］［急熱、衝撃により**爆発**］

B．ベタナフトール$C_{10}H_7OH$［**無色**の光沢のある**小葉状結晶**あるいは**白色の結晶性粉末**］［**フェノール様臭気**］［灼くような味］

C．塩化第一銅$ClCu$…**白色または帯灰白色の結晶性粉末**で**水に不溶**。空気で酸化、光により褐色になる。選択肢は［濃い藍色の結晶］［風解性］［水に可溶］［水溶液は酸性反応］から、**硫**（りゅう）**酸第二銅**$CuSO_4 \cdot 5H_2O$が考えられる。

【49】2（A：誤　B：正　C：正）

〔解説〕A．硝（しょう）酸銀$AgNO_3$…水溶液に**塩酸**HClを加えると**白色の沈殿**を生じる。または、硫酸と銅を加えて熱すると、**赤褐色の蒸気**を生じる。選択肢は［鉄屑を加えて熱すると藍色］［赤褐色の蒸気］から、**硝酸**HNO_3が考えられる。

B．硫酸亜鉛$ZnSO_4 \cdot 7H_2O$［水に溶かして硫化水素を通じると**白色の沈殿**］［水に溶かして塩化バリウムを加えると**白色の沈殿**］

C．トリクロル酢酸CCl_3COOH［**水酸化ナトリウム溶液**を加えて熱する］［**クロロホルムの臭気**］

【50】5（A：正　B：正　C：誤）

〔解説〕A．カリウムK［**水**、**二酸化炭素**、ハロゲン化炭化水素と**激しく反応**］

B．メタクリル酸$CH_2{=}C(CH_3)COOH$［**重合防止剤**］［加熱、直射日光等により**重合**が始まり爆発］

C．沃（よう）化水素酸$HI\ aq$は、爆発性でも引火性でもないが、**各種金属と反応して引火爆発**する。選択肢は［引火しやすい］［蒸気は空気と混合して爆発性混合ガスを形成］から、**キシレン**$C_6H_4(CH_3)_2$が考えられる。

4 令和５年度（2023年） 奈良県

〔毒物及び劇物に関する法規〕

【１】次の記述は、毒物及び劇物取締法第１条の条文である。（　）にあてはまる字句として、正しいものを１つ選びなさい。

この法律は、毒物及び劇物について、（　）の見地から必要な取締を行うことを目的とする。

☐ １．保健衛生上　２．環境保全上
３．公衆衛生上　４．危害防止上

【２】次の記述は、毒物及び劇物取締法第４条第３項の条文である。（　）にあてはまる字句として、正しいものを１つ選びなさい。

製造業又は輸入業の登録は、（A）ごとに、販売業の登録は、（B）ごとに、更新を受けなければ、その効力を失う。

☐ １．３年　２．４年　３．５年
４．６年　５．７年

【３】次の記述は、毒物及び劇物取締法第８条第１項の条文である。（　）にあてはまる字句として、正しいものを１つ選びなさい。

次の各号に掲げる者でなければ、前条の毒物劇物取扱責任者となることができない。

一　（A）
二　厚生労働省令で定める学校で、（B）に関する学課を修了した者
三　都道府県知事が行う毒物劇物取扱者試験に合格した者

☐ A　１．医師　２．薬剤師　３．放射線技師　４．危険物取扱者
☐ B　１．毒性学　２．公衆衛生学　３．応用化学　４．生化学

【4】次の記述は、毒物及び劇物取締法第８条第２項の条文である。（　）にあてはまる字句として、正しいものを１つ選びなさい。

次に掲げる者は、前条の毒物劇物取扱責任者となることができない。

一　（A）未満の者

二　心身の障害により毒物劇物取扱責任者の業務を（B）行うことができない者として厚生労働省令で定めるもの

三　略

四　略

☐ A　1．14歳　2．16歳　3．18歳　4．20歳

☐ B　1．適正に　2．確実に　3．一般に　4．直接に

【5】次の記述は、毒物及び劇物取締法施行令第40条の９の条文の一部である。（　）にあてはまる字句として、正しいものを１つ選びなさい。

毒物劇物営業者は、毒物又は劇物を販売し、又は授与するときは、その販売し、又は授与する時までに、譲受人に対し、当該毒物又は劇物の（A）及び（B）に関する情報を提供しなければならない。

☐ A　1．保存方法　2．原材料　3．価格　4．性状

☐ B　1．製造方法　2．取扱い　3．製造年月日　4．製造所所在地

【6】毒物又は劇物製造所の設備基準に関する記述について、正しいものの組み合わせを１つ選びなさい。

A．毒物又は劇物を陳列する場所にかぎをかける設備があること。ただし、常時従事者による監視が行われる場合は、不要であること。

B．毒物又は劇物の貯蔵設備は、毒物又は劇物とその他の物とを区分して貯蔵できるものであること。

C．毒物又は劇物を貯蔵する場所が性質上かぎをかけることができないものであるときは、その周囲に、関係者以外の立入を禁止する表示があること。

D．毒物又は劇物の製造作業を行なう場所は、コンクリート、板張り又はこれに準ずる構造とする等その外に毒物又は劇物が飛散し、漏れ、しみ出若しくは流れ出、又は地下にしみ込むおそれのない構造であること。

☐ 1．A、B　2．A、C
3．B、D　4．C、D

【7】次のうち、毒物及び劇物取締法施行令第32条の2に規定されている興奮、幻覚又は麻酔の作用を有する物として、正しいものの組み合わせを1つ選びなさい。

A．酢酸エチルを含有する接着剤
B．トルエン
C．酢酸ナトリウムを含有するシンナー
D．メタノール

☐ 1．A、B　　2．A、C
3．B、D　　4．C、D

【8】次のうち、毒物劇物営業者が、毒物又は劇物である有機燐化合物を販売するときに、その容器及び被包に表示しなければならない解毒剤として、正しいものの組み合わせを1つ選びなさい。

A．硫酸アトロピンの製剤
B．2－ピリジルアルドキシムメチオダイド（別名：PAM）の製剤
C．チオ硫酸ナトリウムの製剤
D．アセチルコリンの製剤

☐ 1．A、B　　2．A、C
3．B、D　　4．C、D

【9】次の記述は、毒物及び劇物取締法第14条第1項の条文である。（　）にあてはまる字句として、正しいものの組み合わせを1つ選びなさい

毒物劇物営業者は、毒物又は劇物を（A）に販売し、又は授与したときは、その都度、次に掲げる事項を書面に記載しておかなければならない。

一　毒物又は劇物の（B）及び数量
二　販売又は授与の年月日
三　譲受人の氏名、（C）及び住所（法人にあっては、その名称及び主たる事務所の所在地）

	A	B	C
☐ 1．	毒物劇物営業者以外の者	成分	年齢
2．	他の毒物劇物営業者	名称	職業
3．	毒物劇物営業者以外の者	名称	職業
4．	他の毒物劇物営業者	成分	年齢
5．	毒物劇物営業者以外の者	成分	職業

【10】次の記述は、毒物及び劇物取締法施行令第40条の条文である。（　）にあてはまる字句として、正しいものを１つ選びなさい。

法第15条の２の規定により、毒物若しくは劇物又は法第11条第２項に規定する政令で定める物の廃棄の方法に関する技術上の基準を次のように定める。

一　中和、（A）、酸化、還元、（B）その他の方法により、毒物及び劇物並びに法第11条第２項に規定する政令で定める物のいずれにも該当しない物とすること。

二　ガス体又は揮発性の毒物又は劇物は、保健衛生上危害を生ずるおそれがない場所で、少量ずつ（C）し、又は揮発させること。

三　略

四　前各号により難い場合には、地下（D）m以上で、かつ、地下水を汚染するおそれがない地中に確実に埋め、海面上に引き上げられ、若しくは浮き上がるおそれがない方法で海水中に沈め、又は保健衛生上危害を生ずるおそれがないその他の方法で処理すること。

□ A　１．加熱　２．燃焼　３．加水分解　４．飽和

□ B　１．濃縮　２．冷凍　３．蒸散　４．稀釈

□ C　１．蒸発　２．燃焼　３．拡散　４．放出

□ D　１．１　２．２　３．３　４．４

【11】特定毒物に関する記述について、正しいものの組み合わせを１つ選びなさい。

A．特定毒物使用者は、特定毒物を品目ごとに政令で定める用途以外の用途に供してはならない。

B．特定毒物使用者は、特定毒物を輸入することができる。

C．特定毒物研究者は、特定毒物を製造することができる。

D．特定毒物研究者又は特定毒物使用者のみが特定毒物を所持することができる。

□ １．A、B　２．A、C
　３．B、D　４．C、D

【12】毒物又は劇物の事故が起きた場合の措置に関する記述の正誤について、正しい組み合わせを１つ選びなさい。

A．毒物劇物営業者は、その取扱いに係る毒物又は劇物を紛失したときは、直ちに、その旨を警察署に届け出なければならない。

B．毒物又は劇物の業務上取扱者は、その取扱いに係る毒物又は劇物が飛散し、不特定の者について保健衛生上の危害が生ずるおそれがあるときは、直ちに、その旨を保健所、警察署又は消防機関に届け出なければならない。

C．毒物劇物営業者は、その取扱いに係る毒物又は劇物が飛散した場合、保健衛生上の危害を防止するために必要な応急の措置を講じなければならない。

	A	B	C
1．	正	正	正
2．	正	正	誤
3．	正	誤	正
4．	誤	正	誤
5．	誤	誤	正

【13】毒物劇物営業者の登録票の書換え交付及び再交付に関する記述の正誤について、正しい組み合わせを１つ選びなさい。

A．登録票を破り、汚し、又は失ったときは、登録票の再交付を申請することができる。

B．登録票の再交付を受けた後、失った登録票を発見したときは、これを速やかに破棄しなければならない。

C．登録票の記載事項に変更を生じたときは、登録票の書換え交付を申請することができる。

	A	B	C
1．	正	正	正
2．	正	正	誤
3．	正	誤	正
4．	誤	正	誤
5．	誤	誤	正

〔基礎化学〕

【14】次の記述について、（　）の中に入れるべき字句として、正しいものを１つ選びなさい。

次のうち、アルカリ土類金属である元素は（　）である。

☐ 1．Ca　2．Cl　3．He　4．Na　5．Cu

【15】次の記述について、（　）の中に入れるべき字句として、正しいものを１つ選びなさい。

次のうち、無極性分子は（　）である。

☐ 1．Cl_2　2．HI　3．H_2O　4．NH_3　5．HCl

【16】次の記述について、（　）の中に入れるべき字句として、正しいものを１つ選びなさい。

次のうち、ナトリウムが炎色反応によって示す色は（　）色である。

☐ 1．橙赤　2．赤　3．青緑　4．黄　5．赤紫

【17】次の記述について、（　）の中に入れるべき字句として、正しいものを１つ選びなさい。

次のうち、カルボキシ基をもつものは（　）である。

☐ 1．アセトアルデヒド　2．アセトン　3．アニリン
4．フェノール　5．酢酸

【18】次の記述について、（　）の中に入れるべき字句として、正しいものを１つ選びなさい。

次のうち、シス－トランス異性体（幾何異性体）が存在するものは（　）である。

☐ 1．$CH_2=CH_2$（エチレン）
2．$CH_2=CHCH_2$（プロピレン）
3．$CH_2=CH-CH_2-CH_3$（1－ブテン）
4．$CH_3-CH=CH-CH_3$（2－ブテン）
5．$CH_2=C(CH_3)_2$（2－メチルプロペン）

【19】次の記述について、（　）の中に入れるべき字句として、正しいものを1つ選びなさい。

次のうち、第一イオン化エネルギーが最も小さい原子は（　）である。

☐ 1．Ar　　2．Cl　　3．Mg　　4．Na　　5．P

【20】次の記述について、（　）の中に入れるべき字句として、正しいものを1つ選びなさい。

次のうち、分子式C_4H_{10}で表される物質の構造異性体の数は（　）である。

☐ 1．2つ　　2．3つ　　3．4つ　　4．5つ　　5．6つ

【21】次の記述について、（　）の中に入れるべき字句として、正しいものを1つ選びなさい。

次のうち、酸性塩は（　）である。

☐ 1．塩化マグネシウム　　2．炭酸ナトリウム　　3．硫酸ナトリウム
4．炭酸水素ナトリウム　　5．酢酸ナトリウム

【22】次の記述について、（　）の中に入れるべき字句として、正しいものを1つ選びなさい。

次のうち、芳香族化合物は（　）である。

☐ 1．シクロヘキサン　　2．エタノール　　3．アセチレン
4．アセトアルデヒド　　5．ナフタレン

【23】次の記述について、（　）の中に入れるべき字句として、正しいものを1つ選びなさい。

次のうち、同素体がない元素は（　）である。

☐ 1．O　　2．C　　3．He　　4．S　　5．P

【24】次の記述について、（　）の中に入れるべき字句として、正しいものを1つ選びなさい。

次のうち、ハーバー・ボッシュ法で工業的に生産される物質は（　）である。

☐ 1．硫酸　　2．アンモニア　　3．ベンゼン
4．トルエン　　5．リン酸

【25】次の酸化還元反応に関する記述のうち、誤っているものを1つ選びなさい。

☐ 1．一般に酸化と還元は同時におこり、それぞれの反応が単独に起こることはない。
2．オゾンは、還元剤としてはたらく。
3．過酸化水素は、反応する相手の物質により酸化剤としても還元剤としてもはたらく。
4．二酸化硫黄は、反応する相手の物質により酸化剤としても還元剤としてもはたらく。

【26】次の原子とその構造に関する記述のうち、誤っているものを1つ選びなさい。

☐ 1．原子核は、正電荷をもつ陽子と電荷をもたない中性子からなる。
2．原子では、陽子の数と電子の数は等しい。
3．陽子と電子の質量は、ほとんど等しい。
4．原子核中の陽子の数と中性子の数の和をその原子の質量数という。

【27】次の物質の三態の変化に関する記述のうち、正しいものを1つ選びなさい。

☐ 1．物質の三態の変化は、圧力の変化ではおこらない。
2．物質が液体から気体になる変化を凝縮という。
3．物質が固体から液体になる変化を融解という。
4．物質が気体から液体になる変化を凝華という。

【28】次のpH指示薬に関する記述のうち、正しいものを1つ選びなさい。

☐ 1．pH6の水溶液にメチルレッドを加えると、赤色になる。
2．pH9の水溶液にフェノールフタレインを加えると、淡赤色になる。
3．pH7の水溶液にブロモチモールブルーを加えると、青色になる。
4．赤色リトマス紙にpH2の水溶液を滴下すると、青色になる。

【29】次の硫化水素に関する記述のうち、誤っているものを1つ選びなさい。

☐ 1．強い還元作用を示す。
2．水に溶け、空気より重いため、実験室では下方置換で捕集する。
3．ナトリウムイオン、カルシウムイオンと反応して特有の色の沈殿をつくる。
4．無色で、腐卵臭の有毒な気体である。

【30】次のイオン結晶の性質に関する記述のうち、誤っているものを１つ選びなさい。

☐ １．固体は電気をよく通す。
２．水に溶けると、イオンが動けるようになる。
３．硬いが、強い力を加えると割れやすい。
４．融点の高いものが多い。

【31】１mol/L塩化ナトリウム水溶液の調製において、塩化ナトリウムに水を加えて200mLとするとき、必要な塩化ナトリウムの質量として正しいものを１つ選びなさい。（原子量：Na＝23、Cl＝35.5とする。）

☐ １．5.9g　２．9.8g　３．11.7g　４．14.6g　５．58.5g

【32】メタン（CH_4）16.0gを完全燃焼させたときに生成する水の質量として正しいものを１つ選びなさい。（原子量：H＝１、C＝12、O＝16とする。）

☐ １．16g　２．18g　３．32g　４．36g　５．44g

【33】27℃、2.5×10^5Paで10.0Lの気体を、127℃、4.0×10^5Paにすると、その体積は何Lとなるか。最も近いものを１つ選びなさい。

☐ １．2.9L　２．8.3L　３．11.6L　４．29.0L　５．83.0L

〔実地（性質・貯蔵・取扱い方法等）〕

【34】次の物質のうち、毒物に該当しないものを１つ選びなさい。

☐ １．ニコチン　２．弗化水素
３．セレン　４．発煙硫酸

【35】アクロレインに関する記述について、正しいものの組み合わせを１つ選びなさい。

A．鮮やかな赤色の液体である。
B．熱又は炎にさらすと、分解して毒性の高い煙を発生する。
C．引火性は極めて低いため、取扱いが容易である。
D．眼と呼吸器系を刺激するため、その催涙性を利用して催涙ガスとして使用されたことがある。

☐ １．A、B　２．A、C　３．B、D　４．C、D

【36】メチルエチルケトンに関する記述について、正しいものの組み合わせを１つ選びなさい。

A．無色の液体である。
B．有機溶媒や水に可溶である。
C．メルカプタン様の特異な臭気を有する。
D．神経毒であるため、吸入すると筋肉萎縮や知覚麻痺が起こる。

☐ 1．A、B　　2．A、C　　3．B、D　　4．C、D

【37】次の物質の性状について、最も適当なものを１つずつ選びなさい。

☐ A．硝酸ストリキニーネ
☐ B．臭素
☐ C．沃化メチル
☐ D．重クロム酸カリウム

1．刺激性の臭気を放って揮発する赤褐色の重い液体であり、強い腐食作用を有する。
2．橙赤色の柱状結晶で、水に可溶であるが、アルコールには不溶である。強力な酸化剤である。
3．無色の針状結晶で、水、エタノール、グリセリン、クロロホルムに可溶であるが、エーテルに不溶である。
4．無色又は淡黄色透明の液体で、空気中で光により一部分解して褐色になる。

【38】次の物質の毒性について、最も適当なものを１つずつ選びなさい。

☐ A．クロルピクリン
☐ B．水銀
☐ C．塩素
☐ D．モノフルオール酢酸ナトリウム

1．吸入すると分解されずに組織内に吸収され、中枢神経や心臓、眼結膜を侵し、肺にも強い障害を与える。
2．粘膜接触により刺激症状を呈し、眼、鼻、咽喉及び口腔粘膜を障害する。吸入により窒息感、喉頭及び気管支筋の強直をきたし、呼吸困難に陥る。
3．摂取すると激しい嘔吐、胃の疼痛、意識混濁、脈拍の緩徐、血圧下降などをきたし、心機能の低下により死亡する場合もある。
4．多量に蒸気を吸入すると呼吸器、粘膜を刺激し、重症の場合は肺炎を起こす。眼に入った場合は、異物感を与え粘膜を刺激する。

【39】次の物質の用途として、最も適当なものを1つずつ選びなさい。

☐ A．ニトロベンゼン
☐ B．塩化第二錫
☐ C．エチレンオキシド
☐ D．アクリルニトリル

1．有機合成原料、界面活性剤、燻蒸消毒
2．タール中間物の製造原料、合成化学の酸化剤
3．合成ゴム、合成樹脂、農薬、染料などの製造原料
4．工業用の媒染剤、縮合剤

【40】次の物質とその中毒の対処に適切な解毒剤又は拮抗剤の組み合わせについて、正しいものの組み合わせを1つ選びなさい。

	物質		解毒剤又は拮抗剤
A．	シアン化合物	……………	ペニシラミン
B．	アンチモン化合物	………	ジメルカプロール
C．	タリウム	…………………	亜硝酸アミル
D．	メタノール	………………	エタノール

☐ 1．A、B　2．A、C　3．B、D　4．C、D

【41】次の物質の廃棄方法として、最も適当なものを1つずつ選びなさい。

☐ A．重クロム酸ナトリウム
☐ B．黄燐
☐ C．砒素
☐ D．アニリン

1．可燃性溶剤とともに焼却炉の火室へ噴霧し焼却する。
2．希硫酸に溶かし、還元剤（硫酸第一鉄等）の水溶液を過剰に用いて還元した後、水酸化カルシウム、炭酸ナトリウム等の水溶液で処理し、沈殿濾過する。溶出試験を行い、溶出量が判定基準以下であることを確認して埋立処分する。
3．セメントを用いて固化し、溶出試験を行い、溶出量が判定基準以下であることを確認して埋立処分する。
4．廃ガス水洗設備及び必要があればアフターバーナーを備えた焼却設備で焼却する。廃ガス水洗設備から発生する廃水は水酸化カルシウム等を加えて中和する。

▶▶ 正解&解説

毒物及び劇物に関する法規

【1】1

〔解説〕取締法第1条（取締法の目的）。

> この法律は、毒物及び劇物について、（**保健衛生上**）の見地から必要な取締を行うことを目的とする。

【2】A…3　B…4

〔解説〕取締法第4条（営業の登録）第3項。

> 製造業又は輸入業の登録は、（A：**5年**）ごとに、販売業の登録は、（B：**6年**）ごとに、更新を受けなければ、その効力を失う。

【3】A…2　B…3

〔解説〕取締法第8条（毒物劇物取扱責任者の資格）第1項第1～3号。

> 一　（A：**薬剤師**）
> 二　厚生労働省令で定める学校で、（B：**応用化学**）に関する学課を修了した者
> 三　都道府県知事が行う毒物劇物取扱者試験に合格した者

【4】A…3　B…1

〔解説〕取締法第8条（毒物劇物取扱責任者の資格）第2項第1～4号。

> 一　（A：**18歳**）未満の者
> 二　心身の障害により毒物劇物取扱責任者の業務を（B：**適正に**）行うことができない者として厚生労働省令で定めるもの
> （略）

【5】A…4　B…2

〔解説〕施行令第40条の9（毒物劇物営業者等による情報の提供）第1項。

> 毒物劇物営業者は、毒物又は劇物を販売し、又は授与するときは、その販売し、又は授与する時までに、譲受人に対し、当該毒物又は劇物の（A：**性状**）及び（B：**取扱い**）に関する情報を提供しなければならない。

【6】3（B、D）

〔解説〕A．常時従事者による監視が行われるか否かにかかわらず、毒物又は劇物を陳列する場所には**かぎをかける設備を設けなければならない**。施行規則第4条の4（製造所等の設備）第1項第3号。

B．施行規則第4条の4（製造所等の設備）第1項第2号イ。

C．「関係者以外の立入を禁止する表示があること」⇒「**堅固なさくが設けてあること**」。施行規則第4条の4（製造所等の設備）第1項第2号ホ。

D．施行規則第4条の4（製造所等の設備）第1項第1号イ。

【7】1（A、B）

〔解説〕A＆B．取締法第３条の３（シンナー乱用の禁止）、施行令第32条の２（興奮、幻覚又は麻酔の作用を有する物）。酢酸エチルを含有する接着剤、トルエンのほか、トルエン又はメタノールを含有するシンナー等が定められている。

C＆D．いずれも政令で定めるものに**該当しない**。

【8】1（A、B）

〔解説〕A＆B．取締法第12条（毒物又は劇物の表示）第２項第３号、施行規則第11条の５（解毒剤に関する表示）。有機燐（りん）化合物及びこれを含有する製剤たる毒物及び劇物の容器及び被包には、解毒剤の名称（硫（りゅう）酸アトロピンの製剤及びPAMの製剤）を表示したものでなければ、販売することができない。

【9】2

〔解説〕取締法第14条（毒物又は劇物の譲渡手続）第１項第１～３号。

> 毒物劇物営業者は、毒物又は劇物を（A：**他の毒物劇物営業者**）に販売し、又は授与したときは、その都度、次に掲げる事項を書面に記載しておかなければならない。
> 一　毒物又は劇物の（B：**名称**）及び数量
> 二　販売又は授与の年月日
> 三　譲受人の氏名、（C：**職業**）及び住所（（略））

【10】A…3　B…4　C…4　D…1

〔解説〕施行令第40条（廃棄の方法）第１～４号。

> 一　中和、（A：**加水分解**）、酸化、還元、（B：**稀釈**）その他の方法により、毒物及び劇物並びに法第11条第２項に規定する政令で定める物のいずれにも該当しない物とすること。
> 二　ガス体又は揮発性の毒物又は劇物は、保健衛生上危害を生ずるおそれがない場所で、少量ずつ（C：**放出**）し、又は揮発させること。
> 三　（略）
> 四　前各号により難い場合には、地下（D：**1**）m以上で、かつ、地下水を汚染するおそれがない地中に確実に埋め、海面上に引き上げられ、若しくは浮き上がるおそれがない方法で海水中に沈め、又は保健衛生上危害を生ずるおそれがないその他の方法で処理すること。

【11】2（A、C）

〔解説〕A．取締法第３条の２（特定毒物の禁止規定）第５項。

B．特定毒物研究者若しくは毒物又は劇物の輸入業者でなければ、特定毒物を輸入してはならないため、**特定毒物使用者は輸入できない**。取締法第３条の２（特定毒物の禁止規定）第２項。

C．取締法第３条の２（特定毒物の禁止規定）第１項。

D．特定毒物研究者、特定毒物使用者のほか、**毒物劇物営業者**でなければ特定毒物を所持してはならない。取締法第３条の２（特定毒物の禁止規定）第10項。

【12】1（A：正　B：正　C：正）

〔解説〕A．取締法第17条（事故の際の措置）第２項。

B＆C．取締法第17条（事故の際の措置）第１項。

【13】3（A：正　B：誤　C：正）

〔解説〕A．施行令第36条（登録票又は許可証の再交付）第１項。

B．「破棄」⇒「**返納**」。施行令第36条（登録票又は許可証の再交付）第３項。

C．施行令第35条（登録票又は許可証の書換え交付）第１項。

基礎化学

【14】1

〔解説〕アルカリ土類金属（２族）である元素は（**Ca**（カルシウム））である。

2．Cl（塩素）…17族の**ハロゲン**。

3．He（ヘリウム）…18族の**貴ガス**。

4．Na（ナトリウム）…１族の**アルカリ金属**。

5．Cu（銅）…11族の**遷移元素**。

【15】1

〔解説〕無極性分子は（**Cl_2**）である。

Cl_2（塩素）…直線形の**無極性分子**。

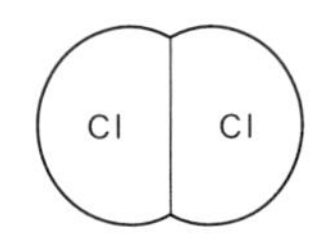

2～4．直線形のHI（ヨウ化水素）、折れ線形のH_2O（水）、三角錐（すい）形のNH_3（アンモニア）、直線形のHCl（塩化水素）…いずれも**極性分子**。

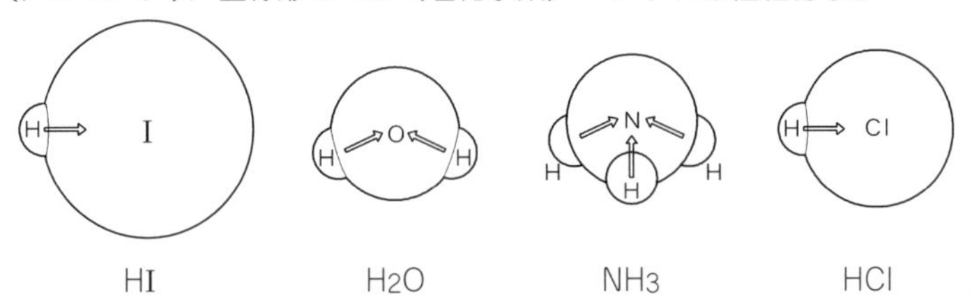

【16】4

〔解説〕ナトリウムNaが炎色反応によって示す色は（**黄色**）である。

1．橙（とう）赤色…**カルシウム**Ca

2．赤色…**リチウム**Li

3．青緑色…**銅**Cu

5．赤紫色…**カリウム**K

令和5年度　奈良

【17】5

〔解説〕 カルボキシ基－COOHをもつものは（**酢酸**CH_3－COOH）である。

1．アセトアルデヒドCH_3－CHO…**ホルミル基**（アルデヒド基）－CHOをもつ。
2．アセトンCH_3－CO－CH_3…**カルボニル基**＞C＝Oに２つの炭化水素基が結合した化合物（ケトン）。
3．アニリン$C_6H_5NH_2$…**アミノ基**－NH_2をもつ。
4．フェノール…C_6H_5－OH…**ヒドロキシ基**－OHをもつ。

【18】4

〔解説〕 シス－トランス異性体（幾何異性体）が存在するものは（**CH_3－CH＝CH－CH_3（2－ブテン）**）である。

炭素原子の数が４以上のアルケンには、構造異性体や炭素原子間のC＝C結合が回転できないために生じるシス－トランス異性体が存在し、２－ブテンには２個のメチル基が二重結合に対して同じ側にあるシス－２－ブテンと、反対側にあるトランス－２－ブテンが存在する。

```
H3C     CH3        H      CH3
  \     /           \     /
   C=C               C=C
  /     \           /     \
 H       H        H3C      H
```

シス－２－ブテン　　トランス－２－ブテン

アルケン
脂肪族炭化水素（鎖式炭化水素）のうち、二重結合を１個含む不飽和炭化水素。

【19】4

〔解説〕 第一イオン化エネルギーが最も小さい原子は（**Na**）である。

（第一）イオン化エネルギーとは、原子から電子を１個取り去るのに必要なエネルギーのことであり、小さい原子ほど陽イオンになりやすい。アルカリ金属の**Na**（ナトリウム）原子は価電子の数が１個であるため、特にイオン化エネルギーが小さく、容易に陽イオンとなる。

【20】1

〔解説〕 分子式C_4H_{10}で表される物質の構造異性体の数は（**２つ**）である。

分子式C_4H_{10}（**ブタン**）はアルカンの一種で、構造異性体の数は次のとおり。

アルカンの名称	プロパン	ブタン	ペンタン	ヘキサン	ヘプタン
分子式	C_3H_8	C_4H_{10}	C_5H_{12}	C_6H_{14}	C_7H_{16}
構造異性体の数	0	**2**	3	5	9

【21】4

〔解説〕 酸性塩は（**炭酸水素ナトリウム**）である。

炭酸水素ナトリウム $NaHCO_3$（Na^+、H^+、$CO_3{}^{2-}$に電離）…酸性塩。

中和反応で水とともに生成する物質を塩（えん）という。塩は、その組成によって次のように分類される。

◎正塩………酸のH^+も塩基のOH^-も残っていない塩
◎塩基性塩…塩基のOH^-が残っている塩
◎酸性塩……酸のH^+が残っている塩

1～3＆5．塩化マグネシウム$MgCl_2$（Mg^{2+}、$2Cl^-$に電離）、炭酸ナトリウムNa_2CO_3（$2Na^+$、$CO_3{}^{2-}$に電離）、硫（りゅう）酸ナトリウムNa_2SO_4（$2Na^+$、$SO_4{}^{2-}$に電離）、酢酸ナトリウムCH_3COONa（CH_3COO^-、Na^+に電離）…いずれも**正塩**。

【22】5

〔解説〕 芳香族化合物は（**ナフタレン** $C_{10}H_8$）である。

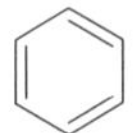

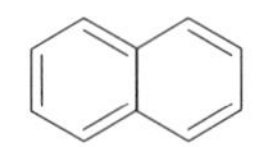

［ベンゼン環］　ナフタレン

1．シクロヘキサンC_6H_{12}…**シクロアルカン**。

2．エタノールC_2H_5OH…単結合のみを有する**アルコール**。

3．アセチレン$H-C \equiv C-H$…**アルキン**。

4．アセトアルデヒド$HCHO$…最も簡単な構造の**アルデヒド**。

◎**芳香族化合物**……ベンゼン環C_6H_6をもつ化合物。
◎**シクロアルカン**…脂環式炭化水素のうち、全て単結合の飽和炭化水素。
◎**アルコール**………炭化水素の水素H原子をヒドロキシ基$-OH$で置換した化合物。
◎**アルキン**…………脂肪族炭化水素（鎖式炭化水素）のうち、三重結合を1個含む不飽和炭化水素。
◎**アルデヒド**………ホルミル基（アルデヒド基）$-CHO$をもつ化合物をいい、第一級アルコールを酸化すると得られる。

【23】3

〔解説〕 同素体がない元素は（**He**）である。

He（ヘリウム）には同素体がないが、同位体はある。

1～2＆4～5．**O**（酸素O_2とオゾンO_3）、**C**（ダイヤモンドと黒鉛とフラーレン）、**S**（斜方（しゃほう）硫黄と単斜（たんしゃ）硫黄とゴム状硫黄）、**P**（黄リンと赤リン）…それぞれいずれも同素体。

◎**同素体**………………………同じ元素からなる単体で、性質の異なる物質。
◎**同位体**（アイソトープ）…原子番号（陽子の数）が同じで、質量数（中性子の数）が異なり、化学的性質は非常に似ている原子。

【24】2

〔解説〕ハーバー・ボッシュ法で工業的に製造される物質は（**アンモニア**NH_3）である。

1．硫酸（りゅう）H_2SO_4の工業的製造法…接触法。

5．リン酸H_3PO_4の工業的製造法…乾式法、湿式法。

【25】2

〔解説〕オゾンO_3は、強い酸化力をもつ**酸化剤**としてはたらく。

$O_3 + 2H^+ + 2e^- \longrightarrow O_2 + H_2O$

酸化数のルールを用いると、左辺の酸素Oの酸化数は0、右辺の酸化数は－2となり、右方向の反応において酸化数が減少（自身は還元）しているため、酸化剤としてはたらいている。

酸化数のルール
①単体中、化合物中の原子の酸化数の総和は「0」
②化合物中の水素H原子またはアルカリ金属（カリウムKなど）の酸化数は「＋1」、酸素O原子の酸化数は「－2」（※過酸化水素の酸素原子のみ「－1」）
③イオンの酸化数の総和は、そのイオンの電荷

	酸化剤	還元剤
特徴	相手を酸化、自身は還元	相手を還元、自身は酸化

	酸化	還元
酸化数	酸化数が増える	酸化数が減る

【26】3

〔解説〕陽子と**中性子**の質量は、ほとんど等しい。なお、電子の質量は陽子の質量の約1/1840の大きさである。

【27】3

〔解説〕1．物質の三態の変化は、**温度と圧力の変化**によっておこる。

2．物質が液体から気体になる変化を**蒸発**という。

4．物質が気体から液体になる変化を**凝縮**という。凝華とは、**気体から固体**になる変化をいう。

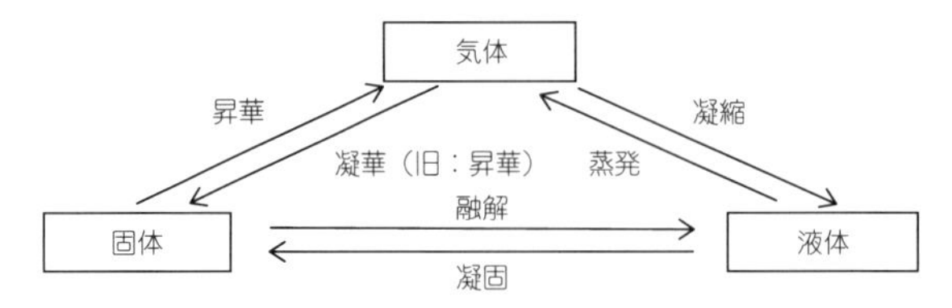

令和5年度　奈良

【28】2

〔解説〕フェノールフタレイン（PP）は**変色域がアルカリ（塩基）性側**（pH8.0〜9.8）にあるため、pH8.0以下では透明を、pH9.8以上では赤色を示す。従って、pH９の場合は**淡赤色**に変色している。

1．メチルレッド（MR）は、**変色域が酸性側**（pH4.2〜6.2）にあり、pH4.2以下では赤色を、6.2以上では黄色を、この間では橙色を示す。従って、pH６の場合は**橙色**に変色している。

3．ブロモチモールブルー（BTB）溶液は**変色域が中性**（pH6.0〜7.6）にあり、pH6.0以下では黄色を、7.6以上では青色を示す。従って、pH７の場合は中間色の**緑色**に変色している。

4．酸性の水溶液は**青色リトマス紙を赤色**に変え、アルカリ性の水溶液は赤色リトマス紙を青色に変える。従って、赤色リトマス紙に強酸であるpH２の水溶液を滴下しても色は**変化しない**。

【29】3

〔解説〕硫（りゅう）化物イオンS^{2-}を含む硫化水素H_2Sに金属イオンの水溶液を加えると、水溶液の液性（酸性、塩基性、中性）によって異なる硫化物の沈殿を生じるが、イオン化傾向の大きいナトリウムイオンNa^+やカルシウムイオンCa^{2+}などは、pHにかかわらず**硫化物の沈殿を生じない**ため、**溶解する**。

> **イオン化傾向**
> 金属の単体が水溶液中で電子を失い、陽イオンになろうとする性質のことをいい、イオン化傾向の大きな金属ほど、酸化されやすく反応性が大きい。

【30】1

〔解説〕イオン結晶の固体は、**イオンが動けないため電気を通さない**。なお、融解するとイオンが動けるようになるため電気を通す。

【31】3

〔解説〕塩化ナトリウムNaClの分子量は、23＋35.5＝58.5。58.5g＝１molとなる。１mol/Lの塩化ナトリウム水溶液200mL（0.2L）中に含まれる塩化ナトリウムの質量は、58.5g×0.2L＝**11.7g**となる。

【32】4

〔解説〕水H_2Oの分子量は（１×２）＋16＝18。18g＝１molとなる。メタンの完全燃焼式　$CH_4 + 2O_2 \longrightarrow CO_2 + 2H_2O$ より、メタン１molのとき水は２mol生じるため、18g×２mol＝**36（g）**となる。

【33】2

〔解説〕ボイル・シャルルの法則を使って解く。

$$\frac{P_1V_1}{T_1}=\frac{P_2V_2}{T_2}$$

求める体積を x とし、温度は絶対温度Kとする。

T_1=27℃+273=300K、T_2=127℃+273=400K。

$$\frac{2.5\times10^5\text{Pa}\times10.0\text{L}}{300\text{K}}=\frac{4.0\times10^5\text{Pa}\times x\text{ L}}{400\text{K}}$$

両辺に400Kをかける。 $4.0\times10^5\text{Pa}\times x\text{ L}=\frac{2.5\times10^5\text{Pa}\times10.0\text{L}\times400\text{K}}{300\text{K}}$

$$x=\frac{2.5\times10^5\text{Pa}\times10.0\text{L}\times400\text{K}}{4.0\times10^5\text{Pa}\times300\text{K}}$$

$$=\frac{2.5\times10.0\times400}{4.0\times300}$$

$$=\frac{10000}{1200}$$

$$=8.33\cdots$$

≒ **8.3（L）**

実地（性質・貯蔵・取扱い方法等）

【34】4

〔解説〕**発煙硫酸**（りゅう）H_2SO_4・SO_3…**劇物**。

1～3．ニコチン$C_{10}H_{14}N_2$、弗（ふっ）化水素HF、セレンSe…**毒物**。

【35】3（B、D）

〔解説〕A＆C．アクロレイン$CH_2=CHCHO$は、**無色または帯黄色**の液体で、引火性が**強い**ため、取扱いに注意する。

B＆D．アクロレイン［熱又は炎にさらすと**分解して毒性の高い煙**］［眼と呼吸器系を刺激］［催涙ガス］

【36】1（A、B）

〔解説〕A＆B．メチルエチルケトン$C_2H_5COCH_3$［**無色の液体**］［有機溶媒や水に**可溶**］

C．メチルエチルケトンは、**アセトン様の芳香**を有する。

D．メチルエチルケトンは、高濃度で**麻酔状態**となる。選択肢は［神経毒］［筋肉萎縮や知覚麻痺］から、**二硫化炭素**CS_2が考えられる。

【37】A…3　B…1　C…4　D…2

〔解説〕A．硝酸ストリキニーネ$C_{21}H_{23}N_3O_5$［**無色の針状結晶**］［水、エタノール、グリセリン、クロロホルムに可溶］［エーテルに不溶］

B．臭素Br_2［**刺激性**の臭気］［**赤褐色の重い液体**］［強い**腐食作用**］

C．沃化メチルCH_3I［無色又は淡黄色**透明**の**液体**］［空気中で光により一部分解して**褐色**］

D．重クロム酸カリウム$K_2Cr_2O_7$［**橙赤色の柱状結晶**］［強力な酸化剤］

【38】A…1　B…4　C…2　D…3

〔解説〕A．クロルピクリン$CCl_3(NO_2)$［**分解されずに組織内に吸収**］［肺にも強い**障害**］

B．水銀Hg［呼吸器、粘膜を刺激］［**肺炎**］

C．塩素Cl_2［**口腔粘膜を障害**］［喉頭及び**気管支筋の強直**］

D．モノフルオール酢酸ナトリウム$CH_2FCOONa$［**胃の疼痛**］［血圧下降］

【39】A…2　B…4　C…1　D…3

〔解説〕A．ニトロベンゼン$C_6H_5NO_2$［タール中間物の製造原料］

B．塩化第二錫$SnCl_4$［工業用の媒染剤］［縮合剤］

C．エチレンオキシドC_2H_4O［**有機合成原料**］［**界面活性剤**］［燻蒸消毒］

D．アクリルニトリル$CH_2=CHCN$［**合成ゴム**］［**合成樹脂**］

【40】3（B、D）

〔解説〕A．シアン化合物の解毒剤又は拮抗剤…**亜硝酸ナトリウム**、**亜硝酸アミル**、**チオ硫酸ナトリウム**。ペニシラミンは、**鉛**、**水銀**、**銅**による中毒の解毒剤又は拮抗剤である。

B．アンチモン化合物の解毒剤又は拮抗剤…ジメルカプロール（BAL）。

C．タリウムの解毒剤又は拮抗剤…**プルシアンブルー**。

D．メタノールの解毒剤又は拮抗剤…エタノール。

【41】A…2　B…4　C…3　D…1

〔解説〕A．重クロム酸ナトリウム$Na_2Cr_2O_7 \cdot 2H_2O$…**還元沈殿法**［還元剤（硫酸第一鉄等）の水溶液を過剰に用いて**還元**］［**沈殿濾過**］［溶出量が判定基準以下であることを確認して**埋立処分**］

B．黄燐P_4…**燃焼法**［**廃ガス水洗設備**］［アフターバーナーを備えた焼却設備で**焼却**］

C．砒素As…**固化隔離法**［**セメントを用いて固化**］［埋立処分］

D．アニリン$C_6H_5NH_2$…**燃焼法**［**可燃性溶剤**］［焼却炉の火室へ噴霧し**焼却**］

5 令和6年度（2024年） 愛知県

〔毒物及び劇物に関する法規〕

※ 設問中、特に規定しない限り、「法」は「毒物及び劇物取締法」、「政令」は「毒物及び劇物取締法施行令」、「省令」は「毒物及び劇物取締法施行規則」とする。

【1】次の記述は、法第１条の条文であるが、（　）にあてはまる語句の組合せとして、正しいものはどれか。

この法律は、毒物及び劇物について、（ア）上の見地から必要な（イ）を行うことを目的とする。

	ア	イ
☐ 1.	保健衛生	取締
2.	保健衛生	規制
3.	危害防止	取締
4.	危害防止	規制

【2】次の記述は、法第２条第２項の条文であるが、（　）にあてはまる語句として、正しいものはどれか。

この法律で「劇物」とは、別表第２に掲げる物であって、（　）以外のものをいう。

☐ 1．農薬　2．食品及び食品添加物
3．危険物　4．医薬品及び医薬部外品

【3】次のうち、法第３条の４で「業務その他正当な理由による場合を除いては、所持してはならない。」と規定されている「引火性、発火性又は爆発性のある毒物又は劇物」として、政令で定められているものはどれか。

☐ 1．ピクリン酸　2．トルエン
3．酢酸エチル　4．メタノール

【4】次のうち、特定毒物に関する記述として、誤っているものはどれか。

☐ 1．毒物劇物営業者、特定毒物研究者又は特定毒物使用者でなければ、特定毒物を所持してはならない。
2．毒物又は劇物の製造業者は、毒物又は劇物の製造のために特定毒物を使用することができる。
3．特定毒物使用者は、その使用することができる特定毒物以外の特定毒物を譲り受け、又は所持してはならない。
4．特定毒物研究者は、毒物劇物営業者から特定毒物を譲り受けることはできるが、毒物劇物営業者に特定毒物を譲り渡すことはできない。

【5】次のうち、特定毒物に該当しないものはどれか。

☐ 1．ジエチルパラニトロフェニルチオホスフェイト（別名：パラチオン）
2．シアン化水素
3．四アルキル鉛
4．モノフルオール酢酸

【6】次のうち、毒物又は劇物の営業の登録に関する記述として、誤っているものはどれか。

☐ 1．毒物又は劇物の製造業の登録を受けようとする者は、製造所ごとに、毒物劇物製造業の登録を受けなければならない。
2．毒物又は劇物の販売業の登録は、5年ごとに更新を受けなければ、その効力を失う。
3．毒物又は劇物を直接に取り扱わない店舗にあっても、毒物劇物販売業の登録を受けた者でなければ、毒物又は劇物を販売してはならない。
4．毒物劇物製造業者が、その製造した毒物又は劇物を、毒物劇物営業者以外の者に販売する場合は、毒物劇物販売業の登録を受けなければならない。

【７】次の記述は、法第３条の３の条文であるが、（　）にあてはまる語句の組合せとして、正しいものはどれか。

興奮、（ア）又は麻酔の作用を有する毒物又は劇物（これらを含有する物を含む。）であって政令で定めるものは、みだりに（イ）し、若しくは吸入し、又はこれらの目的で所持してはならない。

	ア	イ
☐ 1．	覚せい	摂取
2．	覚せい	乱用
3．	幻覚	摂取
4．	幻覚	乱用

【８】次の記述は、毒物劇物取扱責任者に関するものであるが、正誤の組合せとして、正しいものはどれか。

ア．都道府県知事が行う毒物劇物取扱者試験に合格した者であっても、18歳未満の者は毒物劇物取扱責任者となることができない。

イ．毒物劇物営業者は、毒物劇物取扱責任者を変更するときは、事前に、その毒物劇物取扱責任者の氏名を届け出なければならない。

ウ．毒物劇物営業者自らが毒物劇物取扱責任者として、毒物又は劇物による保健衛生上の危害の防止に当たることはできない。

	ア	イ	ウ
☐ 1．	正	誤	誤
2．	誤	正	誤
3．	誤	正	正
4．	正	誤	正

【９】次の記述は、法第９条第１項の条文であるが、（　）にあてはまる語句として、正しいものはどれか。

毒物又は劇物の製造業者又は輸入業者は、登録を受けた毒物又は劇物以外の毒物又は劇物を製造し、又は輸入しようとするときは、（　）、第６条第２号に掲げる事項につき登録の変更を受けなければならない。

☐ 1．15日以内に　　2．30日以内に
3．直ちに　　4．あらかじめ

【10】次の記述は、法第11条第４項及び省令第11条の４の条文であるが、（　）にあてはまる語句の組合せとして、正しいものはどれか。

〈法第11条第４項〉

毒物劇物営業者及び特定毒物研究者は、毒物又は厚生労働省令で定める劇物については、その容器として、（ア）の容器として通常使用される物を使用してはならない。

〈省令第11条の４〉

法第11条第４項に規定する劇物は、（イ）の劇物とする。

	ア	イ
☐ 1．	化粧品	液体状
2．	飲食物	液体状
3．	化粧品	すべて
4．	飲食物	すべて

【11】次の記述は、法第12条第１項の条文であるが、（　）にあてはまる語句の組合せとして、正しいものはどれか。

毒物劇物営業者及び特定毒物研究者は、毒物又は劇物の容器及び被包に、「医薬用外」の文字及び毒物については（ア）をもって「毒物」の文字、劇物については（イ）をもって「劇物」の文字を表示しなければならない。

	ア	イ
☐ 1．	赤地に白色	白地に黒色
2．	黒地に白色	白地に黒色
3．	赤地に白色	白地に赤色
4．	黒地に白色	白地に赤色

【12】次のうち、法第12条第２項及び省令第11条の６の規定により、毒物又は劇物の輸入業者が、その輸入した毒物又は劇物の容器及び被包に表示しなければ、販売してはならないとされている事項として、定められていないものはどれか。

☐ 1．毒物又は劇物の名称
2．毒物又は劇物の成分及びその含量
3．毒物又は劇物の輸入業者の氏名及び住所（法人にあっては、その名称及び主たる事務所の所在地）
4．毒物劇物取扱責任者の氏名

【13】次の記述は、法第13条に基づく特定の用途に供される劇物の販売等に関するものであるが、（　）にあてはまる語句として、正しいものはどれか。

毒物劇物営業者は、硫酸タリウムを含有する製剤たる劇物については、（　）したものでなければ、これを農業用として販売し、又は授与してはならない。

☐ 1．あせにくい黒色で着色
2．鮮明な青色又は赤色で着色
3．トウガラシエキスを用いて著しくからく着味
4．ニンニクエキスを用いて着味

【14】次の記述は、法第14条第２項に基づく毒物又は劇物の譲渡手続きに関するものであるが、（　）にあてはまる語句の組合せとして、正しいものはどれか。

毒物劇物営業者は、譲受人から「毒物又は劇物の名称及び（ア）」、「販売又は授与の年月日」、「譲受人の氏名、（イ）及び住所（法人にあっては、その名称及び主たる事務所の所在地）」を記載し、譲受人が押印した書面の提出を受けなければ、毒物又は劇物を毒物劇物営業者以外の者に販売し、又は授与してはならない。

	ア	イ
☐ 1．	数量	年齢
2．	含量	年齢
3．	数量	職業
4．	含量	職業

【15】次の記述は、法第15条第１項の条文であるが、（　）にあてはまる語句の組合せとして、正しいものはどれか。

毒物劇物営業者は、毒物又は劇物を次に掲げる者に（ア）してはならない。

一　（イ）歳未満の者
二　心身の障害により毒物又は劇物による保健衛生上の危害の防止の措置を適正に行うことができない者として厚生労働省令で定めるもの
三　麻薬、大麻、あへん又は（ウ）の中毒者

	ア	イ	ウ
☐ 1．	交付	18	覚せい剤
2．	交付	20	シンナー
3．	販売	18	シンナー
4．	販売	20	覚せい剤

【16】次のうち、法第22条第１項の規定により、毒物又は劇物の業務上取扱者として、その事業場の所在地の都道府県知事（その事業場の所在地が保健所を設置する市又は特別区の区域にある場合においては、市長又は区長。）に届出が必要な事業はどれか。

⧄ 1．クロム酸塩類たる劇物を用いて電気めっきを行う事業
2．無機シアン化合物たる毒物を用いて試験検査を行う事業
3．燐(りん)化アルミニウムたる毒物を用いて倉庫内におけるねずみ、昆虫等の駆除を行う事業
4．砒(ひ)素化合物たる毒物を用いてしろありの防除を行う事業

【17】次の記述は、毒物劇物営業者が、劇物たる50％水酸化ナトリウム水溶液を、車両１台を使用して１回につき5,000kg以上運搬する場合について述べたものであるが、正誤の組合せとして、正しいものはどれか。

ア．0.3m平方の板に、地を白色、文字を赤色として「劇」と表示し、車両の前後の見やすい箇所に掲げた。

イ．車両に、防毒マスク、ゴム手袋、その他事故の際に応急の措置を講ずるために必要な保護具を１人分備えた。

ウ．運送業者に委託する場合、運送業者に対して、あらかじめ、運搬する劇物の名称、成分及びその含量、数量、事故の際に講じなければならない応急の措置の内容を記載した書面を交付した。

	ア	イ	ウ
⧄ 1．	誤	正	正
2．	正	正	誤
3．	誤	誤	正
4．	正	誤	誤

【18】次の記述は、政令第40条の９第１項及び第２項の条文の一部であるが、（　）にあてはまる語句の組合せとして、正しいものはどれか。

〈政令第40条の９第１項〉

毒物劇物営業者は、毒物又は劇物を販売し、又は授与するときは、その販売し、又は授与（ア）に、譲受人に対し、当該毒物又は劇物の性状及び取扱いに関する情報を提供しなければならない。

〈政令第40条の９第２項〉

毒物劇物営業者は、前項の規定により提供した毒物又は劇物の性状及び取扱いに関する情報の内容に変更を行う必要が生じたときは、（イ）に、当該譲受人に対し、変更後の当該毒物又は劇物の性状及び取扱いに関する情報を提供するよう努めなければならない。

	ア	イ
☐ 1．	する時まで	30日以内
2．	する時まで	速やか
3．	した日から30日以内	30日以内
4．	した日から30日以内	速やか

【19】次の記述は、毒物劇物営業者の対応を述べたものであるが、正誤の組合せとして、正しいものはどれか。

ア．荷下ろしのため駐車していた車両から劇物が盗まれていたため、直ちに警察署に届け出た。

イ．運搬車両から劇物が漏えいし、多数の者に保健衛生上の危害が発生するおそれがあったため、直ちに、その旨を保健所、警察署及び消防機関に届け出るとともに、保健衛生上の危害防止のために必要な応急の措置を講じた。

ウ．販売先に配送するため劇物を車両に積載したところ、倉庫に残った数量が帳簿と合わず、当該劇物を紛失したことが判明したが、盗難の可能性は低いと思われたため、保健所のみに届け出た。

	ア	イ	ウ
☐ 1．	誤	正	正
2．	正	正	誤
3．	誤	誤	正
4．	正	誤	誤

【20】次の記述は、毒物又は劇物の業務上取扱者の対応を述べたものであるが、正誤の組み合わせとして、正しいものはどれか。

ア．劇物たる農薬が少量残ったため、そのまま下水に放流した。
イ．毒物の貯蔵設備に「医薬用外毒物」の文字を表示した。
ウ．使用していた劇物が不要となったため、販売した。

	ア	イ	ウ
☐ 1．	誤	正	誤
2．	正	誤	正
3．	誤	正	正
4．	正	誤	誤

〔基礎化学〕

※　設問中の物質の性状は、特に規定しない限り常温常圧におけるものとする。

【21】次の記述の（　）にあてはまる語句として、正しいものはどれか。

液体を含む混合物を加熱して、発生した蒸気を冷却することにより、目的の物質（液体）を取り出す操作を（　）という。

☐ 1．抽出　　2．昇華法　　3．ろ過　　4．蒸留

【22】次のうち、白金線の先にナトリウム（Na）を含んだ水溶液をつけ、ガスバーナーの炎（外炎）の中に入れたときの炎の色として、正しいものはどれか。

☐ 1．赤　　2．赤紫　　3．黄　　4．青緑

【23】水は、温度や圧力に応じて気体、液体、固体の三つの状態をとる。次の状態変化を表す記述のうち、正誤の組合せとして正しいものはどれか。

ア．固体から液体への変化を溶解、その逆を凝固という。
イ．固体から直接気体になる変化を昇華という。
ウ．液体から気体への変化を凝縮、その逆を蒸発という。

	ア	イ	ウ
☐ 1．	誤	誤	正
2．	誤	正	誤
3．	正	正	誤
4．	正	誤	正

【24】次の記述のうち、誤っているものはどれか。

☐ 1．陽子の数と中性子の数の和を、その原子の質量数という。
2．原子番号が同じで、質量数が異なる原子を互いに同位体（アイソトープ）という。
3．原子は、原子核と、それを取りまく電子から構成されている。
4．原子に含まれる中性子の数を原子番号という。

【25】次のうち、ヘリウム（He）、ネオン（Ne）、アルゴン（Ar）に関する記述として誤っているものはどれか。

☐ 1．常温常圧では単原子分子の気体として存在する。
2．他の原子と反応しにくく、極めて安定である。
3．最外殻電子は、全て８個である。
4．貴ガス（希ガス）と呼ばれる。

【26】次の記述の（　）にあてはまる語句として、正しいものはどれか。

水素分子（H_2）の水素原子（H）の間にみられるような結合を（　）という。

☐ 1．共有結合　　2．配位結合
3．水素結合　　4．イオン結合

【27】次の17族元素の水素化合物のうち、沸点が最も高いものはどれか。

☐ 1．フッ化水素（HF）　　2．塩化水素（HCl）
3．臭化水素（HBr）　　4．ヨウ化水素（HI）

【28】次のうち、分子の形が直線形であるものはどれか。

☐ 1．アンモニア（NH_3）　　2．二酸化炭素（CO_2）
3．メタン（CH_4）　　4．水（H_2O）

【29】次のうち、物質とその結晶の種類の組合せとして、誤っているものはどれか。

☐ 1．鉄（Fe）……………………………金属結晶
2．塩化ナトリウム（NaCl）………イオン結晶
3．二酸化ケイ素（SiO_2）…………共有結合の結晶
4．ダイヤモンド（C）……………分子結晶

【30】標準状態で5.6Lの酸素（O_2）の質量は、次のうちどれか。ただし、酸素（O_2）の分子量を32とし、標準状態での1molの体積は22.4Lとする。

☐ 1．4g　　2．8g　　3．16g　　4．32g

【31】次のうち、メタン（CH_4）16gを完全燃焼させたときに生成する水の質量は何gになるか。ただし、各原子の原子量は水素（H）＝1、炭素（C）＝12、酸素（O）＝16とする。

☐ 1．9g　　2．18g　　3．36g　　4．72g

【32】0.1mol/Lの塩酸（HCl）のpH（水素イオン指数）は、次のうちどれか。ただし、この溶液の温度は25℃、塩酸（HCl）の電離度を1とする。

☐ 1．pH＝1.0　　2．pH＝2.0
3．pH＝3.0　　4．pH＝4.0

【33】次の記述は、酸及び塩基に関するものであるが、正誤の組合せとして正しいものはどれか。

ア．ブレンステッド・ローリーの酸・塩基の定義によると、酸とは「水素イオン（H^+）を他に与える物質」である。
イ．1価の塩基を弱塩基といい、2価以上の塩基を強塩基という。
ウ．水溶液が中性を示すとき、水溶液中に水素イオン（H^+）は存在しない。

	ア	イ	ウ
☐ 1．	正	正	誤
2．	誤	正	正
3．	正	誤	誤
4．	誤	誤	正

【34】濃度不明の塩酸10mLを0.1mol/Lのアンモニア水を用いて、中和滴定を行った。この実験で用いるpH指示薬と滴定前後における溶液の色の変化として正しいものはどれか。

	pH指示薬	溶液の色の変化
☐ 1．	メチルオレンジ	無色から赤色
2．	メチルオレンジ	赤色から黄色
3．	フェノールフタレイン	無色から赤色
4．	フェノールフタレイン	赤色から黄色

【35】次のうち、下線を付した物質が酸化剤としてはたらいている化学反応式はどれか。

☐ 1．$CuO + \underline{H_2} \longrightarrow Cu + H_2O$　　2．$\underline{Zn} + 2HCl \longrightarrow ZnCl_2 + H_2$
3．$2Cu + \underline{O_2} \longrightarrow 2CuO$　　4．$H_2\underline{S} + Cl_2 \longrightarrow 2HCl + S$

【36】次の記述は、異性体に関するものであるが、正誤の組合せとして、正しいものはどれか。

ア．乳酸（$CH_3CH(OH)COOH$）には鏡像異性体（光学異性体）が存在する。
イ．互いに異性体の関係にある化合物には、分子量の異なるものがある。
ウ．2－ブテン（$CH_3CH=CHCH_3$）にはシス－トランス異性体（幾何異性体）が存在する。

	ア	イ	ウ
☐ 1．	正	正	誤
2．	誤	正	誤
3．	正	誤	正
4．	誤	誤	正

【37】次のうち、ヨードホルム反応を<u>示さない物質</u>はどれか。

☐ 1．アセトアルデヒド（CH_3CHO）
2．エタノール（C_2H_5OH）
3．2－プロパノール（$CH_3CH(OH)CH_3$）
4．酢酸エチル（$CH_3COOC_2H_5$）

【38】次の記述は、化学平衡に関するものであるが、密閉容器の中で以下の平衡状態にあるとき、（　）にあてはまる語句の組合せとして、正しいものはどれか。

H_2（気体）＋ I_2（気体）$\rightleftarrows$ $2HI$（気体）

温度一定に保ちながら、この密閉容器の中に水素（H_2）を加えると、上記の平衡が（ア）に動き、水素（H_2）の濃度が（イ）する方向に平衡移動する。

	ア	イ
☐ 1．	右向き	増加
2．	右向き	減少
3．	左向き	増加
4．	左向き	減少

【39】次の化学反応式で、（　）にあてはまる反応の名称として、正しいものはどれか。

$$\underset{\text{酢酸}}{CH_3COOH} + \underset{\text{エタノール}}{C_2H_5OH} \underset{\text{加水分解}}{\overset{(\quad)}{\rightleftarrows}} \underset{\text{酢酸エチル}}{CH_3COOC_2H_5} + \underset{\text{水}}{H_2O}$$

☐ 1．エステル化　2．ハロゲン化
3．スルホン化　4．けん化

【40】次のうち、一次電池（充電ができない電池）に分類される電池として、誤っているものはどれか。

☐ 1．鉛蓄電池　2．酸化銀電池（銀電池）
3．マンガン乾電池　4．リチウム電池

【41】35％のアンモニア水300gに水を加えて20％のアンモニア水を作った。このとき加えた水の量は、次のうちどれか。なお、本問中、濃度（％）は質量パーセント濃度である。

☐ 1．165g　2．171g　3．225g　4．525g

【42】5.0mol/Lの水酸化ナトリウム水溶液300mLに、3.5mol/Lの水酸化ナトリウム水溶液を200mL加えた。この水酸化ナトリウム水溶液の濃度は、次のうちどれか。

☐ 1．2.2mol/L　2．4.4mol/L
3．8.5mol/L　4．17mol/L

【43】3.2mol/Lのアンモニア水400mLを中和するのに必要な1.6mol/Lの硫酸の量は、次のうちどれか。

☐ 1．200mL　2．400mL
3．800mL　4．1600mL

令和6年度　愛知

〔実地（性質・貯蔵・取扱い方法等）〕

※　設問中の物質の性状は、特に規定しない限り常温常圧におけるものとする。

【44】次のうち、シアン化ナトリウムについての記述として、誤っているものはどれか。

1．白色の粉末、粒状又はタブレット状の固体である。
2．吸入時の急性毒性として、頭痛、めまい、呼吸麻痺等の症状を呈する。
3．空気中では徐々に二酸化炭素と反応してシアン化水素を生成する。
4．水溶液は強酸性である。

【45】次のうち、メチルエチルケトンについての記述として、誤っているものはどれか。

1．無色の液体で、アセトン様の芳香を有する。
2．有機溶媒に溶けるが、水には溶けない。
3．高濃度で吸入すると麻酔状態になる。
4．蒸気は空気より重く、引火しやすい。

【46】次のうち、カルバメート系製剤に有効な解毒剤の正誤の組合せとして、正しいものはどれか。

ア．硫酸アトロピン
イ．ジメルカプロール（別名：BAL）
ウ．2－ピリジルアルドキシムメチオダイド（別名：PAM）

	ア	イ	ウ
1．	正	誤	正
2．	正	誤	誤
3．	誤	正	正
4．	誤	正	誤

【47】次のうち、毒物又は劇物とその用途の組合せとして、適当でないものはどれか。

1．クロルピクリン ……… 土壌燻蒸(くんじょう)剤
2．燐(りん)化亜鉛 ……………… 殺鼠(そ)剤
3．ブロムメチル ………… 顔料
4．セレン ………………… ガラスの脱色、釉(ゆう)薬

令和6年度　愛知

【48】次のうち、劇物とその貯蔵方法についての記述の組合せとして、<u>適当でないもの</u>はどれか。

☐ 1．ピクリン酸 ……… ガラスを溶かす性質があるので、鋼鉄製の容器に保管する。
2．ホルマリン ……… 空気と日光により変質するので、遮光したガラス瓶(びん)を用いる。少量のアルコールを加えて密栓して常温で保管する。
3．四塩化炭素 ……… 亜鉛又はスズメッキをした鋼鉄製容器で保管し、高温に接しない場所に保管する。
4．塩化亜鉛 ………… 潮解性があるので、乾燥した冷所に密栓して保管する。

【49】次のうち、劇物とその廃棄方法の組合せとして、<u>適当でないもの</u>はどれか。

☐ 1．トルエン …… 燃焼法　　2．重クロム酸カリウム …… 還元沈殿法
3．硝酸 ………… 中和法　　4．アクリルニトリル ……… 沈殿法

【50】次のうち、毒物である弗(ふっ)化水素酸が多量に漏えいした時の措置として、<u>適当でないもの</u>はどれか。

☐ 1．作業の際には保護具を着用し、効率よく漏えいした液を回収するため風下で作業をする。
2．漏えいした場所の周辺には、ロープを張るなどして人の立入りを禁止する。
3．発生する気体は霧状の水をかけて吸収させる。この場合は、高濃度の廃液が河川等に排出されないよう注意する。
4．漏えいした液は、土砂等でその流れを止め、安全な場所に導き、できるだけ空容器に回収し、そのあと徐々に注水してある程度希釈した後、水酸化カルシウム等の水溶液で処理し、多量の水で洗い流す。

【51】次の毒物又は劇物の性状等として、最も適当なものはどれか。

☐ A．黄燐(りん)
☐ B．水銀
☐ C．アニリン
☐ D．塩素

1．白色又は淡黄色のろう様半透明の結晶性固体で、ニンニク臭を有する。
2．特有の臭気がある無色透明な液体で、空気に触れると赤褐色を呈する。
3．銀白色、金属光沢を有する重い液状の金属である。
4．窒息性臭気を有する黄緑色の気体である。

【52】次の劇物の貯蔵方法等として、最も適当なものはどれか。

☐ A．沃素（よう）
☐ B．過酸化水素水
☐ C．水酸化ナトリウム
☐ D．硝酸銀

1．アルカリ存在下では分解するため、安定剤として少量の酸を添加して保管する。
2．容器は気密容器を用い、通風のよい冷所に保管する。腐食されやすい金属などは、なるべく引き離しておく。
3．光によって分解して黒くなるため、遮光容器で保管する。
4．二酸化炭素と水を吸収する性質が強いため、密栓して保管する。

【53】次の毒物又は劇物の毒性等として、最も適当なものはどれか。

☐ A．フェノール
☐ B．硫酸タリウム
☐ C．モノフルオール酢酸ナトリウム
☐ D．蓚酸（しゅう）

1．血液中のカルシウム分を奪い、神経系を侵す。急性中毒症状は、胃痛、嘔吐、口腔・咽喉の炎症、腎障害がある。
2．哺乳動物及び人間に強い毒性を示す特定毒物である。主な中毒症状は、激しい嘔吐、胃の疼痛（とうつう）、意識混濁、てんかん性痙攣（けいれん）、脈拍の緩徐、チアノーゼ、血圧下降である。
3．疝痛（せんつう）、嘔吐、振戦（しんせん）、痙攣（けいれん）、麻痺等の症状に伴い、次第に呼吸困難となり、虚脱症状となる。
4．皮膚や粘膜につくと火傷を起こし、その部分は白色となる。経口摂取した場合には、口腔、咽喉、胃に灼熱感を訴え、悪心、嘔吐、めまいを起こす。尿は特有の暗赤色を呈する。

【54】次の劇物の廃棄方法として、最も適当なものはどれか。

⧄ A．塩化バリウム
⧄ B．一酸化鉛
⧄ C．硝酸
⧄ D．ブロムメチル

1．水に溶かし、硫酸ナトリウムの水溶液を加えて処理し、沈殿濾過して埋立処分する。
2．可燃性溶剤とともに、スクラバーを備えた焼却炉の火室へ噴霧して焼却する。焼却炉は有機ハロゲン化合物を焼却するに適したものとする。
3．徐々に炭酸ナトリウム又は水酸化カルシウムの攪拌溶液に加えて中和させた後、多量の水で希釈して処理する。
4．セメントを用いて固化し、溶出試験を行い、溶出量が判定基準以下であることを確認して埋立処分する。

【55】次の劇物の鑑識法として、最も適当なものはどれか。

⧄ A．塩酸
⧄ B．ホルマリン
⧄ C．四塩化炭素
⧄ D．水酸化カリウム

1．アルコール性の水酸化カリウムと銅粉とともに煮沸すると、黄赤色の沈殿を生じる。
2．硝酸銀溶液を加えると、白色の沈殿を生じる。
3．アンモニア水を加え、さらに硝酸銀溶液を加えると、徐々に金属銀を析出する。また、フェーリング液とともに熱すると、赤色の沈殿を生じる。
4．水溶液に酒石酸溶液を過剰に加えると、白色結晶性の沈殿を生じる。また、塩酸を加えて中性にした後、塩化白金溶液を加えると、黄色結晶性の沈殿を生じる。

▶▶ 正解&解説

毒物及び劇物に関する法規

【1】1

〔解説〕取締法第1条（取締法の目的）。

> この法律は、毒物及び劇物について、（ア：**保健衛生**）上の見地から必要な（イ：**取締**）を行うことを目的とする。

【2】4

〔解説〕取締法第2条（定義）第2項。

> この法律で「劇物」とは、別表第2に掲げる物であって、（**医薬品及び医薬部外品**）以外のものをいう。

【3】1

〔解説〕取締法第3条の4（爆発性がある毒物劇物の所持禁止）、施行令第32条の3（発火性又は爆発性のある劇物）。ピクリン酸のほか、亜塩素酸ナトリウム及びこれを含有する製剤（亜塩素酸ナトリウム30%以上含有するものに限る）、塩素酸塩類及びこれを含有する製剤（塩素酸塩類35%以上を含有するものに限る）、ナトリウムが定められている。

【4】4

〔解説〕毒物劇物営業者、特定毒物研究者又は特定毒物使用者でなければ、特定毒物を譲り渡し、又は譲り受けてはならないため、特定毒物研究者は、毒物劇物営業者に特定毒物を譲り渡すことが**できる**。取締法第3条の2（特定毒物の禁止規定）第6項。

1．取締法第3条の2（特定毒物の禁止規定）第10項。

2．取締法第3条の2（特定毒物の禁止規定）第3項。

3．取締法第3条の2（特定毒物の禁止規定）第11項。

【5】2

〔解説〕取締法第2条（定義）第1項、第3項、別表第1、第3。

シアン化水素…**毒物**。

1&3～4．パラチオン、四アルキル鉛、モノフルオール酢酸…**特定毒物**。

【6】2

〔解説〕「5年ごと」⇒「**6年ごと**」。取締法第4条（営業の登録）第3項。

1．取締法第4条（営業の登録）第2項。

3&4．取締法第3条（毒物劇物の禁止規定）第3項。毒物又は劇物を直接に取り扱うかどうかにかかわらず、毒物又は劇物を販売する場合は販売業の登録を受けなければならない。

【7】3

〔解説〕取締法第3条の3（シンナー乱用の禁止）。

> 興奮、（ア：**幻覚**）又は麻酔の作用を有する毒物又は劇物（これらを含有する物を含む。）であって政令で定めるものは、みだりに（イ：**摂取**）し、若しくは吸入し、又はこれらの目的で所持してはならない。

【8】1（ア：正　イ：誤　ウ：誤）

〔解説〕ア．取締法第8条（毒物劇物取扱責任者の資格）第2項第1号。

イ．「事前に」⇒「**30日以内に**」。取締法第7条（毒物劇物取扱責任者）第3項。

ウ．毒物劇物営業者は、**自ら**毒物劇物取扱責任者として毒物又は劇物による保健衛生上の危害の防止に当たることが**できる**。取締法第7条（毒物劇物取扱責任者）第1項。

【9】4

〔解説〕取締法第9条（登録の変更）第1項。

> 毒物又は劇物の製造業者又は輸入業者は、登録を受けた毒物又は劇物以外の毒物又は劇物を製造し、又は輸入しようとするときは、（**あらかじめ**）、第6条第2号に掲げる事項につき登録の変更を受けなければならない。

【10】4

〔解説〕取締法第11条（毒物又は劇物の取扱）第4項。

> （略）、その容器として、（ア：**飲食物**）の容器として通常使用される物を使用してはならない。

施行規則第11条の4（飲食物の容器を使用してはならない劇物）。

> 法第11条第4項に規定する劇物は、（イ：**すべて**）の劇物とする。

【11】3

〔解説〕取締法第12条（毒物又は劇物の表示）第1項。

> 毒物劇物営業者及び特定毒物研究者は、毒物又は劇物の容器及び被包に、「医薬用外」の文字及び毒物については（ア：**赤地に白色**）をもって「毒物」の文字、劇物については（イ：**白地に赤色**）をもって「劇物」の文字を表示しなければならない。

【12】4

〔解説〕毒物劇物取扱責任者の氏名は、容器及び被包に表示しなければならない事項に**定められていない**。

1＆2．取締法第12条（毒物又は劇物の表示）第2項第1～2号。

3．取締法第12条（毒物又は劇物の表示）第2項第4号、施行規則第11条の6（取扱及び使用上特に必要な表示事項）第1号。

【13】1

〔解説〕取締法第13条（特定の用途に供される毒物又は劇物の販売等）、施行令第39条（着色すべき農業用劇物）第１号、施行規則第12条（農業用劇物の着色方法）。

> 毒物劇物営業者は、硫酸タリウムを含有する製剤たる劇物については、（**あせにくい黒色で着色**）したものでなければ、これを農業用として販売し、又は授与してはならない。

【14】3

〔解説〕取締法第14条（毒物又は劇物の譲渡手続）第２項。

> 毒物劇物営業者は、譲受人から「毒物又は劇物の名称及び（ア：**数量**）」、「販売又は授与の年月日」、「譲受人の氏名、（イ：**職業**）及び住所（法人にあっては、その名称及び主たる事務所の所在地）」を記載し、譲受人が押印した書面の提出を受けなければ、毒物又は劇物を毒物劇物営業者以外の者に販売し、又は授与してはならない。

【15】1

〔解説〕取締法第15条（毒物又は劇物の交付の制限等）第１項第１～３号。

> 毒物劇物営業者は、毒物又は劇物を次に掲げる者に（ア：**交付**）してはならない。
> 一　（イ：**18**）歳未満の者
> 二　（略）
> 三　麻薬、大麻、あへん又は（ウ：**覚せい剤**）の中毒者

【16】4

〔解説〕取締法第22条（業務上取扱者の届出等）第１項、施行令第41条、第42条（業務上取扱者の届出）各号。

1＆2．**無機シアン化合物**たる毒物及びこれを含有する製剤を用いて**電気めっき**及び**金属熱処理**を行う事業は、届出が必要。

3．業務上取扱者の**届出は不要**。

【17】3（ア：誤　イ：誤　ウ：正）

〔解説〕ア．0.3m平方の板に、地を**黒色**、文字を**白色**として**「毒」**と表示し、車両の前後の見やすい箇所に掲げる。施行令第40条の５（運搬方法）第２項第２号、施行規則第13条の５（毒物又は劇物を運搬する車両に掲げる標識）。

イ．「１人分」⇒「**２人分以上**」。施行令第40条の５（運搬方法）第２項第３号。

ウ．施行令第40条の５（運搬方法）第２項第４号。

【18】2

〔解説〕施行令第40条の９（毒物劇物営業者等による情報の提供）第１項、第２項。

> 毒物劇物営業者は、毒物又は劇物を販売し、又は授与するときは、その販売し、又は授与（ア：**する時まで**）に、譲受人に対し、当該毒物又は劇物の性状及び取扱いに関する情報を提供しなければならない。
> 毒物劇物営業者は、前項の規定により提供した毒物又は劇物の性状及び取扱いに関する情報の内容に変更を行う必要が生じたときは、（イ：**速やか**）に、当該譲受人に対し、変更後の当該毒物又は劇物の性状及び取扱いに関する情報を提供するよう努めなければならない。

【19】**2**（ア：正　イ：正　ウ：誤）

〔解説〕ア．取締法第17条（事故の際の措置）第２項。

イ．取締法第17条（事故の際の措置）第１項。

ウ．毒物又は劇物が盗難にあい、又は紛失したときは、事件性の有無にかかわらず、**直ちに警察署に届け出なければならない**。取締法第17条（事故の際の措置）第２項。

【20】**1**（ア：誤　イ：正　ウ：誤）

〔解説〕取締法第22条（業務上取扱者の届出等）第４項。

ア．取締法**第15条の３**（回収等の命令）について**準用**されるため、廃棄の方法は政令で定める基準に適合させなければならない。

イ．取締法**第12条**（回収等の命令）**第３項**について**準用**される。

ウ．毒物又は劇物の販売については**定められていない**。販売業の登録を受けなければ販売してはならない。取締法第３条（毒物劇物の禁止規定）第３項。

基礎化学

【21】**4**

〔解説〕

液体を含む混合物を加熱して、発生した蒸気を冷却することにより、目的の物質（液体）を取り出す操作を（**蒸留**）という。

1．抽出…液体または固体の混合物に特定の溶媒を加え、目的の成分だけを溶かし出して分離する操作。

2．昇華法…固体の混合物を加熱し、固体から直接気体になる成分を冷却して分離する操作。

3．ろ過…ろ紙を通して混在する固体粒子を分離する操作。

【22】**3**

〔解説〕ナトリウムNaの炎色反応…**黄色**。

1．赤色……**リチウム**Li

2．赤紫色…**カリウム**K

4．青緑色…**銅**Cu

【23】**2**（ア：誤　イ：正　ウ：誤）

〔解説〕ア．固体から液体への変化を**融解**、その逆を凝固という。

ウ．液体から気体への変化を**蒸発**、その逆を**凝縮**という。

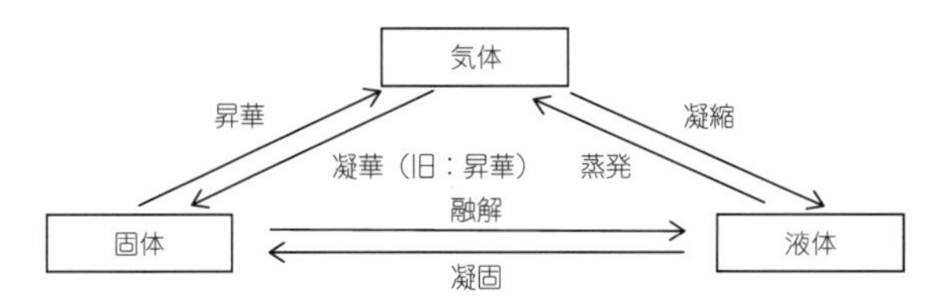

令和6年度　愛知

【24】4

〔解説〕原子に含まれる**陽子**の数を原子番号という。

【25】3

〔解説〕ネオンNe、アルゴンArの最外殻電子は8個だが、ヘリウムHeは**2個**である。

【26】1

〔解説〕

水素分子（H_2）の水素原子（H）の間にみられるような結合を（**共有結合**）という。

共有結合…非金属元素の原子間で、複数の原子が互いに電子を共有してできる結合。

2．配位結合…結合のできる過程が異なるだけで、結合そのものは通常の共有結合と全く同じものであり、区別ができない結合。

3．水素結合…電気陰性度の大きい原子（フッ素F、酸素O、窒素N）の間に水素H原子が仲立ちして、隣接する分子同士を引き合わせる結合。

4．イオン結合…原則として金属元素と非金属元素からなり、陽イオンと陰イオンの間にはたらく静電気的な引力で引き合う結合。

【27】1

〔解説〕沸点が高い順に並べると、**フッ化水素HF** ＞ ヨウ化水素HI ＞ 臭化水素HBr ＞ 塩化水素HCl となる。

1～4の物質は全てハロゲン化水素である。フッ化水素HFを除くハロゲン化水素の沸点は、分子量が大きいほど高くなる。これは、ファンデルワールス力（りょく）が大きくなり、分子間の結合が切れにくくなるためである。

フッ化水素は電気陰性度（原子が共有電子対を引きつける強さ）が大きいフッ素Fのはたらきにより、ファンデルワールス力の他に水素結合を形成するため、他のハロゲン化水素に比べて**沸点が高くなる**。

【28】2

〔解説〕**二酸化炭素**CO_2…直線形の無極性分子。

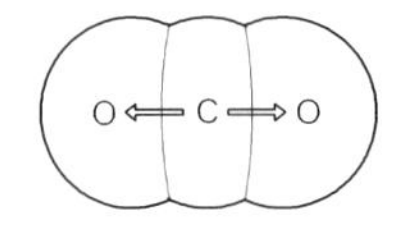

1．アンモニアNH_3…三角錐形の極性分子。

3．メタンCH_4…正四面体形の無極性分子。

4．水H_2O…折れ線形の極性分子。

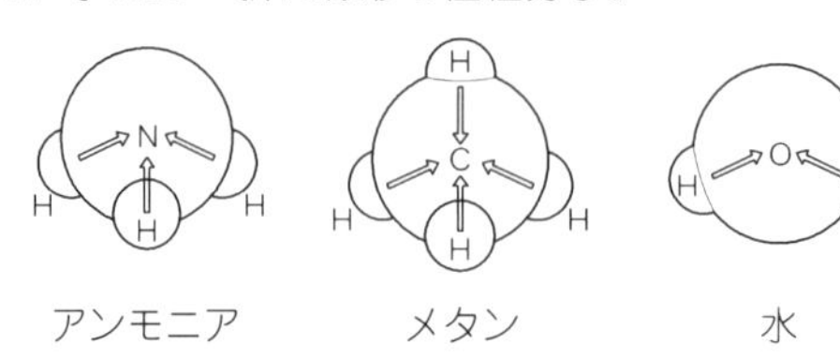

【29】4

〔解説〕**ダイヤモンド** C…非金属元素の原子間の共有結合からなる**共有結合の結晶**。分子結晶は、**水** H_2O や**アンモニア** NH_3 などが該当する。

1．鉄 Fe…金属結合からなる金属結晶。

2．塩化ナトリウム NaCl…金属元素と非金属元素のイオン結合からなるイオン結晶。　$NaCl \longrightarrow Na^+ + Cl^-$

3．二酸化ケイ素 SiO_2…共有結合の結晶。

> **分子結晶**
> 分子が分子間力で弱く結びついた結晶で、電気伝導性がない、融点が低い、柔らかく外力により壊れる、昇華性（固体から気体へ変化する性質）をもつなどの特徴がある。

【30】2

〔解説〕5.6Lの酸素 O_2 は気体の体積 1 mol＝22.4Lより、5.6L／22.4L＝0.25molである。酸素の分子量32g＝1 molより、32g×0.25mol＝**8g**となる。

【31】3

〔解説〕メタン CH_4 の分子量は12＋（1×4）＝16。16g＝1 molとなる。

また、水 H_2O の分子量は（1×2）＋16＝18。18g＝1 molとなる。

メタンの完全燃焼式　$CH_4 + 2O_2 \longrightarrow CO_2 + 2H_2O$ より、メタン 1 molのとき水が2 mol生じるため、18g×2 mol＝**36g**となる。

【32】1

〔解説〕塩酸 HCl aqは1価の酸である。電離度は1であるため、水素イオン濃度［H^+］は、1×0.1mol/L×1＝1.0×10^{-1}mol/L。

乗数の数がpHの値をあらわすため、**pH＝1.0**となる。

【33】3（ア：正　イ：誤　ウ：誤）

〔解説〕イ．酸や塩基の強弱は電離度の大小に関係し、**価数の大小は関係しない**。

> ◎**電離度**…酸や塩基のような電解質が水溶液中で電離している割合。水溶液中でほぼ全ての分子が電離し、電離度が限りなく1に近い酸や塩基を強酸や強塩基といい、水溶液中で一部の分子しか電離せず、電離度が小さい酸や塩基を弱酸、弱塩基という。
> ◎**価数**……組成式に含まれる水素イオン H^+ や水酸化物イオン OH^- の数のこと。

ウ．水溶液中に、水素イオン H^+ と水酸化物イオン OH^- は**常に存在**している。

> **中性**
> 水素イオン濃度［H^+］と水酸化物イオン濃度［OH^-］が等しく存在するときの水溶液の性質のこと。

【34】2

〔解説〕塩酸HCl（**強酸**）とアンモニア水NH3 aq（**弱塩基**）の滴定であるため、中和点は**酸性側**となる。指示薬は変色域が酸性側（pH3.1～4.4）にあり、pH3.1以下では**赤色**を、pH4.4以上では**黄色**を示す**メチルオレンジ**（MO）を用いる。なお、フェノールフタレイン（PP）は変色域が塩基性側（pH8.0～9.8）にある。

【35】3

〔解説〕酸化数のルールを用いると、O_2（酸素）は左辺が**0**、右辺が**－2**となり、右方向の反応において酸化数が減少（自身は還元）しているため、**酸化剤**としてはたらいている。

酸化数のルール

①単体中、化合物中の原子の酸化数の総和は「０」

②化合物中の水素Ｈ原子またはアルカリ金属（カリウムＫなど）の酸化数は「＋１」、酸素Ｏ原子の酸化数は「－２」（※過酸化水素の酸素原子のみ「－１」）

③イオンの酸化数の総和は、そのイオンの電荷

	酸化剤	還元剤
特徴	相手を酸化、自身は還元	相手を還元、自身は酸化

	酸化	還元
酸素の授受	酸素を受け取る	酸素を失う
水素の授受	水素を失う	水素を受け取る
電子の授受	電子を失う	電子を受け取る
酸化数	酸化数が増える	酸化数が減る

1．H_2（水素）の酸化数は左辺が**0**、右辺が**＋2**となり、右方向の反応において酸化数が増加（自身は酸化）する**還元剤**としてはたらいている。

2．化合物の中にハロゲン（塩素Cl）が含まれる場合、例外を除いて酸化数は**－1**を示す。従って、Zn（亜鉛）の酸化数は左辺が**0**、右辺が**＋2**となり、右方向の反応において酸化数が増加（自身は酸化）する**還元剤**としてはたらいている。

4．H_2S（硫（りゅう）化水素）は化合物である。S（硫黄）の酸化数は左辺が**－2**、右辺が**0**となり、右方向の反応において酸化数が増加（自身は酸化）する**還元剤**としてはたらいている。

【36】3（ア：正　イ：誤　ウ：正）

〔解説〕ア．不斉（せい）炭素原子の乳酸$CH_3CH(OH)COOH$には、L－乳酸とD－乳酸という融点や密度などの物理的性質がほぼ同じだが、左手と右手のように鏡像体の関係にある鏡像異性体（光学異性体）が存在する。

イ．互いに異性体の分子量は、**同じ**である。

ウ．２－ブテン$CH_3CH=CHCH_3$は、２個のメチル基が二重結合に対して同じ側にあるシス－２－ブテンと、反対側にあるトランス－２－ブテンが存在するシス－トランス異性体（幾何異性体）である。

> **異性体**
> 有機化合物のうち、分子式が同じで構造が異なるものをいう。そのうち、分子の構造式が異なるものを**構造異性体**、構造式が同じで原子や基の立体的な配置が異なるものを**立体異性体**という。

【37】4

〔解説〕**酢酸エチル**$CH_3COOC_2H_5$…CH_3CO-**OH**の構造をもつ化合物であるため、ヨードホルム反応を**示さない**。

１～３．アセトアルデヒドCH_3CHO、エタノールCH_3CH_2OH、２－プロパノール$CH_3CH(OH)CH_3$…いずれもアルデヒドやアルコールの化合物であるため、ヨードホルム反応を**示す**。

> **ヨードホルム反応**
> アセトンCH_3CO-CH_3などのアセチル基CH_3CO-の構造をもつケトンやアルデヒド、または酸化されるとアセチル基を生じる$CH_3CH(OH)-$の構造をもつアルコールに、ヨウ素と水酸化ナトリウム水溶液（または炭酸ナトリウム水溶液）を加えて温めると、特異臭をもつヨードホルムCHI_3の黄色沈殿を生じる反応。

【38】2

〔解説〕

H_2（気体）＋ I_2（気体）$\rightleftarrows$ ２HI（気体）

温度一定に保ちながら、この密閉容器の中に水素（H_2）を加えると、上記の平衡が（ア：**右向き**）に動き、水素（H_2）の濃度が（イ：**減少**）する方向に平衡移動する。

【39】1

〔解説〕

（**エステル化**）

$CH_3COOH + C_2H_5OH \rightleftarrows CH_3COOC_2H_5 + H_2O$

酢酸　エタノール　加水分解　酢酸エチル　水

> **エステル化**
> カルボン酸R^1-COOHとアルコールR^2-OHから水分子がとれて縮合し、化合物のエステル$R^1-COO-R^2$を生成する反応。

2．ハロゲン化…ベンゼン環C_6H_6の水素H原子を塩素Cl原子で置換した反応。

3．スルホン化…ベンゼン環C_6H_6の水素H原子をスルホ基$-SO_3H$で置換した反応。

4．けん化…塩基を用いたエステルの加水分解。

【40】1

〔解説〕**鉛蓄電池**は代表的な二次電池である。

2＆4．酸化銀電池（銀電池）とリチウム電池は、いずれも一次電池である。

> ◎**一次電池**…放電を続けることにより、起電力が低下し元に戻らない電池。
> ◎**二次電池**…起電力を回復することで繰り返し使用できる電池。

【41】3

〔解説〕質量パーセント濃度35%のアンモニア水300gに含まれるアンモニア（溶質）は、0.35×300g＝105gである。加える水の量を x gとすると、次の等式が成り立つ。

$$\text{質量パーセント濃度（\%）} = \frac{\text{溶質の質量（g）}}{\text{溶液の質量（g）}} \times 100$$

$$20\% = \frac{105\text{g}}{300\text{g} + x\ \text{g}} \times 100$$

$$\Rightarrow\ 20 \times (300\text{g} + x\ \text{g}) = 105 \times 100$$

$$6000 + 20x = 10500$$

$$20x = 4500$$

$$x = \mathbf{225\ (g)}$$

【42】2

〔解説〕濃度5.0mol/Lの水溶液300mL（0.3L）中に含まれる水酸化ナトリウム（溶質）の物質量（mol）は、5.0mol/L×0.3L＝1.5mol。

同様に、濃度3.5mol/Lの水溶液200mL（0.2L）中に含まれる水酸化ナトリウムの物質量（mol）は、3.5mol/L×0.2L＝0.7mol。

$$\text{混合水溶液の濃度（mol/L）} = \frac{\text{溶質の質量（g）}}{\text{溶液の質量（g）}}$$

$$= \frac{1.5\text{mol} + 0.7\text{mol}}{0.3\text{L} + 0.2\text{L}} = \frac{2.2\text{mol}}{0.5\text{L}}$$

$$= \mathbf{4.4\ (mol/L)}$$

【43】2

〔解説〕中和反応式：$2NH_3 + H_2SO_4 \longrightarrow (NH_4)_2SO_4$

アンモニア水は1価の塩基、硫酸(りゅう)は2価の酸であり、求める量を x mLとすると、次の等式が成り立つ。

1 ×3.2mol/L ×（400／1000）mL＝2 ×1.6mol/L ×（ x mL／1000）mL

両辺に1000をかける。　3.2mol/L ×400mL＝3.2mol/L × x mL

$3.2x = 1280$

$x =$ **400（mL）**

実地（性質・貯蔵・取扱い方法等）

【44】4

〔解説〕シアン化ナトリウムNaCNの水溶液は**強アルカリ性**である。

1～3．シアン化ナトリウム［**白色**の粉末］［粒状又はタブレット状の**固体**］［頭痛、めまい、呼吸麻痺等の症状］［二酸化炭素 CO_2 と反応して**シアン化水素**HCNを生成］

【45】2

〔解説〕メチルエチルケトン $C_2H_5COCH_3$ は、有機溶媒にも水にも**溶ける**。

1＆3～4．メチルエチルケトン［**無色の液体**］［**アセトン様の芳香**］［高濃度で吸入すると麻酔状態］［**引火**しやすい］

【46】2（ア：正　イ：誤　ウ：誤）

〔解説〕イ．ジメルカプロール（BAL）…**砒(ひ)素**、**砒素化合物**、**水銀**、**無機銅塩類**の解毒剤。

ウ．2－ピリジルアルドキシムメチオダイド（PAM）…**有機燐(りん)化合物**の解毒剤。

【47】3

〔解説〕**ブロムメチル**（臭化メチル）CH_3Br…果樹・種子等の病害虫に対する**燻蒸(くんじょう)剤**に用いられる。

【48】1

〔解説〕**ピクリン酸** $C_6H_2(OH)(NO_2)_3$ は、鉄、銅、鉛等の**金属容器は使用しない**。

2．ホルマリンHCHO aq［空気と日光により変質］［**遮光したガラス瓶(びん)**］

3．四塩化炭素 CCl_4［**亜鉛**又は**スズメッキ**をした**鋼鉄製容器**で保管］［高温に接しない場所に保管］

4．塩化亜鉛 $ZnCl_2$［**潮解性**］［**密栓**して保管］

令和6年度　愛知

【49】4

〔解説〕**アクリルニトリル**$CH_2=CHCN$…**アルカリ法**（水酸化ナトリウム水溶液でpHを13以上に調整後、高温加圧下で加水分解する）や、**燃焼法**（焼却炉の火室へ噴霧し焼却する）で廃棄する。選択肢の沈殿法は、**毒性の低い金属・半金属の化合物**の廃棄方法である。

> ◎**燃焼法**………多くの有機化合物の廃棄法として用いられる方法。
> ◎**還元沈殿法**…毒性の高い六価クロムを含む化合物を廃棄する方法。
> ◎**中和法**………酸性のものはアルカリで、アルカリ性（塩基性）のものは酸で中和して廃棄する方法。

【50】1

〔解説〕弗(ふっ)化水素酸HF aqに限らず、毒物及び劇物が漏えいした時の措置として、**風下で作業を行ってはならない**。

【51】A…1　B…3　C…2　D…4

〔解説〕A．黄燐(りん)P_4［白色又は淡黄色の**ろう様半透明の結晶性固体**］［**ニンニク臭**］

B．水銀Hg［金属光沢］［**重い液状の金属**］

C．アニリン$C_6H_5NH_2$［特有の臭気］［**無色透明な液体**］［空気に触れると**赤褐色**］

D．塩素Cl_2［窒息性臭気］［**黄緑色の気体**］

【52】A…2　B…1　C…4　D…3

〔解説〕A．沃(よう)素I_2［通風のよい冷所に保管］［腐食されやすい金属などは、なるべく**引き離しておく**］

B．過酸化水素水H_2O_2 aq［安定剤として**少量の酸**を添加して保管］

C．水酸化ナトリウムNaOH［**二酸化炭素と水を吸収**する性質が強い］［**密栓**して保管］

D．硝(しょう)酸銀$AgNO_3$［**光によって分解して黒くなる**］［遮光容器で保管］

【53】A…4　B…3　C…2　D…1

〔解説〕A．フェノールC_6H_5OH［皮膚や粘膜につくと火傷を起こし、その部分は**白色**］［**尿は特有の暗赤色**を呈する］

B．硫(りゅう)酸タリウムTl_2SO_4［次第に呼吸困難となり、虚脱症状］

C．モノフルオール酢酸ナトリウム$CH_2FCOONa$［哺乳動物及び人間に強い毒性を示す特定毒物］［胃の疼痛(とうつう)］［てんかん性痙攣(けいれん)］

D．蓚(しゅう)酸$(COOH)_2 \cdot 2H_2O$［**血液中のカルシウム分を奪う**］［腎障害］

【54】 A…1　B…4　C…3　D…2

〔解説〕A．塩化バリウム$BaCl_2 \cdot 2H_2O$…**沈殿法**［沈殿濾過して埋立処分］

B．一酸化鉛PbO…**固化隔離法**［セメントを用いて固化］

C．硝酸HNO_3…**中和法**［炭酸ナトリウム又は水酸化カルシウムの攪拌溶液に加えて中和］［多量の水で希釈して処理］

D．ブロムメチル（臭化メチル）CH_3Br…**燃焼法**［可燃性溶剤］［焼却炉の火室へ噴霧して焼却］

【55】 A…2　B…3　C…1　D…4

〔解説〕A．塩酸HCl aq［**硝酸銀溶液**を加えると**白色の沈殿**］

B．ホルマリン$HCHO$ aq［**アンモニア水**を加え、さらに**硝酸銀溶液**を加える］［徐々に**金属銀**を析出］［フェーリング液とともに熱する］［**赤色の沈殿**］

C．四塩化炭素CCl_4［**水酸化カリウム**と**銅粉**とともに煮沸］［**黄赤色の沈殿**］

D．水酸化カリウムKOH［**酒石酸溶液**を過剰に加える］［**白色結晶性の沈殿**］

6　令和5年度（2023年）　愛知県

〔 毒物及び劇物に関する法規 〕

※　設問中、特に規定しない限り、「法」は「毒物及び劇物取締法」、「政令」は「毒物及び劇物取締法施行令」、「省令」は「毒物及び劇物取締法施行規則」とする。

【1】次の記述は、法第1条の条文であるが、（　）にあてはまる語句の組合せとして、正しいものはどれか。

この法律は、毒物及び劇物について、（ア）上の見地から必要な（イ）を行うことを目的とする。

	ア	イ
1．	保健衛生	規制
2．	保健衛生	取締
3．	公衆衛生	規制
4．	公衆衛生	取締

【2】次の記述は、法第3条第3項の条文の一部であるが、（　）にあてはまる語句の組合せとして、正しいものはどれか。

毒物又は劇物の販売業の登録を受けた者でなければ、毒物又は劇物を販売し、（ア）し、又は販売若しくは（ア）の目的で（イ）し、運搬し、若しくは陳列してはならない。

	ア	イ
1．	授与	所持
2．	提供	所持
3．	授与	貯蔵
4．	提供	貯蔵

【3】次のうち、特定毒物に関する記述として、誤っているものはどれか。

1．毒物又は劇物の製造業者は、毒物又は劇物の製造のために特定毒物を使用することができる。
2．特定毒物研究者は、特定毒物を輸入することができる。
3．特定毒物研究者の許可を受けようとする者は、その主たる研究所の所在地の都道府県知事を経て、厚生労働大臣に申請書を出さなければならない。
4．特定毒物使用者は、その使用することができる特定毒物以外の特定毒物を譲り受け、又は所持してはならない。

【4】次のうち、法第３条の３で「みだりに摂取し、若しくは吸入し、又はこれらの目的で所持してはならない。」と規定されている「興奮、幻覚又は麻酔の作用を有する毒物又は劇物」として、政令で定められているものはどれか。

☐ 1．トルエン　　2．ベンゼン
3．キシレン　　4．クロロホルム

【5】次の記述は、法第３条の４の条文であるが、（　）にあてはまる語句の組合せとして、正しいものはどれか。

引火性、発火性又は（ア）のある毒物又は劇物であって政令で定めるものは、業務その他正当な理由による場合を除いては、（イ）してはならない。

	ア	イ
☐ 1．	揮発性	使用
2．	揮発性	所持
3．	爆発性	使用
4．	爆発性	所持

【6】次の記述は、法第４条第３項及び省令第４条第２項の条文であるが、（　）にあてはまる語句の組合せとして、正しいものはどれか。

〈法第４条第３項〉

製造業又は輸入業の登録は、５年ごとに、販売業の登録は、（ア）ごとに、更新を受けなければ、その効力を失う。

〈省令第４条第２項〉

法第４条第３項の毒物又は劇物の販売業の登録の更新は、登録の日から起算して（ア）を経過した日の（イ）に、別記第５号様式による登録更新申請書に登録票を添えて提出することによって行うものとする。

	ア	イ
☐ 1．	３年	１月前まで
2．	３年	15日以内
3．	６年	１月前まで
4．	６年	15日以内

【7】次のうち、毒物劇物取扱責任者に関するものとして、<u>誤っているもの</u>はどれか。

☐ 1．毒物劇物営業者は、自ら毒物劇物取扱責任者となることができない。
2．毒物劇物営業者が毒物若しくは劇物の製造業、輸入業若しくは販売業のうち２以上を併せて営む場合において、その製造所、営業所若しくは店舗が互に隣接しているとき、毒物劇物取扱責任者は、これらの施設を通じて１人で足りる。
3．毒物劇物営業者は、毒物劇物取扱責任者を変更したときは、30日以内に、その毒物劇物取扱責任者の氏名を届け出なければならない。
4．毒物若しくは劇物又は薬事に関する罪を犯し、罰金以上の刑に処せられ、その執行を終り、又は執行を受けることがなくなった日から起算して３年を経過していない者は、毒物劇物取扱責任者となることができない。

【8】次のうち、法第９条に基づき、毒物劇物製造業者があらかじめ登録の変更を受けなければならない場合として、定められているものはどれか。

☐ 1．毒物又は劇物を製造し、貯蔵し、又は運搬する設備の重要な部分を変更しようとするとき。
2．登録を受けた毒物又は劇物以外の毒物又は劇物を製造しようとするとき。
3．氏名又は住所（法人にあっては、その名称又は主たる事務所の所在地）を変更しようとするとき。
4．製造所の名称を変更しようとするとき。

【9】次の記述は、法第11条第２項に基づき、毒物劇物営業者及び特定毒物研究者がその製造所、営業所若しくは店舗又は研究所の外に飛散し、漏れ、流れ出、若しくはしみ出、又はこれらの施設の地下にしみ込むことを防ぐのに必要な措置を講じなければならない毒物若しくは劇物を含有する物を定めた政令第38条第１項の条文であるが、（　）にあてはまる語句の組合せとして、正しいものはどれか。

法第11条第２項に規定する政令で定める物は、次のとおりとする。
一　無機（ア）化合物たる毒物を含有する液体状の物（（ア）含有量が１Ｌにつき１mg以下のものを除く。）
二　塩化水素、硝酸若しくは硫酸又は水酸化カリウム若しくは水酸化ナトリウムを含有する液体状の物（水で10倍に希釈した場合の水素イオン濃度が水素指数（イ）までのものを除く。）

　　　ア　　　　　イ

☐ 1．シアン　　2.0から12.0
2．シアン　　5.8から8.6
3．セレン　　2.0から12.0
4．セレン　　5.8から8.6

【10】次の記述は、法第11条第４項の条文であるが、（　）にあてはまる語句として、正しいものはどれか。

毒物劇物営業者及び特定毒物研究者は、毒物又は厚生労働省令で定める劇物については、その容器として、（　）の容器として通常使用される物を使用してはならない。

☐ 1．医薬品　　2．洗剤
3．農薬　　4．飲食物

【11】次のうち、法第12条第１項の規定に基づく毒物の容器及び被包の表示として、正しいものはどれか。

☐ 1．「医薬用外」の文字及び黒地に白色をもって「毒物」の文字
2．「医薬用外」の文字及び白地に黒色をもって「毒物」の文字
3．「医薬用外」の文字及び赤地に白色をもって「毒物」の文字
4．「医薬用外」の文字及び白地に赤色をもって「毒物」の文字

【12】次のうち、法第12条第２項第３号の規定により、毒物劇物営業者がその容器及び被包に解毒剤の名称を表示しなければ、販売し、又は授与してはならない毒物又は劇物として、省令第11条の５で定められているものはどれか。

☐ 1．無機シアン化合物及びこれを含有する製剤たる毒物及び劇物
2．タリウム化合物及びこれを含有する製剤たる毒物及び劇物
3．有機燐（りん）化合物及びこれを含有する製剤たる毒物及び劇物
4．アンチモン化合物及びこれを含有する製剤たる毒物及び劇物

【13】次の記述は、法第13条に基づく特定の用途に供される毒物又は劇物の販売等に関するものであるが、正誤の組合せとして、正しいものはどれか。

ア．すべての劇物については、省令で定める方法により着色したものでなければ、農業用として販売し、又は授与してはならない。

イ．硫酸タリウムを含有する製剤たる劇物については、あせにくい黒色で着色したものでなければ、農業用として販売し、又は授与してはならない。

ウ．燐(りん)化亜鉛を含有する製剤たる劇物については、鮮明な青色または赤色で全質均等で着色したものでなければ、農業用として販売し、又は授与してはならない。

	ア	イ	ウ
☐ 1．	正	誤	誤
2．	誤	正	誤
3．	誤	正	正
4．	正	誤	正

【14】次の記述は、法第14条第１項の条文であるが、（　）にあてはまる語句の組合せとして、正しいものはどれか。

毒物劇物営業者は、毒物又は劇物を他の毒物劇物営業者に販売し、又は授与したときは、その都度、次に掲げる事項を書面に記載しておかなければならない。

一　毒物又は劇物の（ア）及び数量

二　販売又は授与の年月日

三　譲受人の氏名、（イ）及び住所（法人にあっては、その名称及び主たる事務所の所在地）

	ア	イ
☐ 1．	名称	電話番号
2．	名称	職業
3．	製造番号	電話番号
4．	製造番号	職業

【15】次の記述は、劇物たるピクリン酸の販売及び交付について述べたものであるが、正誤の組合せとして、正しいものはどれか。

ア．毒物劇物営業者は、その交付を受ける者の氏名及び住所を確認せずに、交付した。

イ．毒物劇物営業者は、18歳未満の者に交付した。

ウ．毒物劇物営業者は、劇物たるピクリン酸を交付するときの確認に関する事項を記載した帳簿を、最終の記載をした日から５年間保存した。

	ア	イ	ウ
☐ 1．	正	誤	誤
2．	誤	正	誤
3．	誤	誤	正
4．	正	誤	正

【16】 次のうち、劇物たる20％硝酸を、車両１台を使用して１回につき6,000kgを運搬する場合の運搬方法として、誤っているものはどれか。［改］

☐ 1．運送業者に委託する場合、運送業者に対して、あらかじめ、運搬する劇物の名称、成分及びその含量、数量、事故の際に講じなければならない応急の措置の内容を記載した書面を交付した。

2．運転者１名による運転時間が、２日（始業時刻から起算して48時間をいう。）を平均し１日当たり９時間を超えるため、交替して運転する者を同乗させた。

3．車両の前後の見やすい箇所に、地を黒色、文字を白色として「毒」と表示した0.3m平方の板を掲げた。

4．車両に防毒マスク、ゴム手袋、その他事故の際に応急の措置を講ずるために必要な保護具を１人分備えた。

【17】 次の記述は、政令第40条の９第１項の条文の一部であるが、（　）にあてはまる語句の組合せとして、正しいものはどれか。

毒物劇物営業者は、毒物又は劇物を販売し、又は授与するときは、その販売し、又は授与（ア）に、譲受人に対し、当該毒物又は劇物の（イ）及び取扱いに関する情報を提供しなければならない。

	ア	イ
☐ 1．	する時まで	性状
2．	する時まで	毒性
3．	した後、速やか	性状
4．	した後、速やか	毒性

【18】次の記述は、法第17条第２項の条文であるが、（　）にあてはまる語句の組合せとして、正しいものはどれか。

毒物劇物営業者及び特定毒物研究者は、その取扱いに係る毒物又は劇物が盗難にあい、又は紛失したときは、（ア）、その旨を（イ）に届け出なければならない。

	ア	イ
☐ 1．	直ちに	警察署
2．	直ちに	保健所
3．	30日以内に	警察署
4．	30日以内に	保健所

【19】次の記述は、法第22条第１項の規定に基づき、届出が必要な業務上取扱者の事業等を定めた政令第41条及び省令第13条の13の条文であるが、（　）にあてはまる語句の組合せとして、正しいものはどれか。

〈政令第41条〉

法第22条第１項に規定する政令で定める事業は、次のとおりとする。

一　電気めっきを行う事業

二　金属熱処理を行う事業

三　最大積載量が（ア）以上の自動車若しくは被牽(けん)引自動車（以下「大型自動車」という。）に固定された容器を用い、又は内容積が厚生労働省令で定める量以上の容器を大型自動車に積載して行う毒物又は劇物の運送の事業

四　しろありの防除を行う事業

〈省令第13条の13〉

令第41条第３号に規定する厚生労働省令で定める量は、四アルキル鉛を含有する製剤を運搬する場合の容器にあっては200Ｌとし、それ以外の毒物又は劇物を運搬する場合の容器にあっては（イ）とする。

	ア	イ
☐ 1．	1,000kg	1,000Ｌ
2．	1,000kg	5,000Ｌ
3．	5,000kg	1,000Ｌ
4．	5,000kg	5,000Ｌ

【20】次の記述は、毒物又は劇物の業務上取扱者の対応を述べたものであるが、正誤の組み合わせとして、正しいものはどれか。

ア．劇物の貯蔵設備に「医薬用外劇物」の文字を表示した。

イ．毒物又は劇物が盗難にあい、又は紛失することを防ぐのに必要な措置として、鍵をかけることができる専用の保管庫に毒物又は劇物を保管した。

ウ．貯蔵設備から劇物が漏えいし、多数の者に保健衛生上の危害が発生するおそれがあったため、直ちにその旨を保健所、警察署及び消防機関に届け出るとともに、保健衛生上の危害を防止するために必要な応急の措置を講じた。

	ア	イ	ウ
☐ 1．	正	正	誤
2．	正	誤	正
3．	誤	正	正
4．	正	正	正

〔基礎化学〕

※　設問中の物質の性状は、特に規定しない限り常温常圧におけるものとする。

【21】次の記述は、混合物の分離操作に関するものであるが、（　）にあてはまる語句として、正しいものはどれか。

目的の物質をよく溶かす溶媒を使い、溶媒に対する溶けやすさの違いを利用して、混合物から目的の物質を溶かし出して分離する操作を（　）という。

☐ 1．抽出　　2．分留
3．再結晶　　4．クロマトグラフィー

【22】次の記述のうち、正しいものはどれか。

☐ 1．ヘリウムは単体であるが、水素は化合物である。
2．銀と水銀は、互いに同素体の関係である。
3．物質を構成している基本的な成分を元素という。
4．ナトリウムは、炎色反応において青緑色を示す。

【23】次のうち、原子番号を表すものはどれか。

☐ 1．陽子の数　　2．中性子の数
3．陽子と中性子の数の和　　4．陽子と中性子と電子の数の和

【24】次の記述は、同位体（アイソトープ）に関するものであるが、正誤の組合せとして正しいものはどれか。

ア．同位体は、質量が異なるため、その化学的性質は全く異なる。
イ．$^{1}_{1}$Hと$^{2}_{1}$Hは互いに同位体である。
ウ．天然に存在する各同位体の存在比は、地球上ではほぼ一定である。

	ア	イ	ウ
1．	正	正	誤
2．	誤	正	正
3．	正	誤	誤
4．	誤	誤	正

【25】次の記述は、イオンの生成に関するものであるが、（　）にあてはまる語句の組合せとして、正しいものはどれか。

原子から最外殻の電子を１個取り去って、１価の陽イオンにするのに必要なエネルギーを（ア）といい、一般に（ア）が（イ）原子ほど陽イオンになりやすい。また、原子が１個の電子を受け取って、１価の陰イオンになるときに放出するエネルギーを（ウ）といい、一般に（ウ）が（エ）原子ほど陰イオンになりやすい。

	ア	イ	ウ	エ
1．	イオン化エネルギー	小さい	電子親和力	大きい
2．	イオン化エネルギー	大きい	電子親和力	小さい
3．	電子親和力	小さい	イオン化エネルギー	大きい
4．	電子親和力	大きい	イオン化エネルギー	小さい

【26】次のうち、三重結合をもつ分子はどれか。

1．水（H_2O）
2．アンモニア（NH_3）
3．二酸化炭素（CO_2）
4．窒素（N_2）

【27】次のうち、共有結合の結晶を形成する物質はどれか。

1．二酸化ケイ素（SiO_2）
2．ヨウ素（I_2）
3．鉄（Fe）
4．塩化ナトリウム（NaCl）

【28】次のうち、アンモニア分子（NH_3）１個の質量として、正しいものはどれか。ただし、各原子の原子量は、水素（H）＝１、窒素（N）＝14とする。また、アボガドロ定数は6.0×10^{23}/molとする。

☐ 1．3.5×10^{-24}g　　2．2.8×10^{-23}g
3．1.7×10^{-22}g　　4．1.0×10^{-21}g

【29】次の化学反応式は、エタン（C_2H_6）と酸素（O_2）が反応し、二酸化炭素（CO_2）と水（H_2O）が生じる変化を示したものであるが、（　）に当てはまる係数の組合せとして、正しいものはどれか。

$2C_2H_6$ ＋（ア）O_2 ⟶（イ）CO_2 ＋（ウ）H_2O

	ア	イ	ウ
☐ 1．	5	2	3
2．	5	2	6
3．	7	4	3
4．	7	4	6

【30】次のうち、1価の酸に分類されるものはどれか。

☐ 1．シュウ酸（$(COOH)_2$）　　2．二酸化炭素（CO_2）
3．酢酸（CH_3COOH）　　4．水酸化ナトリウム（NaOH）

【31】次のうち、酸性と塩基性の水溶液に関する記述として、正しいものはどれか。

☐ 1．塩基性の水溶液は、フェノールフタレイン溶液を赤色に変える。
2．塩基性の水溶液は、メチルオレンジ溶液を赤色に変える。
3．酸性の水溶液は、赤色リトマス紙を青色に変える。
4．酸性の水溶液は、ブロモチモールブルー（BTB）溶液を青色に変える。

【32】次のうち、硫酸酸性の水溶液中で過マンガン酸イオン（MnO_4^-）がマンガンイオン（Mn^{2+}）になる反応に関する記述として、誤っているものはどれか。なお、過マンガン酸イオン（MnO_4^-）がマンガンイオン（Mn^{2+}）になる反応は、次のイオン反応式で表される。

$MnO_4^- + 8H^+ + 5e^- \longrightarrow Mn^{2+} + 4H_2O$

☐ 1．溶液は、赤紫色から淡桃色（ほぼ無色）に変化する。
2．過マンガン酸イオンは、還元剤としてはたらいている。
3．マンガン原子の酸化数は、＋7から＋2に減少している。
4．過マンガン酸イオンは、相手の物質から電子を受け取っている。

【33】次のうち、化学電池に関する記述として、誤っているものはどれか。

□ 1．イオン化傾向の異なる２種類の金属を電池の電極としたとき、イオン化傾向の小さい金属は負極、イオン化傾向の大きい金属は正極となる。
2．電子は負極から正極に流れ、電流は正極から負極に流れる。
3．鉛蓄電池、ニッケル・水素電池、リチウムイオン電池はいずれも二次電池（蓄電池）に分類される。
4．燃料電池では負極活物質に水素、正極活物質に酸素が用いられる。

【34】次の記述は、希薄溶液の性質に関するものであるが、（　）にあてはまる語句の組合せとして、正しいものはどれか。

不揮発性物質が溶けている溶液は、純粋な溶媒と比べて、沸点が（ア）なる。また、不揮発性物質が溶けている溶液は、純粋な溶媒と比べて、凝固点が（イ）なる。

	ア	イ
□ 1．	低く	低く
2．	低く	高く
3．	高く	低く
4．	高く	高く

【35】次のうち、コロイドに関する記述として、正しいものはどれか。

□ 1．コロイド粒子が分散している溶液をゲルという。
2．コロイド溶液を限外(げんがい)顕微鏡で観察すると、コロイド粒子が不規則な運動をしている様子が見られる。これをチンダル現象という。
3．親水コロイドに少量の電解質を加えると、沈殿が生じる。この現象を凝析という。
4．コロイド溶液に直流の電圧をかけると、コロイド粒子自身が帯電している電荷とは反対の電極のほうへ移動する。この現象を電気泳動という。

【36】次のうち、化学反応の速さを大きくする要因として、誤っているものはどれか。

□ 1．反応物の濃度を大きくする。
2．反応物が固体のときは、固体の表面積を小さくする。
3．温度を高くする。
4．触媒を使用する。

【37】次のうち、ハロゲンに関する記述として、正しいものはどれか。

☐ 1．ハロゲンの原子はいずれも安定な電子配置をとり、その価電子の数は0とみなされる。
2．周期表1族の元素をハロゲンという。
3．ハロゲンの単体は、いずれも2原子からなる分子で、有色、有毒である。
4．ハロゲンの単体の酸化力は、原子番号が大きいものほど強い。

【38】次のうち、カルシウム化合物とその別名の組合せとして、誤っているものはどれか。

☐ 1．酸化カルシウム（CaO）……………………………… 生石灰（せいせっかい）
2．水酸化カルシウム（$Ca(OH)_2$）…………………… 消石灰（しょうせっかい）
3．硫酸カルシウム二水和物（$CaSO_4 \cdot 2H_2O$）……… セッコウ
4．塩化カルシウム（$CaCl_2$）………………………… ミョウバン

【39】次のうち、芳香族炭化水素に分類されるものはどれか。

☐ 1．アセチレン（C_2H_2）　2．ベンゼン（C_6H_6）
3．シクロヘキセン（C_6H_{10}）　4．プロパン（C_3H_8）

【40】次のうち、アセトアルデヒド（CH_3CHO）に関する記述として、誤っているものはどれか。

☐ 1．加熱した銅または白金を触媒に用いて、メタノールを酸化することにより得られる。
2．アセトアルデヒドを酸化すると酢酸になる。
3．アンモニア性硝酸銀水溶液とともに加温すると、容器の内壁に銀が析出し鏡のようになる。
4．塩基性条件下でヨウ素と反応させると、黄色のヨードホルムが生じる。

【41】水500gに、80％の硫酸300gを加えた。この硫酸の濃度は、次のうちどれか。なお、本問中、濃度（％）は質量パーセント濃度である。

☐ 1．30％　2．45％
3．48％　4．60％

【42】2.5mol/Lのアンモニア水400mLに、1.0mol/Lのアンモニア水を加えて、1.5mol/Lのアンモニア水を作った。このとき加えた1.0mol/Lのアンモニア水の量は、次のうちどれか。

☐ 1．80mL　2．400mL　3．800mL　4．1600mL

【43】5.0mol/Lの硫酸60mLを中和するのに必要な3.0mol/Lのアンモニア水の量は、次のうちどれか。

☐ 1．50mL　2．100mL　3．200mL　4．2000mL

〔実地（性質・貯蔵・取扱い方法等）〕

※　設問中の物質の性状は、特に規定しない限り常温常圧におけるものとする。

【44】次のうち、アンモニアについての記述として、誤っているものはどれか。

☐ 1．窒息性臭気を有する黄緑色の気体である。
2．圧縮すると常温においても液化する。
3．空気中では燃焼しないが、酸素中では黄色の炎をあげて燃焼する。
4．水溶液に濃塩酸を潤（うるお）したガラス棒を近づけると、白い霧を生じる。

【45】次のうち、硝酸についての記述として、誤っているものはどれか。

☐ 1．極めて純粋な、水分を含まないものは無色の液体で、特有の臭気を有する。
2．腐食性が激しく、空気に接すると刺激性白霧を発し、水を吸収する性質が強い。
3．銅屑（くず）を加えて熱すると藍色を呈して溶け、その際、赤褐色の蒸気を生成する。
4．金、白金を溶解し、硝酸塩を生成する。

【46】次のうち、シアン化ナトリウムの解毒剤として、適当なものはどれか。

☐ 1．硫酸アトロピン
2．チオ硫酸ナトリウム
3．ジメルカプロール（別名：BAL）
4．2－ピリジルアルドキシムメチオダイド（別名：PAM）

【47】次のうち、劇物とその用途の組合せとして、適当でないものはどれか。

1．過酸化水素 ……………… 漂白剤
2．硝酸 ……………………… 冶金（やきん）、爆薬の製造
3．硅弗化（けいふっ）ナトリウム ……… 殺鼠（そ）剤
4．硫酸 ……………………… 石油の精製

【48】次のうち、毒物又は劇物とその貯蔵方法についての記述の組合せとして、適当でないものはどれか。

1．ブロムメチル ……… 少量ならばガラス瓶、多量ならばブリキ缶又は鉄ドラム缶を用い、酸類とは離して風通しの良い乾燥した冷所に密栓して保管する。
2．ナトリウム ………… 通常石油中に保管する。また、冷所で雨水等の漏れがない場所に保管する。
3．黄燐（りん） ………………… 空気に触れると発火しやすいので、水中に沈めて瓶（びん）に入れ、さらに砂を入れた缶中に固定して冷暗所に保管する。
4．臭素 ………………… 少量ならば共栓ガラス瓶（びん）を用いて、濃塩酸、アンモニア水などと離して、冷所に保管する。

【49】次のうち、毒物又は劇物とその廃棄方法の組合せとして、適当でないものはどれか。

1．水酸化カリウム ……… 中和法
2．塩素 …………………… 焙（ばい）焼法
3．アクリル酸 …………… 燃焼法
4．炭酸バリウム ………… 沈殿法

【50】次のうち、トルエンが多量に漏えいした時の措置として、適当でないものはどれか。

1．漏えいした液は、土砂等でその流れを止め、安全な場所に導いて遠くから徐々に注水して希釈した後、消石灰等で中和し、多量の水を用いて洗い流す。
2．引火しやすく、その蒸気は空気と混合して爆発性混合ガスとなるので、火気に近づけない。
3．作業の際には必ず保護具を着用し、風下で作業をしない。
4．漏えいした場所の周辺にはロープを張るなどして人の立入りを禁止する。

【51】次の毒物又は劇物の性状等として、最も適当なものはどれか。

☐ A. 2,2'−ジピリジリウム−1,1'−エチレンジブロミド
(別名：ジクワット)
☐ B. ホスゲン
☐ C. 燐(りん)化亜鉛
☐ D. クレゾール

1. オルト、メタ及びパラの3つの異性体がある。一般にはメタ、パラの異性体の混合物が流通している。フェノール様の臭いがある。
2. 淡黄色の吸湿性結晶で、アルカリ溶液で薄める場合には、2〜3時間以上貯蔵できない。除草剤として用いられる。
3. 暗赤色の光沢のある粉末で、水、アルコールに溶けないが、希酸に気体を出して溶解する。殺鼠(そ)剤として用いられる。
4. 無色、窒息性の気体で、水により徐々に分解されて二酸化炭素と塩化水素になる。

【52】次の劇物の貯蔵方法等として、最も適当なものはどれか。

☐ A. クロロホルム
☐ B. クロルピクリン
☐ C. アクリルアミド
☐ D. キシレン

1. 冷暗所に保管する。純品は空気と日光によって変質するので、少量のアルコールを加えて分解を防止する。
2. 高温又は紫外線下では容易に重合するので、冷暗所に保管する。
3. 引火しやすく、その蒸気は空気と混合して爆発性混合ガスとなるので、火気には近づけないように保管する。
4. 金属腐食性と揮発性があるため、耐腐食性容器に入れ、密栓して冷暗所に保管する。

【53】次の毒物又は劇物の毒性等として、最も適当なものはどれか。

☐ A. 水酸化ナトリウム
☐ B. ニトロベンゼン
☐ C. ニコチン
☐ D. メタノール

1．蒸気の吸入により、チアノーゼ、頭痛、めまい、眠気が起こる。皮膚に触れると速やかに吸収され、吸入した場合と同様の中毒症状を起こす。

2．腐食性が極めて強いので、皮膚に触れると激しく侵し、また高濃度溶液を経口摂取すると、口内、食道、胃などの粘膜を腐食して死亡する。

3．猛烈な神経毒であり、慢性中毒では、咽頭、喉頭等のカタル、心臓障害、視力減弱、めまい、動脈硬化等をきたし、ときに精神異常を引き起こす。

4．濃厚な蒸気を吸入すると、酩酊（めいてい）、頭痛、眼のかすみ等の症状を呈し、さらに高濃度のときは昏睡を起こし、失明することがある。

【54】 次の毒物又は劇物の廃棄方法として、最も適当なものはどれか。

□ A．シアン化ナトリウム

□ B．硫酸

□ C．ホルムアルデヒド

□ D．亜硝酸ナトリウム

1．徐々に水酸化カルシウムの懸濁液の攪拌（かくはん）溶液に加えて中和させた後、多量の水で希釈して処理する。

2．多量の水を加え希薄な水溶液とした後、次亜塩素酸ナトリウム水溶液を加え分解させて処理する。

3．水溶液とし、攪拌（かくはん）下のスルファミン酸溶液に徐々に加えて分解させた後中和し、多量の水で希釈して処理する。

4．水酸化ナトリウム水溶液を加えてアルカリ性（pH11以上）とし、次亜塩素酸ナトリウム水溶液を加えて酸化分解した後、硫酸を加えて中和し、多量の水で希釈して処理する。

【55】 次の劇物の鑑識法として、最も適当なものはどれか。

□ A．フェノール

□ B．蓚（しゅう）酸

□ C．ピクリン酸

□ D．一酸化鉛

1．水溶液を酢酸で弱酸性にして酢酸カルシウムを加えると、結晶性の沈殿を生じる。

2．水溶液に塩化鉄（Ⅲ）（別名：塩化第二鉄）を加えると、紫色を呈する。

3．希硝酸に溶かすと、無色の液体となり、これに硫化水素を通すと、黒色の沈殿を生じる。

4．アルコール溶液は、白色の羊毛又は絹糸を鮮黄色に染める。

▶▶ 正解＆解説

毒物及び劇物に関する法規

【1】2

〔解説〕取締法第１条（取締法の目的）。

> この法律は、毒物及び劇物について、（ア：**保健衛生**）上の見地から必要な（イ：**取締**）を行うことを目的とする。

【2】3

〔解説〕取締法第３条（毒物劇物の禁止規定）第３項。

> 毒物又は劇物の販売業の登録を受けた者でなければ、毒物又は劇物を販売し、（ア：**授与**）し、又は販売若しくは（ア：**授与**）の目的で（イ：**貯蔵**）し、運搬し、若しくは陳列してはならない。

【3】3

〔解説〕「都道府県知事を経て、厚生労働大臣」⇒「**都道府県知事**」。取締法第６条の２（特定毒物研究者の許可）第１項。

1．取締法第３条の２（特定毒物の禁止規定）第３項。

2．取締法第３条の２（特定毒物の禁止規定）第２項。

4．取締法第３条の２（特定毒物の禁止規定）第11項。

【4】1

〔解説〕取締法第３条の３（シンナー乱用の禁止）、施行令第32条の２（興奮、幻覚又は麻酔の作用を有する物）。トルエンのほか、酢酸エチル又はメタノール又はトルエンを含有するシンナー等が定められている。

【5】4

〔解説〕取締法第３条の４（爆発性がある毒物劇物の所持禁止）。

> 引火性、発火性又は（ア：**爆発性**）のある毒物又は劇物であって政令で定めるものは、業務その他正当な理由による場合を除いては、（イ：**所持**）してはならない。

【6】3

〔解説〕取締法第４条（営業の登録）第３項。

> 製造業又は輸入業の登録は、５年ごとに、販売業の登録は、（ア：**6年**）ごとに、更新を受けなければ、その効力を失う。

施行規則第４条（登録の更新の申請）第２項。

> 法第４条第３項の毒物又は劇物の販売業の登録の更新は、登録の日から起算して（ア：**6年**）を経過した日の（イ：**1月前まで**）に、別記第５号様式による登録更新申請書に登録票を添えて提出することによって行うものとする。

【7】1

〔解説〕毒物劇物営業者は、**自ら**毒物劇物取扱責任者として毒物又は劇物による保健衛生上の危害の防止に当たることが**できる**。取締法第7条（毒物劇物取扱責任者）第1項。

2．取締法第7条（毒物劇物取扱責任者）第2項。

3．取締法第7条（毒物劇物取扱責任者）第3項。

4．取締法第8条（毒物劇物取扱責任者の資格）第2項第4号。

【8】2

〔解説〕取締法第9条（登録の変更）第1項。

1＆3～4．いずれの場合も、毒物劇物営業者は**30日以内に**変更の旨を都道府県知事に**届け出なければならない**。取締法第10条（届出）第1項第1～3号、施行規則第10条の2（営業者の届出事項）第1号。

【9】1

〔解説〕施行令第38条（危害防止の措置を講ずべき毒物劇物含有物）第1項第1～2号。

> 一　無機（ア：**シアン**）化合物たる毒物を含有する液体状の物（（ア：**シアン**）含有量が1Lにつき1mg以下のものを除く。）
> 二　塩化水素、硝酸若しくは硫酸又は水酸化カリウム若しくは水酸化ナトリウムを含有する液体状の物（水で10倍に希釈した場合の水素イオン濃度が水素指数（イ：**2.0から12.0**）までのものを除く。）

【10】4

〔解説〕取締法第11条（毒物又は劇物の取扱）第4項。

> （略）、その容器として、（**飲食物**）の容器として通常使用される物を使用してはならない。

【11】3

〔解説〕取締法第12条（毒物又は劇物の表示）第1項。毒物又は劇物の容器及び被包には「医薬用外」の文字、及び毒物（特定毒物含む）については赤地に白色をもって「毒物」の文字、劇物については白地に赤色をもって「劇物」の文字を表示しなければならない。

【12】3

〔解説〕取締法第12条（毒物又は劇物の表示）第2項第3号、施行規則第11条の5（解毒剤に関する表示）。有機燐（りん）化合物及びこれを含有する製剤たる毒物及び劇物の容器及び被包に表示しなければならない解毒剤の名称は、2－ピリジルアルドキシムメチオダイド（PAM）の製剤及び硫酸（りゅうさん）アトロピンの製剤と定められている。

【13】2（ア：誤　イ：正　ウ：誤）

〔解説〕ア．「すべての劇物」⇒「**政令で定める毒物又は劇物**」。取締法第13条（特定の用途に供される毒物又は劇物の販売等）。

イ＆ウ．硫酸タリウム及び燐化亜鉛を含有する製剤たる劇物は、**あせにくい黒色**で着色しなければ、農業用として販売、授与してはならない。取締法第13条（特定の用途に供される毒物又は劇物の販売等）、施行令第39条（着色すべき農業用劇物）第１号、施行規則第12条（農業用劇物の着色方法）。

【14】2

〔解説〕取締法第14条（毒物又は劇物の譲渡手続）第１項第１～３号。

> 一　毒物又は劇物の（ア：**名称**）及び数量
> 二　販売又は授与の年月日
> 三　譲受人の氏名、（イ：**職業**）及び住所（（略））

【15】3（ア：誤　イ：誤　ウ：正）

〔解説〕ア．毒物劇物営業者は、その交付を受ける者の氏名及び住所を**確認した後でなければ**、毒物又は劇物を交付してはならない。取締法第15条（毒物又は劇物の交付の制限等）第２項、施行令第32条の３（発火性又は爆発性のある劇物）。

イ．**18歳未満の者**に、毒物又は劇物を交付することは**できない**。取締法第15条（毒物又は劇物の交付の制限等）第１項第１号。

ウ．取締法第15条（毒物又は劇物の交付の制限等）第４項。

【16】4

〔解説〕「１人分」⇒「**２人分以上**」。施行令第40条の５（運搬方法）第２項第３号。

> なお、20％硝酸を運搬する際に備える保護具は、保護手袋、保護長靴、保護衣、酸性ガス用防毒マスクである（施行規則第13条の６（毒物又は劇物を運搬する車両に備える保護具）、別表第５）。

１．施行令第40条の５（運搬方法）第２項第４号。

２．施行令第40条の５（運搬方法）第２項第１号、施行規則第13条の４（交替して運転する者の同乗）第２号。

３．施行令第40条の５（運搬方法）第２項第２号、施行規則第13条の５（毒物又は劇物を運搬する車両に掲げる標識）。

【17】1

〔解説〕施行令第40条の９（毒物劇物営業者等による情報の提供）第１項。

> 毒物劇物営業者は、毒物又は劇物を販売し、又は授与するときは、その販売し、又は授与（ア：**する時まで**）に、譲受人に対し、当該毒物又は劇物の（イ：**性状**）及び取扱いに関する情報を提供しなければならない。

【18】1

〔解説〕取締法第17条（事故の際の措置）第２項。

> 毒物劇物営業者及び特定毒物研究者は、その取扱いに係る毒物又は劇物が盗難にあい、又は紛失したときは、（ア：**直ちに**）、その旨を（イ：**警察署**）に届け出なければならない。

【19】3

〔解説〕施行令第41条（業務上取扱者の届出）第３号。

> 三　最大積載量が（ア：**5,000kg**）以上の自動車若しくは被牽(けん)引自動車（(略)）に固定された容器を用い、又は内容積が厚生労働省令で定める量以上の容器を大型自動車に積載して行う毒物又は劇物の運送の事業

施行規則第13条の13（施行令第41条第３号に規定する内容積）。

> 令第41条第３号に規定する厚生労働省令で定める量は、四アルキル鉛を含有する製剤を運搬する場合の容器にあっては200Ｌとし、それ以外の毒物又は劇物を運搬する場合の容器にあっては（イ：**1,000L**）とする。

【20】4（ア：正　イ：正　ウ：正）

〔解説〕取締法第22条（業務上取扱者の届出等）第４項。

ア．取締法**第12条**（回収等の命令）**第３項**について**準用**される。

イ．取締法**第11条**（毒物又は劇物の取扱い）**第１項**について**準用**される。

ウ．取締法**第17条**（事故の際の措置）**第１項**について**準用**される。

基礎化学

【21】1

〔解説〕

> 目的の物質をよく溶かす溶媒を使い、溶媒に対する溶けやすさの違いを利用して、混合物から目的の物質を溶かし出して分離する操作を（**抽出**）という。

２．分留…２種類以上の混合物から沸点の差を利用して、蒸留（液体を沸騰させ、その蒸気を冷やして液体に分離する操作）により各成分に分離する操作。

３．再結晶…温度による溶解度の違いを利用して、固体の物質中の不純物を除く操作。

４．クロマトグラフィー…吸着剤等に対する成分の吸着力の差を利用して、混合物から特定の物質を分離する操作。

【22】3

〔解説〕１．ヘリウムHe、水素H…いずれも**単体**。

２．銀Ag、水銀Hg…それぞれ**異なる元素**であり、同素体ではない。

４．ナトリウムNaの炎色反応…**黄色**。青緑色は、**銅**Cuの炎色反応である。

> ◎単体……ただ１種類の元素からなる純物質。
> ◎同素体…同じ元素からなる単体で、性質の異なる物質。

【23】1

〔解説〕3．陽子と中性子の数の和を**質量数**といい、原子の質量とほぼ比例する。

【24】2（ア：誤　イ：正　ウ：正）

〔解説〕ア．同位体は、質量は異なるが**原子番号が同じ**であるため、その化学的性質は**非常に似ている**。

イ．質量数1の水素$^{1}_{1}H$と、質量数2の重水素$^{2}_{1}H$は、質量数が1と2で異なるが、原子番号が同じ（1）であるため、同位体である。

【25】1

〔解説〕

　原子から最外殻の電子を1個取り去って、1価の陽イオンにするのに必要なエネルギーを（ア：**イオン化エネルギー**）といい、一般に（ア：**イオン化エネルギー**）が（イ：**小さい**）原子ほど陽イオンになりやすい。また、原子が1個の電子を受け取って、1価の陰イオンになるときに放出するエネルギーを（ウ：**電子親和力**）といい、一般に（ウ：**電子親和力**）が（エ：**大きい**）原子ほど陰イオンになりやすい。

【26】4

〔解説〕**窒素**N_2は三重結合（**N≡N**）をもつ。

1＆2．水H_2O、アンモニアNH_3は**単結合**（H－O－H、H－N－H）をもつ。
（NH₃の構造式：N の下に縦線で H）

3．二酸化炭素CO_2は**二重結合**（O＝C＝O）をもつ。

【27】1

〔解説〕二酸化ケイ素SiO_2…非金属元素の原子間の共有結合からなる**共有結合の結晶**。

2．ヨウ素I_2…共有結合で結び付いたヨウ素分子が分子間力（ファンデルワールス力（りょく））によって集まってできた**分子結晶**。

3．鉄Fe…金属結合からなる**金属結晶**。

4．塩化ナトリウムNaCl…金属元素と非金属元素のイオン結合からなる**イオン結晶**。　$NaCl \longrightarrow Na^{+} + Cl^{-}$

【28】2

〔解説〕アンモニアNH_3の式量は、14＋（1×3）＝17。1mol＝17gとなり、求める質量をxgとすると、次の等式が成り立つ。

$$質量(g) = \frac{式量(粒子の数)(g)}{アボガドロ定数(/mol)}$$

$$x\,g = \frac{17g}{6.0\times10^{23}/mol}$$

$$x \fallingdotseq \mathbf{2.8\times10^{-23}\,(g)}$$

令和5年度　愛知

【29】4

〔解説〕左辺のC原子とH原子の数に着目すると、それぞれ4個と12個あるため、右辺の（イ）は「**4**」、（ウ）は「**6**」となる。すると右辺のO原子が14個となり、左辺の（ア）は「**7**」となる。

$2C_2H_6$ ＋（ア：**7**）O_2 ⟶（イ：**4**）CO_2 ＋（ウ：**6**）H_2O

	左辺		右辺	
	$2C_2H_6$	$7O_2$	$4CO_2$	$6H_2O$
C	4	-	4	-
H	12	-	-	12
O	-	14	8	6

【30】3

〔解説〕酢酸 CH_3COOH…**1価の弱酸**。　$CH_3COOH \rightleftarrows H^+ + CH_3COO^-$

1．シュウ酸 $(COOH)_2$…**2価の弱酸**。　$(COOH)_2 \rightleftarrows 2H^+ + (COO^-)_2$

2．二酸化炭素 CO_2…水に少し溶けて**2価の弱酸**である炭酸 H_2CO_3 となる。

$CO_2 + H_2O \rightleftarrows 2H^+ + CO_3^{2-}$

4．水酸化ナトリウム NaOH…**1価の強塩基**。　$NaOH \longrightarrow Na^+ + OH^-$

【31】1

〔解説〕2.「塩基性の水溶液」⇒「**酸性の水溶液**」。メチルオレンジ（MO）は**変色域が酸性側**（pH3.1〜4.4）にあるため、pH3.1以下では**赤色**を、pH4.4以上では黄色を示す。

3．酸性の水溶液は**青色リトマス紙を赤色**に変え、塩基（アルカリ）性の水溶液は**赤色リトマス紙を青色**に変える。

4.「酸性の水溶液」⇒「**塩基性の水溶液**」。ブロモチモールブルー（BTB）溶液は**変色域が中性**（pH6.0〜7.6）にあるため、pH6.0以下の酸性では**黄色**を、7.6以上では青色を示す。

【32】2

〔解説〕「還元剤」⇒「**酸化剤**」。

1．過マンガン酸イオンは濃い赤紫色で、マンガンイオンは淡桃色（ほぼ無色）であるため、溶液も同様の変化をする。

3＆4．酸化数のルールを用いると、左辺の過マンガン酸イオン MnO_4^- のマンガンMn原子の酸化数は　［Mn酸化数］＋{(−2)×4}＝−1

［Mn酸化数］＝**＋7**

右辺のマンガンイオン Mn^{2+} のマンガン原子の酸化数は**＋2**となる。

マンガン原子の酸化数が減少していることから、過マンガン酸イオンは**還元されており**（**酸化剤**）、同時に相手の物質から電子を受け取っていることもわかる。

酸化数のルール
①単体中、化合物中の原子の酸化数の総和は「0」
②化合物中の水素H原子またはアルカリ金属（カリウムKなど）の酸化数は「＋1」、酸素O原子の酸化数は「－2」（※過酸化水素の酸素原子のみ「－1」）
③イオンの酸化数の総和は、そのイオンの電荷

	酸化剤	還元剤
特徴	相手を酸化、自身は還元	相手を還元、自身は酸化

	酸化	還元
電子の授受	電子を失う	電子を受け取る
酸化数	酸化数が増える	酸化数が減る

【33】1

〔解説〕イオン化傾向の異なる2種類の金属を電池の電極としたとき、イオン化傾向の小さい金属ではイオン化傾向の大きい金属から電子e^-を受け取る還元反応が起きており、還元反応が起こる電極を**正極**という。一方、イオン化傾向の大きい金属では電子e^-を失う酸化反応が起きており、酸化反応が起こる電極を**負極**という。

イオン化傾向
金属の単体が水溶液中で電子を失い、陽イオンになろうとする性質のことをいい、イオン化傾向の大きな金属ほど、酸化されやすく反応性が大きい。

3．二次電池（蓄電池）…起電力を回復することで繰り返し使用できる電池。
4．正極活物質…正極で還元される物質。
負極活物質…負極で酸化される物質。

【34】3

〔解説〕
不揮発性物質が溶けている溶液は、純粋な溶媒と比べて、沸点が（ア：**高く**）なる。また、不揮発性物質が溶けている溶液は、純粋な溶媒と比べて、凝固点が（イ：**低く**）なる。

設問は、希薄溶液による**凝固点降下**の記述である。

希薄溶液
溶媒（溶かしている液体）の量に対して、溶質（溶けている物質）の量が極めて少なく、濃度が小さい溶液のこと。

【35】4

〔解説〕1.「ゲル」⇒「**ゾル（コロイド溶液）**」。ゲルとは、流動性を失って固化しているコロイド。

2．「チンダル現象」⇒「**ブラウン運動**」。チンダル現象とは、コロイド溶液に側面から強い光を当てると、光が散乱され、**光の通路が輝いて見える**現象。

3．「親水コロイド」⇒「**疎水コロイド**」。なお、親水コロイドに多量の電解質を加えると沈殿する現象を、塩析という。

【36】2

〔解説〕反応物が固体のときは、固体の表面積を**大きく**すると、化学反応の速さを大きくすることができる。

【37】3

〔解説〕1．「ハロゲンの原子」⇒「**貴ガスの原子**」。

2．ハロゲンは周期表の**17族元素**であり、1族元素は**アルカリ金属**である。

4．ハロゲンの単体は、**原子番号が小さくなる**につれて沸点・融点が低くなり、反応性・酸化力は大きく（強く）なる。酸化力の大きい順に並べると、フッ素F_2（9）＞塩素Cl_2（17）＞臭素Br_2（35）＞ヨウ素I_2（53）となる。

【38】4

〔解説〕ミョウバン…**硫**(りゅう)**酸カリウムアルミニウム十二水和物**$AlK(SO_4)_2 \cdot 12H_2O$の別名。

【39】2

〔解説〕ベンゼン環C_6H_6をもつ化合物を**芳香族炭化水素**という。

1．アセチレンC_2H_2（$H-C \equiv C-H$）…**アルキン**。

3．シクロヘキセンC_6H_{10}…**シクロアルケン**。

4．プロパンC_3H_8…**アルカン**。

◎**アルキン**…………脂肪族炭化水素（鎖式炭化水素）のうち、三重結合を1個含む不飽和炭化水素。
◎**シクロアルケン**…脂環式炭化水素のうち、二重結合を1個含む不飽和炭化水素。
◎**アルカン**…………脂肪族炭化水素（鎖式炭化水素）のうち、全て単結合の飽和炭化水素。

【40】1

〔解説〕メタノールCH_3OHを酸化することにより得られる物質は、最も簡単なアルデヒド$-CHO$の**ホルムアルデヒド**$H-CHO$である。

2．エタノールCH_3CH_2OH（第1級アルコール）を酸化すると、アセトアルデヒドCH_3CHO（アルデヒド）となり、アセトアルデヒドを酸化すると酢酸CH_3COOH（カルボン酸）になる。

3．選択肢は、**銀鏡反応**の記述。

銀鏡反応
アルデヒドにアンモニア性硝(しょう)酸銀水溶液を加えて温めると、アンモニア性硝酸銀水溶液中に含まれる銀イオンAg^+が還元され、容器の内壁に銀Agの単体が析出し、鏡のようになる反応。

4．選択肢は、**ヨードホルム**反応の記述。

> **ヨードホルム反応**
> アセトンCH_3CO-CH_3などのアセチル基CH_3CO-の構造をもつケトンやアルデヒド、または酸化されるとアセチル基を生じる$CH_3CH(OH)-$の構造をもつアルコールに、ヨウ素と水酸化ナトリウム水溶液（または炭酸ナトリウム水溶液）を加えて温めると、特異臭をもつヨードホルムCHI_3の黄色沈殿を生じる反応。

【41】1

〔解説〕質量パーセント濃度80％の硫酸（りゅう）水溶液300gに含まれる硫酸（溶質）は、0.8×300＝240gである。水500gと混合したときの質量パーセント濃度を x とすると、次の等式が成り立つ。

$$\text{質量パーセント濃度（\%）}=\frac{\text{溶質の質量（g）}}{\text{溶液の質量（g）}}\times100$$

$$x\,\%=\frac{240\text{g}}{300\text{g}+500\text{g}}\times100$$

$$x=\mathbf{30\,(\%)}$$

【42】3

〔解説〕加える1.0mol/Lのアンモニア水の量を x mLとすると、作られる濃度1.5mol/Lのアンモニア水（400＋ x ）mLとの関係は、次の等式であらわすことができる。

$$\left(2.5\text{mol/L}\times\frac{400\text{mL}}{1000\text{mL}}\right)+\left(1.0\text{mol/L}\times\frac{x\,\text{mL}}{1000\text{mL}}\right)=\left(1.5\text{mol/L}\times\frac{(400+x)\text{mL}}{1000\text{mL}}\right)$$

両辺に1000をかける。

$$(2.5\text{mol/L}\times400\text{mL})+(1.0\text{mol/L}\times x\,\text{mL})=1.5\text{mol/L}\times(400+x)\,\text{mL}$$

$$1000+x=600+1.5x$$

$$0.5x=400$$

$$x=\mathbf{800\,(mL)}$$

【43】3

〔解説〕中和反応式：$H_2SO_4 + 2NH_3 \longrightarrow (NH_4)_2SO_4$

硫酸は２価の酸、アンモニア水は１価の塩基であり、求める量を x mLとすると、次の等式が成り立つ。

$2\times5.0\text{mol/L}\times(60/1000)\,\text{mL}=1\times3.0\text{mol/L}\times(x/1000)\,\text{mL}$

両辺に1000をかける。　$10\text{mol/L}\times60\text{mL}=3.0\text{mol/L}\times x\,\text{mL}$

$$3.0x=600$$

$$x=\mathbf{200\,(mL)}$$

【44】1

〔解説〕アンモニアNH_3は、**特有の刺激臭**のある**無色の気体**である。

2～4．アンモニア［圧縮すると常温においても**液化**］［酸素中では**黄色の炎**をあげて燃焼］［水溶液に**濃塩酸を潤**（うるお）**したガラス棒**を近づけると**白い霧**］

【45】4

〔解説〕硝（しょう）酸HNO_3は、金、白金その他**白金族の金属を除く諸金属**を溶解する。

1～3．硝酸［**無色の液体**］［特有の臭気］［空気に接すると**刺激性白霧**］［**銅屑**（くず）を加えて熱すると**藍色**を呈して溶ける］

【46】2

〔解説〕**チオ硫**（りゅう）**酸ナトリウム**…シアン化ナトリウム$NaCN$などの**シアン化合物**の解毒剤。

1．硫酸アトロピン…**カーバメート**（カルバメート）**系殺虫剤**、**ニコチン**、**有機燐**（りん）**化合物**の解毒剤。

3．ジメルカプロール（BAL）…**砒**（ひ）**素**、**砒素化合物**、**水銀**、**無機銅塩類**の解毒剤。

4．2－ピリジルアルドキシムメチオダイド（PAM）…**有機燐化合物**の解毒剤。

【47】3

〔解説〕**硅弗**（けいふっ）**化ナトリウム**Na_2SiF_6…**ホーローの釉薬**（ゆうやく）**や試薬**に用いられる。

【48】1

〔解説〕**ブロムメチル**（臭化メチル）CH_3Brは、**圧縮冷却して液化**した状態で**圧縮容器**に入れ、冷暗所に貯蔵する。選択肢は［酸類とは離す］［乾燥した冷所］から、**シアン化カリウム**KCNや**シアン化ナトリウム**$NaCN$が考えられる。

2．ナトリウムNa［通常**石油中に保管**］［冷所で雨水等の漏れがない場所に保管］

3．黄燐P_4［水中に沈めて瓶（びん）に入れる］［**砂を入れた缶中に固定**］

4．臭素Br_2［**濃塩酸、アンモニア水などと離す**］

【49】2

〔解説〕塩素Cl_2…**アルカリ法**（多量のアルカリ性水溶液に吹き込んだ後、多量の水で希釈して処理する）や、**還元法**（アルカリ処理法で処理した液に還元剤の溶液を加えた後中和し、多量の水で希釈して処理する）で廃棄する。選択肢の焙（ばい）焼法は、**金属化合物**の廃棄方法である。

◎**中和法**…酸性のものはアルカリで、アルカリ性（塩基性）のものは酸で中和して廃棄する方法。
◎**燃焼法**…多くの有機化合物の廃棄法として用いられる方法。
◎**沈殿法**…毒性の低い金属・半金属の化合物の廃棄法として用いられる方法。

【50】1

〔解説〕［消石灰等で中和］［多量の水を用いて洗い流す］から、**塩酸** HCl aqなどが考えられる。

2．トルエン $C_6H_5CH_3$ は引火性が強く、時間の経過とともに多量の蒸気が発生する。

【51】A…2　B…4　C…3　D…1

〔解説〕A．ジクワット $C_{12}H_{12}Br_2N_2$ ［**淡黄色の吸湿性結晶**］［除草剤］

B．ホスゲン $COCl_2$ ［無色、**窒息性の気体**］

C．燐（りん）化亜鉛 Zn_3P_2 ［**暗赤色の光沢のある粉末**］［希酸に**気体を出して溶解**］［殺鼠（そ）剤］

D．クレゾール $C_6H_4(OH)CH_3$ ［**オルト、メタ及びパラの3つの異性体**］［**フェノール様の臭い**］

【52】A…1　B…4　C…2　D…3

〔解説〕A．クロロホルム $CHCl_3$ ［**少量のアルコール**を加えて分解を防止］

B．クロルピクリン $CCl_3(NO_2)$ ［**耐腐食性容器**］

C．アクリルアミド $CH_2=CHCONH_2$ ［容易に**重合**］

D．キシレン $C_6H_4(CH_3)_2$ ［**爆発性混合ガス**］

【53】A…2　B…1　C…3　D…4

〔解説〕A．水酸化ナトリウム NaOH ［**腐食性**が極めて強い］［皮膚に触れると激しく侵す］

B．ニトロベンゼン $C_6H_5NO_2$ ［皮膚に触れると速やかに吸収］

C．ニコチン $C_{10}H_{14}N_2$ ［**猛烈な神経毒**］

D．メタノール CH_3OH ［高濃度のときは昏睡］［**失明**］

【54】A…4　B…1　C…2　D…3

〔解説〕A．シアン化ナトリウム NaCN…**酸化法**［水酸化ナトリウム水溶液を加えて**アルカリ性**（pH11以上）］［**酸化分解**］

B．硫（りゅう）酸 H_2SO_4…**中和法**［**水酸化カルシウム**の懸濁液の攪拌（かくはん）溶液に加えて**中和**］［多量の水で希釈］

C．ホルムアルデヒド HCHO…**酸化法**［多量の水を加え**希薄な水溶液**］［**次亜塩素酸ナトリウム水溶液を加え分解**］

D．亜硝（しょう）酸ナトリウム $NaNO_2$…**分解法**［**攪拌下のスルファミン酸溶液**］

【55】A…2　B…1　C…4　D…3

〔解説〕A．フェノール C_6H_5OH ［**塩化鉄（Ⅲ）**（塩化第二鉄）を加えると**紫色**］

B．蓚（しゅう）酸（COOH)$_2$・2H_2O ［**酢酸**］［**酢酸カルシウム**］［結晶性の沈殿］

C．ピクリン酸 $C_6H_2(OH)(NO_2)_3$ ［**白色の羊毛又は絹糸を鮮黄色**］

D．一酸化鉛（なまり）PbO ［**硫化水素**を通すと、**黒色の沈殿**］

7 令和6年度（2024年） 静岡県

〔毒物及び劇物に関する法規〕

【1】毒物及び劇物取締法第1条に関する記述のうち、（ ）内に入る語句の組み合わせとして、正しいものはどれか。

この法律は、毒物及び劇物について、（A）上の見地から必要な（B）を行うことを目的とする。

	A	B
1.	公衆衛生	規制
2.	保健衛生	規制
3.	公衆衛生	取締
4.	保健衛生	取締

【2】特定毒物に関する記述のうち、誤っているものはどれか。

1. 毒物若しくは劇物の製造業者、特定毒物研究者又は特定毒物使用者でなければ、特定毒物を製造してはならない。
2. 特定毒物研究者は、特定毒物を学術研究以外の用途に供してはならない。
3. 毒物劇物営業者、特定毒物研究者又は特定毒物使用者でなければ、特定毒物を譲り渡し、又は譲り受けてはならない。
4. 毒物劇物営業者、特定毒物研究者又は特定毒物使用者でなければ、特定毒物を所持してはならない。

【3】毒物及び劇物取締法第3条の4に規定する引火性、発火性又は爆発性のある毒物又は劇物であって政令で定めるものとして、誤っているものはどれか。

1. 塩素酸カリウム40％を含有する製剤
2. ピクリン酸
3. ナトリウム
4. トルエン

【4】毒物及び劇物取締法第８条第２項の規定により、毒物劇物取扱責任者となることができない者に関する記述のうち、（　）内に入る語句の組み合わせとして、正しいものはどれか。

一　（A）歳未満の者
二　心身の障害により毒物劇物取扱責任者の業務を適正に行うことができない者として厚生労働省令で定めるもの
三　麻薬、大麻、あへん又は（B）の中毒者
四　毒物若しくは劇物又は（C）に関する罪を犯し、罰金以上の刑に処せられ、その執行を終り、又は執行を受けることがなくなった日から起算して３年を経過していない者

	A	B	C
1．	20	アルコール	薬事
2．	20	覚せい剤	薬事
3．	18	覚せい剤	薬事
4．	18	覚せい剤	危険物

【5】毒物及び劇物取締法第10条の規定により、毒物劇物営業者が30日以内にその製造所、営業所又は店舗の所在地の都道府県知事に届け出なければならない事由に該当するものとして、誤っているものはどれか。

1．登録を受けた毒物又は劇物以外の毒物又は劇物を製造し、又は輸入したとき。
2．氏名又は住所（法人にあっては、その名称又は主たる事務所の所在地）を変更したとき。
3．毒物又は劇物を製造し、貯蔵し、又は運搬する設備の重要な部分を変更したとき。
4．当該製造所、営業所又は店舗における営業を廃止したとき。

【6】毒物及び劇物取締法第12条の規定により、毒物劇物営業者及び特定毒物研究者が、毒物の被包に表示しなければならないものとして、正しいものはどれか。

☐ 1.「医薬用外」の文字及び白地に赤色をもって「毒」の文字
2.「医薬用外」の文字及び赤地に白色をもって「毒」の文字
3.「医薬用外」の文字及び白地に赤色をもって「毒物」の文字
4.「医薬用外」の文字及び赤地に白色をもって「毒物」の文字

【7】毒物及び劇物取締法第14条の規定により、毒物劇物営業者が、毒物又は劇物を他の毒物劇物営業者に販売し、又は授与したときに、その都度、書面に記載しておかなければならないものとして誤っているものはどれか。

☐ 1. 毒物又は劇物の名称及び数量
2. 毒物又は劇物の使用目的
3. 販売又は授与の年月日
4. 譲受人の氏名、職業及び住所（法人にあっては、その名称及び主たる事務所の所在地）

【8】毒物及び劇物取締法施行令第40条の6に関する記述のうち、（　）内に入る語句の組み合わせとして、正しいものはどれか。

毒物又は劇物を車両を使用して、又は鉄道によって運搬する場合で、当該運搬を他に委託するときは、その荷送人は、運送人に対し、あらかじめ、当該毒物又は劇物の（A）、（B）及びその（C）並びに数量並びに事故の際に講じなければならない応急の措置の内容を記載した書面を交付しなければならない。ただし、厚生労働省令で定める数量以下の毒物又は劇物を運搬する場合は、この限りでない。

	A	B	C
☐ 1.	物質名	成分	使用方法
2.	物質名	性状	含量
3.	名称	成分	含量
4.	名称	性状	使用方法

【9】毒物及び劇物取締法第17条の規定により、毒物又は劇物の事故の際の措置として、正しいものの組み合わせはどれか。

A．毒物劇物営業者は、取り扱っている毒物又は劇物が流出し、不特定又は多数の者について保健衛生上の危害が生じるおそれがある場合、直ちに、その旨を保健所、警察署又は消防機関に届け出なければならない。

B．毒物劇物営業者は、取り扱っている毒物又は劇物が流出し、不特定又は多数の者について保健衛生上の危害が生じるおそれがある場合、保健衛生上の危害を防止するために必要な応急の措置を講じなければならない。

C．毒物劇物製造業者は、製造した毒物又は劇物が盗難にあった場合には、警察署への届出が必要であるが、原料である毒物又は劇物が盗難にあった場合には、警察署への届出は不要である。

D．毒物又は劇物の業務上取扱者は、取り扱っている毒物又は劇物が流出した場合、不特定又は多数の者について保健衛生上の危害が生じるおそれの有無にかかわらず、保健所、警察署又は消防機関への届出は不要である。

☐ 1．A、B　　2．B、C
3．C、D　　4．A、D

【10】毒物及び劇物取締法第22条第１項の規定により、その事業場の所在地の都道府県知事（その事業場の所在地が保健所を設置する市又は特別区の区域にある場合においては、市長又は区長。）に業務上取扱者の届出をしなければならない者として、誤っているものはどれか。

☐ 1．シアン化ナトリウムを使用して、金属熱処理を行う事業者
2．亜砒（ひ）酸を使用して、しろありの防除を行う事業者
3．最大積載量が5,000kgの自動車に固定された容器を使用して、ジメチル硫酸の運送を行う事業者
4．四アルキル鉛を含有する製剤を使用して、石油の精製を行う事業者

〔基礎化学〕

【11】化合物の名称とその化学式の組み合わせとして、誤っているものはどれか。

	化合物	化学式
☐ 1．	ジメチルエーテル	CH_3OCH_3
2．	ぎ酸	$HCOOH$
3．	エチレン	C_2H_2
4．	エタノール	C_2H_5OH

【12】アニリンの分子量として、正しいものはどれか。ただし、原子量を、H＝1、C＝12、N＝14、O＝16とする。

☐ 1．84　2．93　3．104　4．123

【13】金属元素をイオン化傾向の大きい順に並べたものとして、正しいものはいくつあるか。

A．Na ＞ Fe ＞ Pb ＞ Ag
B．Ca ＞ Ni ＞ Al ＞ Pt
C．Mg ＞ K ＞ Sn ＞ Au
D．Li ＞ Zn ＞ Cu ＞ Pt

☐ 1．1つ　2．2つ　3．3つ　4．4つ

【14】芳香族化合物に該当するものとして、誤っているものはどれか。

☐ 1．クレゾール　2．キシレン
3．ヒドロキシルアミン　4．フェノール

【15】15％の食塩水40gに水を加えて5％の食塩水とする場合、加える水の量として、正しいものはどれか。

☐ 1．60g　2．80g　3．100g　4．120g

〔実地（性質・貯蔵・取扱い方法等）〕

【16】劇物に該当するものとして、誤っているものはどれか。

☐ 1．ホスゲン　2．モノクロル酢酸
3．クロルエチル　4．酢酸タリウム

【17】劇物の性状に関する記述のうち、誤っているものはどれか。

☐ 1．ニトロベンゼンは、無色又は微黄色の吸湿性の液体であり、強い苦扁桃様（くへんとうよう）の香気を有する。
2．ホルマリンは、無色あるいはほとんど無色透明の催涙性液体であり、刺激臭を有する。
3．アセトニトリルは、無色の液体であり、ニンニク臭を有する。
4．ブロムエチルは、無色透明の揮発性の液体であり、エーテル様の香気を有する。

【18】アクロレインの貯蔵方法に関する記述のうち、正しいものはどれか。

□ 1．火気厳禁。非常に反応性に富む物質なので、安定剤を加えて空気を遮断して貯蔵する。
2．少量ならば褐色ガラス瓶、大量ならばカーボイなどを使用し、3分の1の空間を保って貯蔵する。
3．常温では気体なので、圧縮冷却して液化し、圧縮容器に入れ、直射日光その他温度上昇の原因を避けて、冷暗所に貯蔵する。
4．大部分の金属、ガラス、コンクリート等と反応するため、銅、鉄、コンクリート又は木製のタンクにゴム、鉛、ポリ塩化ビニルあるいはポリエチレンのライニングを施したものに貯蔵する。

【19】毒物又は劇物とその主な用途の組み合わせとして、正しいものはどれか。

	毒物又は劇物	主な用途
A．	酸化バリウム	乾燥剤
B．	セレン	木、コルクの漂白剤
C．	ベタナフトール	マッチの原料
D．	硅弗化水素酸（けいふっ）	セメントの硬化促進剤

□ 1．A、B　2．B、C
3．C、D　4．A、D

【20】毒物又は劇物の毒性に関する記述について、誤っているものはどれか。

□ 1．トルエンは、蒸気の吸入により、頭痛、食欲不振などがみられる。大量では、緩和な大赤血球性貧血をきたす。
2．メタノールは、吸入した場合、口と食道が赤黄色に染まり、後に青緑色に変化する。腹部が痛くなり、緑色のものを吐き出し、血の混じった便をする。
3．ニコチンは、猛烈な神経毒がある。急性中毒では、よだれ、吐気、悪心、嘔吐があり、ついで、脈拍緩徐不整となり、発汗、瞳孔縮小、意識喪失、呼吸困難、痙攣（けいれん）をきたす。
4．フェノールは、経口摂取すると、口腔、咽喉（いんこう）、胃に高度の灼熱感を訴え、悪心、嘔吐、めまいを起こし、失神、虚脱、呼吸麻痺（ひ）で倒れる。尿は特有の暗赤色を呈する。

【21】硫酸に関する記述のうち、誤っているものはどれか。

☐ 1．無色透明、油様の液体である。
2．硫酸の希釈水溶液に塩化バリウムを加えると、黒色の硫酸バリウムを沈殿する。
3．水と急激に接触すると多量の熱を発生する。
4．廃棄方法は、徐々に石灰乳の攪拌(かくはん)溶液に加え中和させた後、多量の水で希釈して処理する。

【22】アンモニアに関する記述のうち、正しいものの組み合わせはどれか。

A．水に不溶である。
B．アンモニア３％を含有する製剤は劇物に該当する。
C．圧縮することで、常温でも簡単に液化する。
D．特有の刺激臭のある無色の気体である。

☐ 1．A、B　2．B、C
3．C、D　4．A、D

【23】1.5mol/Lの硫酸80mLを1.2mol/Lの水酸化ナトリウム水溶液で中和するために必要な量として、正しいものはどれか。

☐ 1．32mL　2．64mL　3．100mL　4．200mL

【24】劇物の性状に関する記述のうち、誤っているものはどれか。

☐ 1．アクリル酸は、可燃性の無色透明の液体であり、果実様の香気を有する。
2．重クロム酸カリウムは、橙赤色の柱状結晶であり、アルコールに不溶である。
3．ジメチルアミンは、強いアンモニア臭のある気体であり、水に易溶である。
4．硝酸銀は、無色透明の結晶であり、光によって分解し黒変する。

【25】劇物のうち、潮解性を示すものとして、誤っているものはどれか。

☐ 1．トリクロル酢酸　2．硝酸銀
3．塩素酸ナトリウム　4．水酸化カリウム

【26】シアン化水素に関する記述のうち、誤っているものはどれか。

☐ 1．水を含まない純シアン化水素は、点火すれば青紫色の炎を発し燃焼する。
2．水を含まない純シアン化水素は、青酸臭（焦げたアーモンド臭）を帯びている。
3．水を含まない純シアン化水素は、水、アルコールによく混和する。
4．水溶液は強いアルカリ性を示す。

【27】毒物又は劇物の性状に関する記述について、物質名として正しいものはどれか。

無色又は淡黄色の発煙性、刺激臭の液体で、水と反応し、硫酸と塩酸を生成する。

☐ 1．塩化ホスホリル　　2．ジメチル硫酸
3．クロルスルホン酸　　4．クロロ酢酸エチル

【28】ホルマリンの識別方法に関する記述のうち、誤っているものはどれか。

☐ 1．硝酸を加え、さらにフクシン亜硫酸溶液を加えると、白色を呈する。
2．水浴上で蒸発すると、水に溶解しにくい白色、無晶形の物質を残す。
3．アンモニア水を加えて強アルカリ性とし、水浴上で蒸発すると、水に溶解しやすい白色、結晶性の物質を残す。
4．アンモニア水を加え、さらに硝酸銀溶液を加えると、徐々に金属銀を析出する。また、フェーリング溶液とともに熱すると、赤色の沈殿を生成する。

【29】厚生労働省が定めた「毒物及び劇物の廃棄の方法に関する基準」に基づき、クロロホルムの廃棄方法として、正しいものはどれか。

☐ 1．中和法　　2．燃焼法　　3．沈殿法　　4．活性汚泥法

【30】毒物又は劇物の種類と解毒剤の組み合わせとして、正しいものはいくつあるか。

毒物又は劇物の種類	解毒剤
A．有機燐（りん）化合物 …………	硫酸アトロピン
B．蓚（しゅう）酸塩類 ………………	カルシウム剤
C．有機弗（ふっ）素化合物 ………	アセトアミド
D．シアン化合物 …………	チオ硫酸ナトリウム

☐ 1．1つ　　2．2つ　　3．3つ　　4．4つ

▶▶ 正解&解説

毒物及び劇物に関する法規

【1】4

〔解説〕取締法第1条（取締法の目的）。

> この法律は、毒物及び劇物について、（A：**保健衛生**）上の見地から必要な（B：**取締**）を行うことを目的とする。

【2】1

〔解説〕特定毒物を製造できる者は、毒物劇物の製造業者及び特定毒物研究者であり、**特定毒物使用者は定められていない**。取締法第3条の2（特定毒物の禁止規定）第1項。

2．取締法第3条の2（特定毒物の禁止規定）第4項。

3．取締法第3条の2（特定毒物の禁止規定）第6項。

4．取締法第3条の2（特定毒物の禁止規定）第10項。

【3】4

〔解説〕取締法第3条の4（爆発性がある毒物劇物の所持禁止）、施行令第32条の3（発火性又は爆発性のある劇物）。塩素酸カリウムを含む塩素酸塩類及びこれを含有する製剤（塩素酸塩類35%以上を含有するものに限る）、ピクリン酸、ナトリウムのほか、亜塩素酸ナトリウム及びこれを含有する製剤（亜塩素酸ナトリウム30%以上含有するものに限る）が定められている。

【4】3

〔解説〕取締法第8条（毒物劇物取扱責任者の資格）第2項第1～4号。

> 一　（A：**18**）歳未満の者
> 二　（略）
> 三　麻薬、大麻、あへん又は（B：**覚せい剤**）の中毒者
> 四　毒物若しくは劇物又は（C：**薬事**）に関する罪を犯し、罰金以上の刑に処せられ、その執行を終り、又は執行を受けることがなくなった日から起算して3年を経過していない者

【5】1

〔解説〕登録を受けた毒物又は劇物以外の毒物又は劇物を製造し、又は輸入しようとするときは、**あらかじめ**、毒物又は劇物の品目につき、**登録の変更**を受けなければならない。取締法第9条（登録の変更）第1項。

2～4．取締法第10条（届出）第1項第1～2号、第4号。

【6】4

〔解説〕取締法第12条（毒物又は劇物の表示）第1項。

【7】2

〔解説〕毒物又は劇物の使用目的は、記載事項に**定められていない**。

1＆3～4．取締法第14条（毒物又は劇物の譲渡手続）第1項第1～3号。

【8】3

〔解説〕施行令第40条の6（荷送人の通知義務）第1項。

> 毒物又は劇物を車両を使用して、又は鉄道によって運搬する場合で、当該運搬を他に委託するときは、その荷送人は、運送人に対し、あらかじめ、当該毒物又は劇物の（A：**名称**）、（B：**成分**）及びその（C：**含量**）並びに数量並びに事故の際に講じなければならない応急の措置の内容を記載した書面を交付しなければならない。（略）

【9】1（A、B）

〔解説〕A＆B．取締法第17条（事故の際の措置）第1項。

C．毒物又は劇物が盗難にあったときは、**その種類にかかわらず**、直ちに**警察署に届け出なければならない**。取締法第17条（事故の際の措置）第2項。

D．取り扱っている毒物又は劇物が流出した場合、不特定又は多数の者について保健衛生上の危害が生じる**おそれがあるとき**は、**直ちに**、その旨を保健所、警察署又は消防機関に**届け出る**とともに、保健衛生上の危害を防止するために**必要な措置を講じなければならない**。取締法第17条（事故の際の措置）第1項。

【10】4

〔解説〕四アルキル鉛を含有する製剤を用いて、石油の精製を行う事業者については、業務上取扱者の**届出は不要**。

1～3．取締法第22条（業務上取扱者の届出等）第1項、施行令第41条、第42条（業務上取扱者の届出）各号、別表第2。

基礎化学

【11】3

〔解説〕エチレン…$\mathbf{C_2H_4}$（$CH_2=CH_2$）。

C_2H_2（$H-C\equiv C-H$）は**アセチレン**の化学式である。

【12】2

〔解説〕アニリン$C_6H_5NH_2$の分子量…（12×6）＋（1×5）＋14＋（1×2）＝**93**

【13】2（2つ）

〔解説〕設問をイオン化傾向の大きい順に並べると、Li（リチウム）＞K（カリウム）＞Ca（カルシウム）＞Na（ナトリウム）＞Mg（マグネシウム）＞Al（アルミニウム）＞Zn（亜鉛）＞Fe（鉄）＞Ni（ニッケル）＞Sn（スズ）＞Pb（鉛）＞Cu（銅）＞Ag（銀）＞Pt（白金）＞Au（金）となる。

A＆D．**正しい**。

B．NiとAlのイオン化傾向の大小が逆であるため、誤り。

C．MgとKのイオン化傾向の大小が逆であるため、誤り。

> **イオン化傾向**
> 金属の単体が水溶液中で電子を失い、陽イオンになろうとする性質のことをいい、イオン化傾向の大きな金属ほど、酸化されやすく反応性が大きい。
> イオン化傾向が極めて大きく、常温でも水と激しく反応するリチウムLi、カリウムK、カルシウムCa、ナトリウムNaと、イオン化傾向が極めて小さく、化学的に安定した白金Pt、金Auは覚えておく必要がある。

【14】3

〔解説〕**ヒドロキシルアミン** NH_2OH…無機化合物。

1～2＆4．クレゾール $C_6H_4(OH)CH_3$、キシレン $C_6H_4(CH_3)_2$、フェノール C_6H_5OH…いずれも**芳香族化合物**（ベンゼン環 C_6H_6 をもつ化合物）。

【15】2

〔解説〕濃度15％の食塩水40g中に含まれる食塩（溶質）は、0.15×40g＝6gである。加える水の量を x gとすると、次の等式が成り立つ。

$$\text{質量パーセント濃度（\%）} = \frac{\text{溶質の質量（g）}}{\text{溶液の質量（g）}} \times 100$$

$$5\% = \frac{6\text{g}}{40\text{g} + x\text{g}} \times 100$$

$$x = \mathbf{80g}$$

実地（性質・貯蔵・取扱い方法等）

【16】1

〔解説〕**ホスゲン** $COCl_2$…**毒物**。

2～4．モノクロル酢酸 $CH_2ClCOOH$、クロルエチル C_2H_5Cl、酢酸タリウム CH_3COOTl…**劇物**。

【17】3

〔解説〕**アセトニトリル** CH_3CNは、無色の液体であり、**エーテル様の臭気**を有する。

1．ニトロベンゼン $C_6H_5NO_2$［**無色又は微黄色**の吸湿性の**液体**］［強い**苦扁桃**(くへんとう)**様**(よう)の香気］

2．ホルマリン HCHO aq［無色透明の**催涙性液体**］［**刺激臭**］

4．ブロムエチル（臭化エチル）C_2H_5Br［無色透明の揮発性の**液体**］［**エーテル様**の香気］

【18】1

〔解説〕アクロレイン$CH_2=CHCHO$［**非常に反応性に富む物質**］［安定剤］

2.［少量ならば褐色ガラス瓶、大量ならばカーボイ］［3分の1の空間を保って貯蔵］から、**過酸化水素**H_2O_2が考えられる。

3.［**圧縮冷却して液化**］［圧縮容器］から、**ブロムメチル**（臭化メチル）CH_3Brが考えられる。

4.［大部分の金属、ガラス、コンクリート等と反応］［**ポリエチレンのライニング**］から、**弗**(ふっ)**化水素酸**HF aqが考えられる。

【19】4（A、D）

〔解説〕A．酸化バリウムBaO［**乾燥剤**］

B．セレンSe…**ガラスの脱色**に用いられる。選択肢は［木、コルクの漂白剤］から、**蓚**(しゅう)**酸**$(COOH)_2 \cdot 2H_2O$が考えられる。

C．ベタナフトール$C_{10}H_7OH$…**染料製造原料**などに用いられる。選択肢は［マッチの原料］から、**三硫**(りゅう)**化燐**(りん)P_4S_3などが考えられる。

D．硅(けい)弗化水素酸H_2SiF_6［**セメントの硬化促進剤**］

【20】2

〔解説〕**メタノール**CH_3OHは、誤飲すると頭痛、めまい、嘔吐(おうと)、下痢、腹痛などを起こし、致死量に近ければ**麻酔状態**になり、**視神経が侵され失明**することがある。

選択肢は［口と食道が赤黄色に染まる］［後に青緑色に変化］［血の混じった便］から、**クロム酸塩類**が考えられる。

1．トルエン$C_6H_5CH_3$［食欲不振］［緩和な**大赤血球性貧血**］

3．ニコチン$C_{10}H_{14}N_2$［**猛烈な神経毒**］［脈拍緩徐不整］

4．フェノールC_6H_5OH［胃に高度の灼熱感］［**尿は特有の暗赤色**］

【21】2

〔解説〕硫酸H_2SO_4の希釈水溶液に塩化バリウム$BaCl_2 \cdot 2H_2O$を加えると、**白色**の硫酸バリウム$BaSO_4$を沈殿する。

【22】3（C、D）

〔解説〕A＆B．アンモニアNH_3は水に**易溶**であり、含有量が**10％以下**の製剤は**劇物から除外**されるため、3％含有する製剤は劇物に**該当しない**。

C＆D．アンモニア［常温でも簡単に**液化**］［特有の**刺激臭**のある**無色の気体**］

【23】4

〔解説〕中和反応式：$H_2SO_4 + 2NaOH \longrightarrow Na_2SO_4 + 2H_2O$

硫酸(りゅう)は２価の酸、水酸化ナトリウムは１価の塩基であり、求める水酸化ナトリウムの量を x mLとすると、次の等式が成り立つ。

$2 \times 1.5mol/L \times (80／1000)mL = 1 \times 1.2mol/L \times (x／1000)mL$

両辺に1000をかける。　$3mol/L \times 80mL = 1.2mol/L \times x mL$

$1.2x = 240$

$x =$ **200（mL）**

【24】1

〔解説〕**アクリル酸**$CH_2=CHCOOH$は、酢酸に似た**強い刺激臭**のある**液体**で、**重合**しやすく、市販品には重合防止剤が添加されている。選択肢は［可燃性の無色透明の液体］［果実様の香気］から、**酢酸エチル**$CH_3COOC_2H_5$が考えられる。

２．重クロム酸カリウム$K_2Cr_2O_7$［**橙赤色の柱状結晶**］［アルコールに不溶］

３．ジメチルアミン$(CH_3)_2NH$［強い**アンモニア臭**のある**気体**］［水に易溶］

４．硝(しょう)酸銀$AgNO_3$［**無色透明の結晶**］［光によって分解し**黒変**］

【25】2

〔解説〕**硝酸銀**$AgNO_3$…水に極めて溶けやすく、潮解性を**示さない**。光により分解する。

１＆３～４．トリクロル酢酸（トリクロロ酢酸）CCl_3COOH、塩素酸ナトリウム$NaClO_3$、水酸化カリウムKOH…いずれも潮解性を示す。

> ◎**潮解性**…固体が大気中の水蒸気を吸収して溶解する現象。

【26】4

〔解説〕シアン化水素HCNの水溶液は**極めて弱い酸性**を示す。

１～３．シアン化水素［青紫色の炎を発し燃焼］［**青酸臭**（焦げたアーモンド臭）］［水、アルコールによく混和］

【27】3

〔解説〕**クロルスルホン酸**（クロロスルホン酸）$ClSO_3H$［無色又は淡黄色の発煙性、刺激臭の**液体**］［水と反応し、硫酸と塩酸を生成］

１．塩化ホスホリル$POCl_3$は、無色の刺激臭のある**液体**で、湿気を含んだ空気で**加水分解**されて、燐(りん)酸H_3PO_4と塩化水素HClの白煙を生じる。

２．ジメチル硫酸$(CH_3)_2SO_4$は、無色、**油状の液体**で、刺激臭は**ない**。

４．クロロ酢酸エチル$C_4H_7ClO_2$は、無色または**灰色**の刺激臭のある**液体**である。

【28】1

〔解説〕ホルマリンHCHO aqに硝酸を加え、さらにフクシン亜硫酸溶液を加えると、**藍紫色**を呈する。

【29】2

〔解説〕クロロホルム$CHCl_3$…**燃焼法**（過剰の可燃性溶剤または重油等の燃料とともにアフターバーナー及びスクラバーを具備した焼却炉の**火室へ噴霧**して、できるだけ高温で**焼却**する）で廃棄する。

1．中和法…酸性のものはアルカリで、アルカリ性（塩基性）のものは酸で**中和**して廃棄する方法。

3．沈殿法…毒性の低い金属・半金属の化合物が対象。**沈殿ろ過して埋立処分**する廃棄方法。

4．活性汚泥法…**微生物の作用で有機物を分解**させる廃棄方法。

【30】4（4つ）

〔解説〕全て**正しい**。

A．有機燐化合物の解毒剤…**硫酸アトロピン**、PAM（2－ピリジンアルドキシムメチオダイド）。

B．蓚酸塩類の解毒剤…**カルシウム剤**。

C．有機弗素化合物の解毒剤…**アセトアミド**。

D．シアン化合物の解毒剤…**チオ硫酸ナトリウム**、亜硝酸ナトリウム、亜硝酸アミル。

8 令和５年度（2023年） 静岡県

〔毒物及び劇物に関する法規〕

【１】毒物及び劇物取締法第２条に関する記述のうち、（　）内に入る語句の組み合わせとして、正しいものはどれか。

この法律で「毒物」とは、別表第１に掲げる物であって、（A）及び（B）以外のものをいう。

	A	B
1.	劇物	高圧ガス
2.	劇物	特定毒物
3.	医薬品	高圧ガス
4.	医薬品	医薬部外品

【２】毒物及び劇物取締法第３条の３に規定された興奮、幻覚又は麻酔の作用を有する毒物又は劇物（これらを含有する物を含む。）であって、政令で定めるものとして、正しいものはいくつあるか。［改］

A. トルエン
B. エタノール
C. 酢酸エチル
D. メタノールを含有する接着剤

1. 1つ　　2. 2つ
3. 3つ　　4. 4つ

【３】毒物劇物営業者に関する記述のうち、誤っているものはどれか。

1. 毒物又は劇物の製造業の登録は、３年ごとに更新を受けなければ、その効力を失う。
2. 毒物又は劇物の販売業の登録は、店舗ごとに受けなければならない。
3. 毒物又は劇物の輸入業の登録を受けた者でなければ、毒物又は劇物を販売又は授与の目的で輸入してはならない。
4. 毒物劇物一般販売業の登録を受けた者は、特定毒物を販売することができる。

【4】毒物及び劇物取締法第5条に規定する登録基準に関する記述のうち、製造所の設備の基準として、誤っているものはどれか。

☐ 1．毒物又は劇物の製造作業を行う場所は、その外に毒物又は劇物が飛散し、漏れ、しみ出若しくは流れ出、又は地下にしみ込むおそれのない構造であること。
2．毒物又は劇物の製造作業を行う場所は、毒物又は劇物を含有する粉じん、蒸気又は廃水の処理に要する設備又は器具を備えていること。
3．毒物又は劇物を陳列する場所にかぎをかける設備があること。ただし、その場所が性質上かぎをかけることができないものであるときは、この限りではない。
4．毒物又は劇物を貯蔵する設備は、毒物又は劇物とその他の物とを区分して貯蔵できるものであること。

【5】毒物劇物取扱責任者に関する記述のうち、誤っているものの組み合わせはどれか。

A．薬剤師は、毒物劇物取扱責任者となることができる。
B．16歳の者であっても、都道府県知事が行う毒物劇物取扱者試験に合格した者は、毒物劇物取扱責任者となることができる。
C．毒物劇物販売業者は、毒物劇物取扱責任者を変更したときは、50日以内に、その店舗の所在地の都道府県知事（その店舗の所在地が、保健所を設置する市又は特別区の区域にある場合においては、市長又は区長。）に、その毒物劇物取扱責任者の氏名を届け出なければならない。
D．毒物劇物営業者は、毒物又は劇物を直接に取り扱う店舗ごとに、専任の毒物劇物取扱責任者を置き、毒物又は劇物による保健衛生上の危害の防止に当たらせなければならない。

☐ 1．A、B　2．B、C　3．C、D　4．A、D

【6】毒物劇物営業者がその容器及び被包に表示しなければ、毒物又は劇物を販売し、又は授与してはならないとされる事項として、正しいものはいくつあるか。

A．「医薬用外」の文字
B．毒物又は劇物の名称
C．毒物又は劇物の成分及びその含量
D．毒物又は劇物の製造業者又は輸入業者のその氏名及び住所（法人にあっては、その名称及び主たる事務所の所在地）

☐ 1．1つ　　2．2つ
3．3つ　　4．4つ

【7】毒物及び劇物取締法第14条に関する記述のうち、（　）内に入る語句の組み合わせとして、正しいものはどれか。

毒物劇物営業者は、毒物又は劇物を他の毒物劇物営業者に販売し、又は授与したときは、その都度、次に掲げる事項を書面に記載しておかなければならない。

一　毒物又は劇物の（A）
二　販売又は授与の（B）
三　譲受人の氏名、（C）及び住所（法人にあっては、その名称及び主たる事務所の所在地）

	A	B	C
☐ 1．	名称及び数量	年月日	職業
2．	名称及び数量	目的	年齢
3．	成分及び含量	年月日	年齢
4．	成分及び含量	目的	職業

【8】車両を使用して水酸化カリウム25％を含有する製剤で液体状のものを5,000kg運搬する場合の運搬方法の基準に関する記述のうち、誤っているものはどれか。［改］

☐ 1．1人の運転者による運転時間が、2日（始業時刻から起算して48時間をいう。）を平均し1日当たり9時間を超える場合、車両1台について運転者のほか、交替して運転する者を同乗させなければならない。

2．車両には、応急の措置を講ずるために必要な保護具で厚生労働省令で定めるものを2人分以上備えなければならない。

3．車両には、運搬する劇物の名称、成分及びその含量並びに事故の際に講じなければならない応急の措置の内容を記載した書面を備えなければならない。

4．車両には、0.5m平方の板に地を白色、文字を黒色として「毒」と表示し、車両の前後の見やすい箇所に掲げなければならない。

【9】毒物及び劇物取締法第17条に規定する毒物又は劇物の事故の際の措置に関する記述のうち、（　）内に入る語句の組み合わせとして、正しいものはどれか。

毒物劇物営業者及び特定毒物研究者は、その取扱いに係る毒物又は劇物が飛散し、漏れ、流れ出し、染み出し、又は地下に染み込んだ場合において、不特定又は多数の者について（A）上の危害が生ずるおそれがあるときは、直ちに、その旨を（B）に届け出るとともに、（A）上の危害を防止するために必要な応急の措置を講じなければならない。

毒物劇物営業者及び特定毒物研究者は、その取扱いに係る毒物又は劇物が盗難にあい、又は紛失したときは、直ちに、その旨を（C）に届け出なければならない。

	A	B	C
1．	保健衛生	警察署又は消防機関	警察署又は消防署
2．	公衆衛生	警察署又は消防機関	警察署
3．	保健衛生	保健所、警察署又は消防機関	警察署
4．	公衆衛生	保健所、警察署又は消防機関	警察署又は消防署

【10】毒物及び劇物取締法第22条第1項の規定により、その事業場の所在地の都道府県知事（その事業場の所在地が保健所を設置する市又は特別区の区域にある場合においては、市長又は区長。）に業務上取扱者の届出をしなければならない者として、誤っているものの組み合わせはどれか。

A．シアン化ナトリウムを使用して、電気めっきを行う事業者

B．亜砒（ひ）酸を使用して、ねずみの防除を行う事業者

C．弗（ふっ）化水素を使用して、金属熱処理を行う事業者

D．過酸化水素30％を含有する製剤を大型自動車に積載された内容積が1,000Lの容器を使用して、運送を行う事業者

1．A、B　　2．B、C
3．C、D　　4．A、D

〔基礎化学〕

【11】ニトロベンゼンの分子量として、正しいものはどれか。ただし、原子量を、H＝1、C＝12、N＝14、O＝16とする。

□ 1．93　　2．106　　3．108　　4．123

【12】金属元素と炎色反応の組み合わせとして、誤っているものはいくつあるか。

金属元素	炎色反応
A．Ba	深赤色
B．K	赤紫色
C．Sr	青緑色
D．Na	黄色

□ 1．1つ　　2．2つ
3．3つ　　4．4つ

【13】化学用語に関する記述のうち、誤っているものはどれか。

□ 1．「質量数」とは、原子の陽子の数と電子の数の和をいう。
2．「不動態」とは、金属表面に緻密（ちみつ）な酸化皮膜が生じて、酸化が内部にまで進行しない状態をいう。
3．「ファラデーの法則」とは、電気分解における電極で変化する物質の物質量と流れた電気量が比例することをいう。
4．「共有結合」とは、2つの原子が互いの不対電子対を共有してできる結合をいう。

【14】2.0mol/Lの希硫酸40mLと0.5mol/Lの希硫酸60mLを混合した。混合後の硫酸のモル濃度として、正しいものはどれか。ただし、小数点第2位以下は四捨五入するものとし、溶液の混合による体積変化は無視できるものとする。

□ 1．0.1mol/L　　2．1.1mol/L
3．2.2mol/L　　4．2.5mol/L

【15】20％の食塩水100gに45％の食塩水400gを加えてできる食塩水の濃度として、正しいものはどれか。

□ 1．20％　　2．35％
3．40％　　4．65％

〔実地（性質・貯蔵・取扱い方法等）〕

【16】毒物に該当するものとして、正しいものはいくつあるか。

A．水銀

B．ニコチン

C．アクロレイン

D．クラーレ

☐ 1．1つ　2．2つ
3．3つ　4．4つ

【17】四塩化炭素に関する記述のうち、誤っているものはどれか。

☐ 1．麻酔性の芳香を有する黒色の固体である。
2．水に難溶、アルコール、エーテル、クロロホルムに可溶である。
3．溶液は揮発すると重い蒸気となり、火炎を包んで空気を遮断する。
4．油脂類をよく溶解する。

【18】毒物又は劇物の貯蔵方法に関する記述のうち、誤っているものはどれか。

☐ 1．ベタナフトールは、空気や光線に触れると赤変するため、遮光して保管する。
2．黄燐（りん）は、空気に触れると発火しやすいため、水中に沈めて瓶に入れ、さらに砂を入れた缶中に固定して、冷暗所に保管する。
3．ナトリウムは、空気中にそのまま保存することはできないため、通常石油中に保管する。
4．アクリルニトリルは、空気と日光により変質するため、少量のアルコールを加えて分解を防止し、冷暗所に保管する。

【19】毒物又は劇物とその主な用途の組み合わせとして、正しいものはどれか。

	名称	主な用途
A．	硝酸タリウム	反応促進剤
B．	アジ化ナトリウム	試薬・医療検体の防腐剤
C．	重クロム酸カリウム	工業用の酸化剤
D．	メチルメルカプタン	金属の表面処理

☐ 1．A、B　2．B、C
3．C、D　4．A、D

【20】毒物又は劇物の毒性に関する記述について、物質名として、正しいものはどれか。

皮膚に触れると、激しい痛みを感じて、著しく腐食される。組織浸透性が高く、組織に深く浸透し生体内に拡散する。生成したイオンがカルシウムイオンやマグネシウムイオンと強い親和性を有するため、低カルシウム血症、低マグネシウム血症を招き、心室細動、心停止をきたす。

☐ 1．硫酸　2．クロルエチル
3．弗(ふっ)化水素酸　4．水酸化カリウム

【21】アンモニアの性状に関する記述のうち、正しいものの組み合わせはどれか。

A．酸素中では、青色の炎をあげて燃焼する。
B．エタノールに不溶である。
C．圧縮することで、常温でも簡単に液化する。
D．水溶液は、無色透明である。

☐ 1．A、B　2．B、C
3．C、D　4．A、D

【22】硫酸の廃棄方法のうち、正しいものはどれか。

☐ 1．中和法　2．回収法
3．活性汚泥法　4．酸化隔離法

【23】2.0mol/Lの水酸化バリウム水溶液500mLを25％の硝酸で中和するために必要な量として、正しいものはどれか。ただし、硝酸の分子量を63とする。

☐ 1．63g　2．126g　3．252g　4．504g

【24】毒物又は劇物の性状に関する記述のうち、誤っているものはどれか。

☐ 1．エチレンオキシドは、刺激性の臭気を放って揮発する赤褐色の重い液体である。
2．セレンは、水に不溶で、硫酸、二硫化炭素に可溶である。
3．ホスゲンは、窒息性のある無色の気体である。
4．アクリルアミドは、エタノール、エーテル、クロロホルムに可溶である。

【25】蓚酸に関する記述のうち、正しいものの組み合わせはどれか。

A．結晶水を有する無色、稜柱状の結晶である。

B．乾燥空気中で潮解する。

C．水、アルコールに難溶で、エーテルに可溶である。

D．無水物は無色無臭の吸湿性物質で、空気中で水和物となる。

☐ 1．A、B　　2．B、C
3．C、D　　4．A、D

【26】トルイジンに関する記述のうち、誤っているものはいくつあるか。

A．オルトトルイジン、メタトルイジン、パラトルイジンの3種の異性体がある。

B．特異臭を有する。

C．水に可溶で、アルコール、エーテルに不溶である。

D．液体である。

☐ 1．1つ　　2．2つ
3．3つ　　4．4つ

【27】毒物又は劇物の性状等に関する記述について、物質名として正しいものはどれか。［改］

無色、ニンニク臭のある引火性の気体であり、点火すると白色煙を放って燃える。加熱したガラス管に通じると容易に分解する。

☐ 1．ニトロベンゼン　　2．ジメチルアミン
3．スルホナール　　4．水素化砒素

【28】ホルマリンの識別方法に関する記述について、（　）内に入る語句の組み合わせとして、正しいものはどれか。

（A）を加え、さらに（B）を加えると、徐々に金属が析出する。また、フェーリング溶液とともに熱すると、（C）の沈殿を生成する。

	A	B	C
☐ 1．	フェノール溶液	硫酸銅溶液	赤色
2．	フェノール溶液	硝酸銀溶液	白色
3．	アンモニア水	硝酸銀溶液	赤色
4．	アンモニア水	硫酸銅溶液	白色

【29】毒物又は劇物の廃棄方法に関する記述のうち、誤っているものはどれか。

☐ 1．酸化カドミウムは、多量の水で希釈した後、活性汚泥法を用いて処理する。
2．シアン化ナトリウムは、水酸化ナトリウム水溶液でアルカリ性とし、次亜塩素酸ナトリウム水溶液を加えて、酸化分解する。分解した後、硫酸を加えて中和し、多量の水で希釈する。
3．メタクリル酸は、おが屑に吸収させて焼却炉で焼却する。
4．塩素酸カリウムは、チオ硫酸ナトリウム水溶液に希硫酸を加えて酸性とした液に、少量ずつ投入する。反応終了後、反応液を中和し、多量の水で希釈する。

【30】砒（ひ）素化合物による中毒の解毒又は治療に用いられるものとして、正しいものを全て選びなさい。［改］

☐ 1．硫酸アトロピン　　2．ジメルカプロール（別名：BAL）
3．ペニシラミン　　4．チオ硫酸ナトリウム

▶▶ 正解&解説

毒物及び劇物に関する法規

【1】4

〔解説〕取締法第2条（定義）第1項。

> この法律で「毒物」とは、別表第1に掲げる物であって、（A：**医薬品**）及び（B：**医薬部外品**）以外のものをいう。

【2】2（2つ）

〔解説〕A&D．いずれも**正しい**。取締法第3条の3（シンナー乱用の禁止）、施行令第32条の2（興奮、幻覚又は麻酔の作用を有する物）。トルエン、メタノールを含有する接着剤等のほか、酢酸エチル又はトルエンを含有するシンナー等が定められている。

B．政令で定めるものに**該当しない**。

C．酢酸エチルを含有するシンナー等は政令で定められているが、**原体そのものは政令で定められていない**。

【3】1

〔解説〕「3年ごと」⇒「**5年ごと**」。取締法第4条（営業の登録）第3項。

2．取締法第4条（営業の登録）第1項。

3．取締法第3条（毒物劇物の禁止規定）第2項。

4．取締法第4条の2（販売業の登録の種類）第1号、取締法第4条の3（販売品目の制限）第1項、第2項。販売業は登録の種類により販売できる品目が定められているが、一般販売業の登録を受けた者は販売品目の制限が定められていないため、全ての毒物劇物を販売できる。

【4】3

〔解説〕「陳列する場所」⇒「**貯蔵する場所**」。施行規則第4条の4（製造所等の設備）第1項第2号ニ、第3号。

1&2．施行規則第4条の4（製造所等の設備）第1項第1号イ、ロ。

4．施行規則第4条の4（製造所等の設備）第1項第2号イ。

【5】2（B、C）

〔解説〕A．取締法第8条（毒物劇物取扱責任者の資格）第1項第1号。

B．毒物劇物取扱者試験に合格した者であっても、**18歳未満の者**は毒物劇物取扱責任者になることが**できない**。取締法第8条（毒物劇物取扱責任者の資格）第2項第1号。

C．「50日以内」⇒「**30日以内**」。取締法第7条（毒物劇物取扱責任者）第3項。

D．取締法第7条（毒物劇物取扱責任者）第1項。

【6】4（4つ）

〔解説〕全て**正しい**。

A．取締法第12条（毒物又は劇物の表示）第１項。

B＆C．取締法第12条（毒物又は劇物の表示）第２項第１～２号。

D．取締法第12条（毒物又は劇物の表示）第２項第４号、施行規則第11条の６（取扱及び使用上特に必要な表示事項）第１号。

【7】1

〔解説〕取締法第14条（毒物又は劇物の譲渡手続）第１項第１～３号。

> 一　毒物又は劇物の（A：**名称及び数量**）
> 二　販売又は授与の（B：**年月日**）
> 三　譲受人の氏名、（C：**職業**）及び住所（(略)）

【8】4

〔解説〕車両には、**0.3m平方**の板に**地を黒色、文字を白色**として「毒」と表示し、車両の前後の見やすい箇所に掲げなければならない。施行令第40条の５（運搬方法）第２項第２号、施行規則第13条の５（毒物又は劇物を運搬する車両に掲げる標識）。

1．施行令第40条の５（運搬方法）第２項第１号、施行規則第13条の４（交替して運転する者の同乗）第２号。

2．施行令第40条の５（運搬方法）第２項第３号。

3．施行令第40条の５（運搬方法）第２項第４号。

【9】3

〔解説〕取締法第17条（事故の際の措置）第１項、第２項。

> （略）不特定又は多数の者について（A：**保健衛生**）上の危害が生ずるおそれがあるときは、直ちに、その旨を（B：**保健所、警察署又は消防機関**）に届け出るとともに、（A：**保健衛生**）上の危害を防止するために必要な応急の措置を講じなければならない。
> 毒物劇物営業者及び特定毒物研究者は、その取扱いに係る毒物又は劇物が盗難にあい、又は紛失したときは、直ちに、その旨を（C：**警察署**）に届け出なければならない。

【10】2（B、C）

〔解説〕取締法第22条（業務上取扱者の届出等）第１項、施行令第41条、第42条（業務上取扱者の届出）各号、別表第２。

B．砒（ひ）素化合物たる毒物及びこれを含有する製剤を用いて**しろありの防除**を行う事業者は、届出が必要。

C．**無機シアン化合物**たる毒物及びこれを含有する製剤を用いて金属熱処理を行う事業者は、届出が必要。

D．施行規則第13条の13（施行令第41条第３号に規定する内容積）。

【11】4

〔解説〕ニトロベンゼン$C_6H_5NO_2$の分子量

…（12×6）＋（1×5）＋14＋（16×2）＝**123**

【12】2（2つ）

〔解説〕A．**誤り**。Ba（バリウム）の炎色反応…**黄緑色**。

B＆D．いずれも正しい。K（カリウム）の炎色反応…赤紫色、Na（ナトリウム）の炎色反応…黄色。

C．**誤り**。Sr（ストロンチウム）の炎色反応…**深赤色**。青緑色は**Cu**（銅）の炎色反応である。

【13】1

〔解説〕質量数…原子の陽子の数と**中性子の数**の和をいう。

2．不動態…水素H_2よりイオン化傾向が大きいアルミニウムAl、鉄Fe、ニッケルNiに生じる。

> **イオン化傾向**
> 　金属の単体が水溶液中で電子を失い、陽イオンになろうとする性質のことをいい、イオン化傾向の大きな金属ほど、酸化されやすく反応性が大きい。

3．ファラデーの（電気分解の）法則…電気量（C）＝電流（A）×時間（s）

4．共有結合…非金属元素の原子間で、複数の原子が互いに電子を共有してできる結合。

【14】2

〔解説〕濃度2.0mol/Lの希硫酸（りゅう）40mL（0.04L）中に含まれる硫酸（溶質）の物質量（mol）は、2.0mol/L×0.04L＝0.08mol。

同様に、濃度0.5mol/Lの水溶液60mL（0.06L）中に含まれる硫酸の物質量（mol）は、0.5mol/L×0.06L＝0.03mol。

$$\text{混合水溶液の濃度 (mol/L)} = \frac{\text{溶質の質量 (g)}}{\text{溶液の質量 (g)}}$$

$$= \frac{0.08\text{mol} + 0.03\text{mol}}{0.04\text{L} + 0.06\text{L}} = \frac{0.11\text{mol}}{0.1\text{L}}$$

＝**1.1（mol/L）**

【15】3

〔解説〕濃度20％の食塩水100g中に含まれる食塩（溶質）は、0.2×100g＝20gである。同様に、濃度45％の食塩水400gに含まれる食塩は、0.45×400g＝180gである。これらを混合したときの質量パーセント濃度を x とすると、次の等式が成り立つ。

$$\text{質量パーセント濃度（\%）} = \frac{\text{溶質の質量（g）}}{\text{溶液の質量（g）}} \times 100$$

$$x\,\% = \frac{20\text{g}+180\text{g}}{100\text{g}+400\text{g}} \times 100$$

$$x = \mathbf{40\,(\%)}$$

実地（性質・貯蔵・取扱い方法等）

【16】3（3つ）

〔解説〕A～B＆D．**正しい**。**水銀**Hg、**ニコチン**$C_{10}H_{14}N_2$、**クラーレ**$C_{39}H_{46}N_2O_5$…**毒物**。

C．アクロレイン$CH_2=CHCHO$…**劇物**。

【17】1

〔解説〕四塩化炭素CCl_4は、麻酔性の芳香を有する**無色の重い液体**である。

2～4．四塩化炭素［水に難溶］［アルコール、エーテル、クロロホルムに可溶］［溶液は揮発すると重い蒸気］［油脂類をよく溶解］

【18】4

〔解説〕**アクリルニトリル**$CH_2=CHCN$は、**できるだけ直接空気に触れることを避けるため**、**窒素のような不活性ガスの雰囲気の中**に貯蔵する。選択肢は［空気と日光により変質］［少量のアルコールを加えて分解を防止］から、**クロロホルム**$CHCl_3$が考えられる。

1．ベタナフトール$C_{10}H_7OH$［**空気や光線に触れると赤変**］

2．黄燐（りん）P_4［水中に沈めて瓶に入れる］［**砂を入れた缶中に固定**］

3．ナトリウムNa［通常**石油中に保管**］

【19】2（B、C）

〔解説〕A．硝（しょう）酸タリウムTl_2SO_4…**殺鼠（そ）剤**として用いられる。

B．**アジ化ナトリウム**NaN_3［医療検体の**防腐剤**］

C．**重クロム酸カリウム**$K_2Cr_2O_7$［工業用の**酸化剤**］

D．メチルメルカプタンCH_3SH…**付臭剤**などに用いられる。

【20】3

〔解説〕**弗化水素酸**HF aq［**皮膚に触れると激しい痛み**］［著しく腐食］［低カルシウム血症］

1．硫酸H_2SO_4…皮膚に触れると、**激しいやけど（薬傷）**を起こす。

2．クロルエチルC_2H_5Cl…高濃度の蒸気を吸入すると**麻酔作用**が現れることがある。

4．水酸化カリウムKOH…皮膚に触れると**激しく侵し**、**経口摂取で死亡**する。

【21】3（C、D）

〔解説〕A＆B．アンモニアNH_3は金属元素を含まないため、**炎色反応を示さない**。また、エタノールに**可溶**である。

炎色反応は金属元素特有の反応である。

C＆D．アンモニア［圧縮して常温でも簡単に**液化**］［水溶液は**無色透明**］

【22】1

〔解説〕硫酸H_2SO_4…**中和法**（徐々に**石灰乳**などの撹拌溶液に加えて**中和**させた後、**多量の水で希釈**して処理する）で廃棄する。

1．回収法…**そのまま再利用**するため蒸留する廃棄方法。

3．活性汚泥法…**微生物の作用で有機物を分解**させる廃棄方法。

4．酸化隔離法…**毒性の高い金属や半金属**およびそれらの化合物を**酸化分解**させた後、沈殿ろ過して**セメントで固化**する廃棄方法。

【23】4

〔解説〕中和反応式：$Ba(OH)_2 + 2HNO_3 \longrightarrow Ba(NO_3)_2 + 2H_2O$

水酸化バリウムは２価の塩基であるため、1.0molの水酸化バリウムから2.0molの水酸化物イオンOH^-が生じる。従って、2.0mol/Lの水酸化バリウム水溶液500mL（0.5L）から生じるOH^-は、2.0mol/L×２×0.5L＝2.0molとなる。

一方、硝酸HNO_3は１価の酸であるため、1.0molの硝酸から1.0molの水素イオンH^+が生じる。

この水酸化バリウム水溶液の2.0molのOH^-を中和するには、硝酸のH^+も同じ2.0mol必要となるが、硝酸の濃度が25％であるため、４倍にして100％にする必要がある。従って、必要な硝酸の量は、2.0mol×63×４＝**504（g）**となる。

【24】1

〔解説〕**エチレンオキシド**C_2H_4Oは、**エーテル臭**のある**無色の液体もしくは気体**（可燃性ガス）である。選択肢は［刺激性の臭気］［赤褐色の重い液体］から、**臭素**Br_2が考えられる。

2．セレンSe［水に不溶］［硫酸、二硫化炭素に可溶］

3．ホスゲン$COCl_2$［**窒息性**のある**無色の気体**］

4．アクリルアミド$CH_2=CHCONH_2$［エタノール、エーテル、クロロホルムに可溶］

【25】4（A、D）

〔解説〕A＆D．蓚酸$(COOH)_2 \cdot 2H_2O$［**無色、稜柱状の結晶**］［吸湿性］［水和物］

B＆C．蓚酸は、乾燥空気中で**風解**する。また、水、アルコールに**可溶**で、エーテルに**難溶**である。

【26】2（C、Dの２つ）

〔解説〕A＆B．トルイジン$C_6H_4(NH_2)CH_3$［**３種の異性体**］［**特異臭**］

C＆D．トルイジンは水に**難溶**で、アルコール、エーテルに**可溶**である。また、オルト体、メタ体は無色の液体であるが、パラ体は白色の光沢ある**板状の結晶**である。

【27】4

〔解説〕**水素化砒素**AsH_3［**無色、ニンニク臭**］［**引火性のある気体**］［加熱したガラス管に通じると容易に分解］

1．ニトロベンゼン$C_6H_5NO_2$は、無色または淡黄色の**油状の液体**で、**強い苦扁桃様の香気**をもつ。

2．ジメチルアミン$(CH_3)_2NH$は、無色の**魚臭**（高濃度のものは**アンモニア臭**）のする**気体**であり、引火しやすい。

3．スルホナール$C_7H_{16}O_4S_2$は、無色の**稜柱状の結晶性粉末**である。

【28】3

〔解説〕ホルマリンHCHO aqの識別方法。

> （A：**アンモニア水**）を加え、さらに（B：**硝酸銀溶液**）を加えると、徐々に金属が析出する。また、フェーリング溶液とともに熱すると、（C：**赤色**）の沈殿を生成する。

C．赤色の沈殿…酸化銅（Ⅰ）Cu_2O

【29】1

〔解説〕酸化カドミウムCdOなどの**カドミウム化合物**は、水に溶かし、消石灰、ソーダ灰等の水溶液を加えて処理し、更にセメントを用いて固化する。溶出試験を行い、溶出量が判定基準以下であることを確認して埋立処分する、**沈殿隔離法**で廃棄する。選択肢の活性汚泥法は、**アリルアルコール**$CH_2=CHCH_2OH$などの廃棄方法である。

2．シアン化ナトリウムNaCN…**酸化法**［**水酸化ナトリウム水溶液でアルカリ性**］［次亜塩素酸ナトリウム水溶液］［**酸化分解**］

3．メタクリル酸$CH_2=C(CH_3)COOH$…**燃焼法**［おが屑に吸収させて焼却炉で**焼却**］

4．塩素酸カリウム$KClO_3$…**還元法**［**チオ硫酸ナトリウム水溶液**］［希硫酸を加えて酸性］［反応液を中和］

【30】2、4

〔解説〕砒素化合物の解毒剤…**ジメルカプロール**（**BAL**）、**チオ硫酸ナトリウム**。

1．硫酸アトロピン…**カーバメート**（カルバメート）**系殺虫剤**、**ニコチン**、**有機燐化合物**の解毒又は治療に用いられる。

3．ペニシラミン…鉛、水銀、銅などの**重金属中毒**の解毒又は治療に用いられる。

9 令和6年度（2024年） 三重県

〔毒物及び劇物に関する法規〕

【1】次の文は、毒物及び劇物取締法の条文の一部である。条文中の（　）の中に入る語句として正しいものを選びなさい。

第1条

この法律は、毒物及び劇物について、（A）上の見地から必要な取締を行うことを目的とする。

第8条

次の各号に掲げる者でなければ、前条の毒物劇物取扱責任者となることができない。

一　薬剤師

二　厚生労働省令で定める学校で、（B）に関する学課を修了した者

三　都道府県知事が行う毒物劇物取扱者試験に合格した者

2　次に掲げる者は、前条の毒物劇物取扱責任者となることができない。

一　（C）の者

二　心身の障害により毒物劇物取扱責任者の業務を適正に行うことができない者として厚生労働省令で定めるもの

三　麻薬、大麻、あへん又は覚せい剤の中毒者

四　毒物若しくは劇物又は薬事に関する罪を犯し、罰金以上の刑に処せられ、その執行を終り、又は執行を受けることがなくなった日から起算して（D）を経過していない者

		1	2	3	4
☐	A	1．労働衛生	2．保健衛生	3．環境衛生	4．公衆衛生
☐	B	1．物理学	2．毒性学	3．応用化学	4．生物学
☐	C	1．18歳未満	2．18歳以下	3．20歳未満	4．20歳以下
☐	D	1．2年	2．3年	3．5年	4．6年

【2】次の文は、毒物劇物営業者の登録に関する記述である。記述の正誤について、正しい組合せを選びなさい。

A．毒物又は劇物の製造業者が、その製造した毒物又は劇物を、他の毒物又は劇物の販売業者に販売するときは、毒物又は劇物の販売業の登録を受けなくてもよい。

B．毒物又は劇物の輸入業者が、登録を受けた毒物又は劇物以外の毒物又は劇物を輸入しようとするときは、あらかじめ、その品目について登録の変更を受けなければならない。

	A	B
☐ 1．	正	正
2．	誤	正
3．	正	誤
4．	誤	誤

【3】次の文は、毒物及び劇物取締法施行令の条文の一部である。条文中の（　）の中に入る語句として正しいものを選びなさい。

第32条の２

法第３条の３に規定する政令で定める物は、トルエン並びに（　）を含有するシンナー（塗料の粘度を減少させるために使用される有機溶剤をいう。）、接着剤、塗料及び閉そく用又はシーリング用の充てん料とする。

参考：法第３条の３

興奮、幻覚又は麻酔の作用を有する毒物又は劇物（これらを含有する物を含む。）であって政令で定めるものは、みだりに摂取し、若しくは吸入し、又はこれらの目的で所持してはならない。

☐ 1．酢酸エチル及びメタノール
2．酢酸エチル、トルエン及びメタノール
3．酢酸エチル又はメタノール
4．酢酸エチル、トルエン又はメタノール

【４】次の文は、毒物及び劇物取締法第３条の２の規定に基づく特定毒物の取扱いに関する記述である。正しいものの組合せを選びなさい。

A．特定毒物研究者は、学術研究以外の用途に特定毒物を使用してはならない。

B．特定毒物を輸入できるのは、毒物又は劇物の輸入業者のみである。

C．特定毒物使用者は、その使用することができる特定毒物以外の特定毒物を譲り受け、又は所持してはならない。

☐ 1．A、B　　2．A、C
3．B、C　　4．A、B、C

【５】次の文は、毒物及び劇物取締法施行令の条文の一部である。条文中の（　）の中に入る語句として正しいものを選びなさい。

第38条

法第11条第２項に規定する政令で定める物は、次のとおりとする。

一　無機シアン化合物たる毒物を含有する液体状の物（シアン含有量が１Lにつき（　）以下のものを除く。）

二　塩化水素、硝酸若しくは硫酸又は水酸化カリウム若しくは水酸化ナトリウムを含有する液体状の物（水で10倍に希釈した場合の水素イオン濃度が水素指数2.0から12.0までのものを除く。）

参考：法第11条第２項

毒物劇物営業者及び特定毒物研究者は、毒物若しくは劇物又は毒物若しくは劇物を含有する物であって政令で定めるものがその製造所、営業所若しくは店舗又は研究所の外に飛散し、漏れ、流れ出、若しくはしみ出、又はこれらの施設の地下にしみ込むことを防ぐのに必要な措置を講じなければならない。

☐ 1．１mg　　2．10mg　　3．１g　　4．10g

【6】次の文は、毒物及び劇物取締法及び同法施行令の条文の一部である。条文中の（　）の中に入る語句として正しいものを選びなさい。

法第15条

2　毒物劇物営業者は、厚生労働省令の定めるところにより、その交付を受ける者の（A）を確認した後でなければ、第３条の４に規定する政令で定める物を交付してはならない。

3　毒物劇物営業者は、帳簿を備え、前項の確認をしたときは、厚生労働省令の定めるところにより、その確認に関する事項を記載しなければならない。

4　毒物劇物営業者は、前項の帳簿を、最終の記載をした日から（B）、保存しなければならない。

令第32条の３

法第３条の４に規定する政令で定める物は、亜塩素酸ナトリウム及びこれを含有する製剤（亜塩素酸ナトリウム30％以上を含有するものに限る。）、（C）及びこれを含有する製剤（C）35％以上を含有するものに限る。）、ナトリウム並びに（D）とする。

参考：法第３条の４

引火性、発火性又は爆発性のある毒物又は劇物であって政令で定めるものは、業務その他正当な理由による場合を除いては、所持してはならない。

☐ A　1．氏名及び職業　　2．氏名及び住所
　　3．氏名、職業及び年齢　　4．氏名、職業及び住所

☐ B　1．２年間　　2．３年間
　　3．５年間　　4．６年間

☐ C　1．亜硝酸塩類　　2．無機亜鉛塩類
　　3．塩素酸塩類　　4．重クロム酸塩類

☐ D　1．メタンスルホン酸　　2．ヘキサン酸
　　3．フルオロスルホン酸　　4．ピクリン酸

【7】次の文は、毒物及び劇物取締法施行令第35条及び第36条の規定に基づく毒物劇物営業者の登録票の書換え交付及び再交付に関する記述である。記述の正誤について、正しい組合せを選びなさい。

A．登録票の記載事項に変更を生じたときは、登録票の書換え交付を申請しなければならない。

B．登録票を破り、汚し、又は失ったときは、登録票の再交付を申請することができる。

C．登録票の再交付を受けた後、失った登録票を発見したときは、これを返納しなければならない。

	A	B	C
☐ 1．	正	誤	正
2．	正	正	誤
3．	誤	正	正
4．	誤	誤	正

【8】次の文は、毒物及び劇物取締法施行令第40条の5第2項の規定に基づき、車両（道路交通法（昭和35年法律第105号）第2条第8号に規定する車両をいう。）を使用して、アクリルニトリルを、1回につき6,000kg運搬する場合の運搬方法に関する記述である。記述の正誤について、正しい組合せを選びなさい。

A．運搬には2日かかり、その平均した1日当たりの運転時間が8時間の場合、3時間ごとに30分以上の休憩をとりながら運転すれば、運転手は1人でよい。

B．車両には、防毒マスク、ゴム手袋その他事故の際に応急の措置を講ずるために必要な保護具で厚生労働省令で定めるものを2人分以上備えなければならない。

	A	B
☐ 1．	正	正
2．	誤	正
3．	正	誤
4．	誤	誤

【９】次の文は、毒物及び劇物取締法の条文の一部である。条文中の（　）の中に入る語句の正しい組合せを選びなさい。

第15条の２

（A）は、廃棄の方法について政令で定める技術上の基準に従わなければ、廃棄してはならない。

第17条

２　毒物劇物営業者及び特定毒物研究者は、その取扱いに係る（B）が盗難にあい、又は紛失したときは、直ちに、その旨を警察署に届け出なければならない。

	A	B
☐ 1．	毒物又は劇物	毒物又は劇物
2．	毒物又は劇物	毒物若しくは劇物又は第11条第２項に規定する政令で定める物
3．	毒物若しくは劇物又は第11条第２項に規定する政令で定める物	毒物又は劇物
4．	毒物若しくは劇物又は第11条第２項に規定する政令で定める物	毒物若しくは劇物又は第11条第２項に規定する政令で定める物

【10】毒物及び劇物取締法施行令第40条の９の規定に基づき、毒物劇物営業者が毒物又は劇物を販売し、又は授与する時までに、譲受人に対し提供しなければならない情報の内容として、同法施行規則第13条の12に規定されている事項はどれか。正しいものの組合せを選びなさい。

A．漏出時の措置

B．盗難・紛失時の措置

C．毒性に関する情報

D　輸送上の注意

☐ 1．A、B　　2．B、C

3．A、B、D　　4．A、C、D

【11】次の文は、毒物及び劇物取締法の条文の一部である。条文中の（　）の中に入る語句として正しいものを選びなさい。

第５条

都道府県知事は、毒物又は劇物の製造業、輸入業又は販売業の登録を受けようとする者の（A）が、厚生労働省令で定める基準に適合しないと認めるとき、又はその者が第19条第２項若しくは第４項の規定により登録を取り消され、取消しの日から起算して（B）を経過していないものであるときは、第４条第１項の登録をしてはならない。

第12条

毒物劇物営業者及び特定毒物研究者は、毒物又は劇物の容器及び被包に、「医薬用外」の文字及び毒物については（C）をもって「毒物」の文字、劇物については（D）をもって「劇物」の文字を表示しなければならない。

☐ A　1．資格　2．業務手順　3．設備　4．取扱品目

☐ B　1．２年　2．３年　3．５年　4．６年

☐ C＆D　1．白地に黒色　2．白地に赤色
3．黒地に白色　4．赤地に白色

〔基礎化学〕

【12】アルカリ金属元素に分類されない元素はどれか。

☐ 1．Na　2．Ca　3．Rb　4．Cs

【13】電気陰性度が最も大きい元素はどれか。

☐ 1．Cl　2．Br　3．I　4．At

【14】（　）内にあてはまる最も適当なものはどれか。

「一定圧力の下で、一定量の気体の体積は絶対温度に比例する。」という法則を（　）という。

☐ 1．ボイルの法則　2．シャルルの法則
3．ヘンリーの法則　4．ヘスの法則

【15】二重結合をもつ分子はどれか。

☐ 1．メタン　2．エタン
3．エチレン　4．アセチレン

【16】次の記述について、（　）に入る語句の正しい組合せはどれか。

一定温度下で、純粋な水に不揮発性の溶質を溶かした水溶液Aの蒸気圧は、純粋な水の蒸気圧に比べて（ア）なる。また、一定圧力下で、水溶液Aの沸点は、純粋な水の沸点に比べて（イ）なる。

	ア	イ
1．	高く	低く
2．	高く	高く
3．	低く	低く
4．	低く	高く

【17】炎色反応で黄緑色を呈する元素はどれか。

1．K　2．Ca　3．Sr　4．Ba

【18】下の図は、純溶媒と溶液が冷却により凝固する過程の時間と温度の関係を示したグラフ（冷却曲線）である。凝固点降下度（⊿t）を表す式として正しいのはどれか。

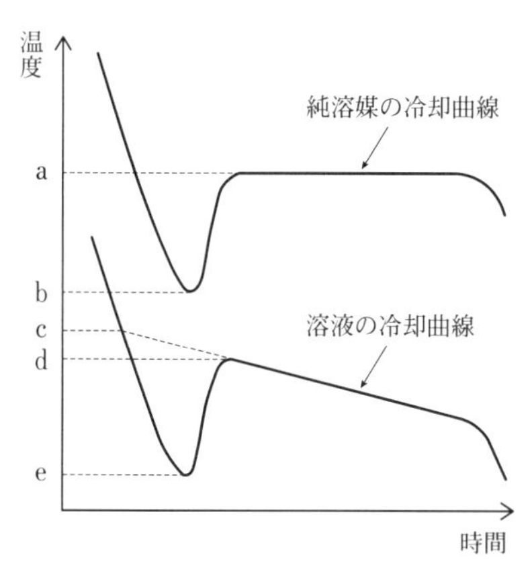

1．⊿t＝a－c　2．⊿t＝a－d
3．⊿t＝a－e　4．⊿t＝b－e

【19】ヨードホルム反応を起こす物質はどれか。

1．メタノール　2．ホルムアルデヒド
3．アセチレン　4．アセトン

令和6年度　三重

【20】次の記述について、（　）に入る語句の正しい組合せはどれか。

希硫酸中に銅板と亜鉛板を離して浸し、導線で結んだものはボルタ電池と呼ばれ、（A）が正極、（B）が負極となる。この場合、電子は導線を（C）から（D）に向かって流れる。

	A	B	C	D
☐ 1．	亜鉛板	銅板	亜鉛板	銅板
2．	亜鉛板	銅板	銅板	亜鉛板
3．	銅板	亜鉛板	亜鉛板	銅板
4．	銅板	亜鉛板	銅板	亜鉛板

【21】メタン、エタン、プロパン、ブタンの燃焼熱は、それぞれ891kJ/mol、1561kJ/mol、2219kJ/mol、2860kJ/molである。同じ熱量を得るのに、二酸化炭素の発生量が最も多いのはどれか。

☐ 1．メタン　　2．エタン
3．プロパン　　4．ブタン

【22】2.00mol/kgの塩化ナトリウム水溶液100gを調製するには、塩化ナトリウムを何g用いればよいか。ただし、塩化ナトリウムの式量は58.5である。

☐ 1．5.90　　2．10.5　　3．11.7　　4．13.3

【23】下の図のように、容器Aに2.4×10^5Paの窒素を、容器Bに3.2×10^5Paの水素をそれぞれ入れ、27℃に保ったままコックを開いて気体を完全に混合した場合、全圧は何Paとなるか。ただし、コックの部分の体積は無視でき、窒素と水素は反応しないものとし、気体はすべて理想気体とする。

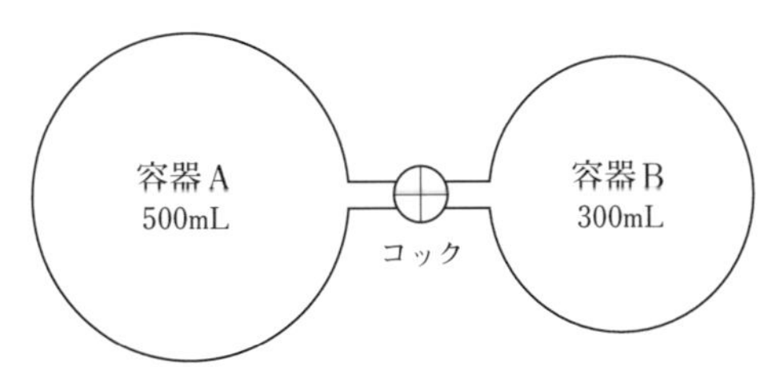

☐ 1．2.1×10^5　　2．2.7×10^5
3．2.8×10^5　　4．3.5×10^5

【24】以下の中和滴定で用いる指示薬として最も適当な組合せはどれか。

A．0.1mol/Lの酢酸10mLを0.1mol/Lの水酸化ナトリウム水溶液で中和する場合に使用する指示薬

B．0.1mol/Lの塩酸10mLを0.1mol/Lのアンモニア水で中和する場合に使用する指示薬

	A	B
1．	フェノールフタレイン	メチルオレンジ
2．	メチルオレンジ	メチルオレンジ
3．	フェノールフタレイン	フェノールフタレイン
4．	メチルオレンジ	フェノールフタレイン

【25】次の記述について、（　）に入る語句の正しい組合せはどれか。

ブドウ糖を水に溶解すると、水溶液中では、環状構造と環が開いた鎖状構造が、一定の割合で平衡を保った状態となる。鎖状構造では、アルデヒド基を有するため、水溶液は（A）性を示す。そのため、水溶液はフェーリング液を（A）し、（B）反応を示す。

	A	B
1．	還元	ニンヒドリン
2．	酸化	ニンヒドリン
3．	還元	銀鏡
4．	酸化	銀鏡

【26】次の記述について、（　）に入る語句の正しい組合せはどれか。

アルカンは、（A）状の炭素骨格をもち、炭素原子間の結合がすべて単結合である（B）炭化水素である。

	A	B
1．	環	不飽和
2．	環	飽和
3．	鎖	不飽和
4．	鎖	飽和

【27】陽イオン界面活性剤に分類される物質はどれか。

☐ 1．硫酸アルキルナトリウム
2．アルキルベンゼンスルホン酸ナトリウム
3．アルキルトリメチルアンモニウム塩化物
4．ポリオキシエチレンアルキルエーテル

【28】次の図は、Fe^{3+}、Cu^{2+}、Ba^{2+}及びPb^{2+}を含む混合水溶液から各イオンを分離する手順を示したものである。図中の（A）～（D）に含まれる化合物やイオンとして最も適当なものを選びなさい。

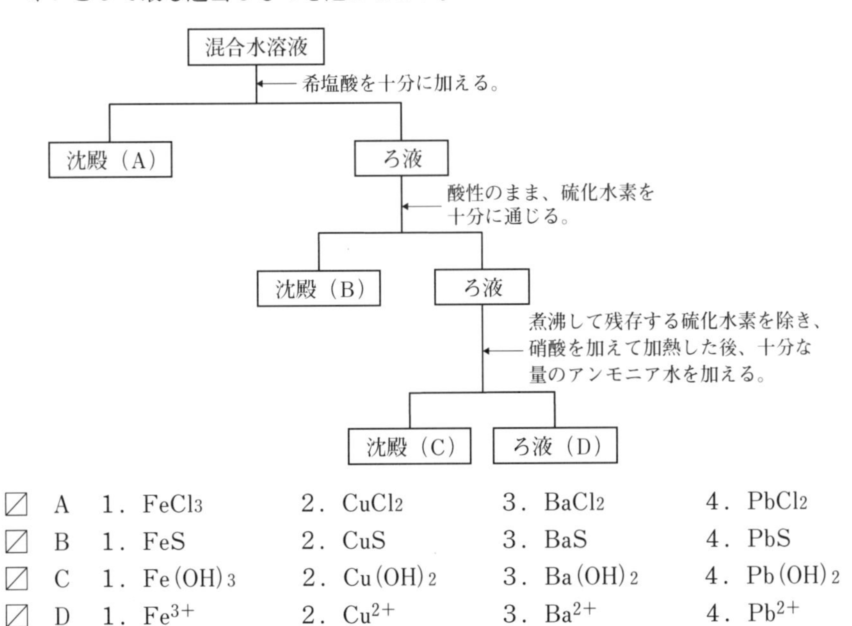

☐	A	1．$FeCl_3$	2．$CuCl_2$	3．$BaCl_2$	4．$PbCl_2$
☐	B	1．FeS	2．CuS	3．BaS	4．PbS
☐	C	1．$Fe(OH)_3$	2．$Cu(OH)_2$	3．$Ba(OH)_2$	4．$Pb(OH)_2$
☐	D	1．Fe^{3+}	2．Cu^{2+}	3．Ba^{2+}	4．Pb^{2+}

〔実地（性質・貯蔵・取扱い方法等）〕

【29】次の物質の常温・常圧下における性状として、最も適当なものを選びなさい。

☐ A．重クロム酸カリウム
☐ B．塩素
☐ C．クロルスルホン酸
☐ D．テトラエチルメチレンビスジチオホスフェイト（別名：エチオン）

1．窒息性の臭気をもつ黄緑色の気体である。
2．無色または淡黄色の腐食性液体で、刺激臭があり、空気中で発煙する。
3．不揮発性の液体で、水に不溶である。
4．橙赤色の結晶で、水に溶けやすい。

【30】次の物質の貯蔵方法として、最も適当なものを選びなさい。

☐ A．ブロムメチル
☐ B．ナトリウム
☐ C．シアン化ナトリウム
☐ D．黄燐（りん）

1．常温では気体であるため、圧縮冷却して液化し、圧縮容器に入れ、直射日光、その他温度上昇の原因を避けて、冷暗所に貯蔵する。
2．少量ならばガラス瓶、多量ならばブリキ缶あるいは鉄ドラムを用い、酸類とは離して、空気の流通のよい乾燥した冷所に密封して貯蔵する。
3．空気中にそのまま貯蔵することはできないので、通常石油中に貯蔵する。
4．空気に触れると発火しやすいので、水中に沈めて瓶に入れ、さらに砂を入れた缶中に固定して、冷暗所に貯蔵する。

【31】次の物質を含有する製剤は、毒物及び劇物取締法令上ある一定濃度以下で劇物から除外される。その除外される上限の濃度として、最も適当なものをそれぞれ選びなさい。なお、同じ番号を何度選んでもよい。

☐ A．アクリル酸
☐ B．過酸化水素
☐ C．硝酸
☐ D．ぎ酸

1．1％　　2．6％　　3．10％　　4．90％

【32】次の物質の化学式として、最も適当なものを選びなさい。

☐ A．クロロプレン
☐ B．メチルエチルケトン
☐ C．クロロアセチルクロライド
☐ D．クロルピクリン

1．$CH_3COC_2H_5$　　2．$CH_2ClCOCl$
3．$CH_2CClCHCH_2$　　4．CCl_3NO_2

【33】次の物質の毒性として、最も適当なものを選びなさい。

☐ A．モノフルオール酢酸ナトリウム
☐ B．メタノール
☐ C．蓚酸
☐ D．アニリン

1．血液に作用してメトヘモグロビンをつくり、チアノーゼを起こさせる。頭痛、めまい、吐気が起こる。はなはだしい場合にはこん睡、意識不明となる。
2．生体細胞内のTCAサイクル阻害作用により、嘔吐、胃の疼痛、意識混濁、てんかん性痙攣、脈拍の遅緩が起こり、チアノーゼ、血圧降下が生じる。
3．血液中の石灰分を奪取し、神経系を侵す。急性中毒症状は、胃痛、嘔吐、口腔・咽喉に炎症を起こし、腎臓が侵される。
4．頭痛、めまい、嘔吐、下痢、腹痛等を起こし、致死量に近ければ麻酔状態になり、視神経が侵され、目がかすみ、ついには失明することがある。

【34】次の物質の用途として、最も適当なものを選びなさい。

☐ A．亜セレン酸バリウム
☐ B．ジメトエート
☐ C．2－ジフェニルアセチル－1, 3－インダンジオン
　（別名：ダイファシノン）
☐ D．硅弗化水素酸

1．有機リン系殺虫剤　　2．殺鼠剤
3．ガラスの着色及び脱色剤　　4．土壌硬化剤

【35】次の物質の鑑別方法として、最も適当なものを選びなさい。

☐ A．ナトリウム
☐ B．ニコチン
☐ C．フェノール
☐ D．塩化第二水銀

1．本物質のエーテル溶液に、ヨードのエーテル溶液を加えると、褐色の液状沈殿を生じ、これを放置すると、赤色の針状結晶となる。また、本物質にホルマリン１滴を加えたのち、濃硝酸１滴を加えると、ばら色を呈する。
2．白金線に試料を付けて、溶融炎で熱すると、炎の色は黄色になる。また、コバルトの色ガラスを通して見れば、この炎は見えなくなる。
3．溶液に石灰水を加えると、赤い沈殿をつくる。また、溶液にアンモニア水を加えると、白色の白降汞（はっこうこう）をつくる。
4．水溶液に過クロール鉄液を加えると、紫色を呈する。

令和6年度　三重

【36】毒物及び劇物の品目ごとの具体的な廃棄方法として厚生労働省が定めた「毒物及び劇物の廃棄の方法に関する基準」に基づき、次の毒物又は劇物の廃棄方法として、最も適当なものを選びなさい。

☐ A．硅弗化（けいふっ）アンモニウム
☐ B．燐（りん）化水素
☐ C．水酸化ナトリウム
☐ D．酸化カドミウム

1．固化隔離法　　2．中和法
3．酸化法　　4．分解沈殿法

【37】毒物及び劇物の運搬事故時における応急措置の具体的な方法として厚生労働省が定めた「毒物及び劇物の運搬事故時における応急措置に関する基準」に基づき、次の毒物又は劇物が漏えい又は飛散した際の措置として、最も適当なものを選びなさい。

☑ A．アクロレイン

☑ B．２－クロロアニリン

☑ C．ブロムメチル

☑ D．酢酸エチル

1．漏えいした液は、土砂等でその流れを止め、安全な場所に導き、密閉可能な空容器にできるだけ回収し、そのあとを多量の水を用いて洗い流す。洗い流す場合には、中性洗剤等の分散剤を使用して洗い流す。この場合、濃厚な廃液が河川等に排出されないよう注意する。

2．多量に漏えいした場合、漏えいした液は、土砂等でその流れを止め、安全な場所へ導いた後、液の表面を泡等で覆(おお)い、できるだけ空容器に回収する。そのあとは多量の水を用いて洗い流す。この場合、濃厚な廃液が河川等に排出されないよう注意する。

3．多量に漏えいした場合、漏えいした液は、土砂等でその流れを止め、安全な場所に穴を掘るなどしてこれをためる。これに亜硫酸水素ナトリウム水溶液(約10%）を加え、時々攪拌(かくはん)して反応させた後、多量の水を用いて十分に希釈して洗い流す。この際、蒸発した物質が大気中に拡散しないよう霧状の水をかけて吸収させる。この場合、濃厚な廃液が河川等に排出されないよう注意する。

4．多量に漏えいした場合、漏えいした液は、土砂等でその流れを止め、液が広がらないようにして蒸発させる。

【38】次の物質の毒物及び劇物取締法施行令第40条の5第2項第3号に規定する厚生労働省令で定める保護具として、( ) 内にあてはまる最も適当なものをそれぞれ選びなさい。なお、同じ番号を何度選んでもよい。

□ A．ホルムアルデヒド及びこれを含有する製剤（ホルムアルデヒド1％以下を含有するものを除く。）で液体状のもの
…………保護手袋、保護長ぐつ、保護衣、( )

□ B．四アルキル鉛を含有する製剤
…………保護手袋（白色のものに限る。）、保護長ぐつ（白色のものに限る。）、保護衣（白色のものに限る。）、( )

□ C．水酸化カリウム及びこれを含有する製剤（水酸化カリウム5％以下を含有するものを除く。）で液体状のもの
…………保護手袋、保護長ぐつ、保護衣、( )

□ D．黄燐（りん）……保護手袋、保護長ぐつ、保護衣、( )

1．保護眼鏡
2．有機ガス用防毒マスク
3．酸性ガス用防毒マスク
4．普通ガス用防毒マスク

▶▶ 正解＆解説

毒物及び劇物に関する法規

【1】A…2　B…3　C…1　D…2

〔解説〕取締法第１条（取締法の目的）。

> この法律は、毒物及び劇物について、（A：**保健衛生**）上の見地から必要な取締を行うことを目的とする。

取締法第８条（毒物劇物取扱責任者の資格）第１項、第２項。

> 次の各号に掲げる者でなければ、前条の毒物劇物取扱責任者となることができない。
> 一　薬剤師
> 二　厚生労働省令で定める学校で、（B：**応用化学**）に関する学課を修了した者
> 三　都道府県知事が行う毒物劇物取扱者試験に合格した者
> 2　次に掲げる者は、前条の毒物劇物取扱責任者となることができない。
> 一　（C：**18歳未満**）の者
> 二　（略）
> 三　（略）
> 四　毒物若しくは劇物又は薬事に関する罪を犯し、罰金以上の刑に処せられ、その執行を終り、又は執行を受けることがなくなった日から起算して（D：**3年**）を経過していない者

【2】1（A：正　B：正）

〔解説〕A．取締法第３条（毒物劇物の禁止規定）第３項。

B．取締法第９条（登録の変更）第１項。

【3】4

〔解説〕施行令第32条の２（興奮、幻覚又は麻酔の作用を有する物）。

> 法第３条の３に規定する政令で定める物は、トルエン並びに（**酢酸エチル、トルエン又はメタノール**）を含有するシンナー（塗料の粘度を減少させるために使用される有機溶剤をいう。）、接着剤、塗料及び閉そく用又はシーリング用の充てん料とする。

【4】2（A、C）

〔解説〕A．取締法第３条の２（特定毒物の禁止規定）第４項。

B．毒物若しくは劇物の輸入業者又は**特定毒物研究者**でなければ、特定毒物を輸入してはならないため、特定毒物研究者も**輸入できる**。取締法第３条の２（特定毒物の禁止規定）第２項。

C．取締法第３条の２（特定毒物の禁止規定）第11項。

【5】1

〔解説〕施行令第38条（危害防止の措置を講ずべき毒物劇物含有物）第１項第１号。

> 一　無機シアン化合物たる毒物を含有する液体状の物（シアン含有量が１Lにつき（**1mg**）以下のものを除く。）
> 二　（略）

【6】A…2　B…3　C…3　D…4

〔解説〕取締法第15条（毒物又は劇物の交付の制限等）第２項～第４項。

> 2　毒物劇物営業者は、厚生労働省令の定めるところにより、その交付を受ける者の（A：**氏名及び住所**）を確認した後でなければ、第３条の４に規定する政令で定める物を交付してはならない。
> 3　（略）
> 4　毒物劇物営業者は、前項の帳簿を、最終の記載をした日から（B：**5年間**）、保存しなければならない。

施行令第32条の３（発火性又は爆発性のある劇物）。

> 法第３条の４に規定する政令で定める物は、亜塩素酸ナトリウム及びこれを含有する製剤（亜塩素酸ナトリウム30％以上を含有するものに限る。）、（C：**塩素酸塩類**）及びこれを含有する製剤（C：**塩素酸塩類**）35％以上を含有するものに限る。）、ナトリウム並びに（D：**ピクリン酸**）とする。

【7】3（A：誤　B：正　C：正）

〔解説〕A.「申請しなければならない」⇒「**申請することができる**」。施行令第35条（登録票又は許可証の書換え交付）第１項。

B＆C. 施行令第36条（登録票又は許可証の再交付）第１項、第３項。

【8】1（A：正　B：正）

〔解説〕A. 施行令第40条の５（運搬方法）第２項第１号、施行規則第13条の４（交替して運転する者の同乗）第１～２号。

B. 施行令第40条の５（運搬方法）第２項第３号。

> なお、アクリルニトリルを運搬する際に備える保護具は、保護手袋、保護長靴、保護衣、有機ガス用防毒マスクである（施行規則第13条の６（毒物又は劇物を運搬する車両に備える保護具）、別表第５）。

【9】3

〔解説〕取締法第15条の２（廃棄）。

> （A：**毒物若しくは劇物又は第11条第２項に規定する政令で定める物**）は、廃棄の方法について政令で定める技術上の基準に従わなければ、廃棄してはならない。

取締法第17条（事故の際の措置）第２項。

> 毒物劇物営業者及び特定毒物研究者は、その取扱いに係る（B：**毒物又は劇物**）が盗難にあい、又は紛失したときは、直ちに、その旨を警察署に届け出なければならない。

【10】4（A、C、D）

〔解説〕A＆C＆D. 施行規則第13条の12（毒物劇物営業者等による情報の提供）第６号、第11号、第13号。

B. 盗難・紛失時の措置は、提供しなければならない情報に**定められていない**。

【11】A…3　B…1　C…4　D…2

〔解説〕取締法第５条（登録基準）。

> 都道府県知事は、毒物又は劇物の製造業、輸入業又は販売業の登録を受けようとする者の（A：**設備**）が、厚生労働省令で定める基準に適合しないと認めるとき、（略）登録を取り消され、取消しの日から起算して（B：**2年**）を経過していないものであるときは、第４条第１項の登録をしてはならない。

取締法第12条（毒物又は劇物の表示）第１項。

> 毒物劇物営業者及び特定毒物研究者は、毒物又は劇物の容器及び被包に、「医薬用外」の文字及び毒物については（C：**赤地に白色**）をもって「毒物」の文字、劇物については（D：**白地に赤色**）をもって「劇物」の文字を表示しなければならない。

基礎化学

【12】2

〔解説〕**Ca**（カルシウム）…２族の**アルカリ土類金属元素**。

1＆3～4．Na（ナトリウム）、Rb（ルビジウム）、Cs（セシウム）…いずれも１族の**アルカリ金属元素**。

【13】1

〔解説〕電気陰性度とは原子が共有電子対を引きつける強さで、周期表上、右上のフッ素Fに向かい大きくなる。設問を電気陰性度の大きい順に並べると、フッ素F（9）＞ 塩素**Cl**（17）＞ 臭素Br（35）＞ ヨウ素I（53）＞ アスタチンAt（85）となる。ハロゲンの単体は、原子番号が小さくなるにつれて沸点・融点が低くなり、電気陰性度にかかわる反応性・酸化力は大きく（強く）なる。

> なお、貴ガスには価電子がないため、電気陰性度を定義できない。

【14】2

〔解説〕

> 「一定圧力の下で、一定量の気体の体積は絶対温度に比例する。」という法則を（**シャルルの法則**）という。

1．ボイルの法則…温度が一定のとき、一定物質量の気体は**圧力に反比例**する。

3．ヘンリーの法則…一定温度で一定量の溶媒に溶ける気体の質量（物質量）は、**その気体の圧力に比例**する。

4．ヘスの法則…反応熱の大きさは、反応の**はじめの状態と終わりの状態だけで決まり**、反応の経路には関係しない。

【15】3

〔解説〕**エチレン**C_2H_4…**アルカン**。

```
H       H
 \     /
  C = C
 /     \
H       H
```

1＆2．メタンCH_4、エタンC_2H_6…**アルカン**。

4．アセチレンC_2H_2…**アルキン**。

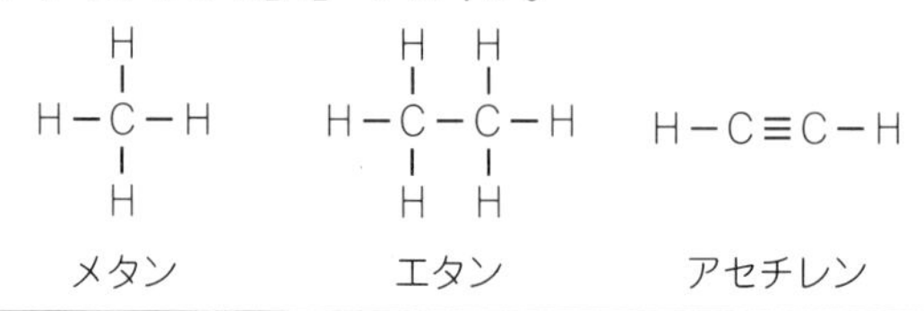

◎**アルケン**…………	脂肪族炭化水素（鎖式炭化水素）のうち、**二重結合**を1個含む不飽和炭化水素。
◎**アルカン**…………	脂肪族炭化水素（鎖式炭化水素）のうち、全て**単結合**の飽和炭化水素。
◎**アルキン**…………	脂肪族炭化水素（鎖式炭化水素）のうち、**三重結合**を1個含む不飽和炭化水素。

【16】4

〔解説〕

一定温度下で、純粋な水に不揮発性の溶質を溶かした水溶液Aの蒸気圧は、純粋な水の蒸気圧に比べて（ア：**低く**）なる。また、一定圧力下で、水溶液Aの沸点は、純粋な水の沸点に比べて（イ：**高く**）なる。

ア．一般的に、溶液の蒸気圧は純粋な溶媒よりも低くなる現象を**蒸気圧降下**という。

イ．一般的に、溶液の沸点は純粋な溶媒よりも高くなる現象を**沸点上昇**という。

【17】4

〔解説〕黄緑色の炎色反応…**Ba**（バリウム）

1．K（カリウム）…**赤紫色**。

2．Ca（カルシウム）…**橙（とう）赤色**。

3．Sr（ストロンチウム）…**紅（深赤）色**。

【18】1

〔解説〕溶液の凝固点が純溶媒の凝固点よりも低くなる現象を**凝固点降下**といい、純溶媒と溶液の凝固点の差を**凝固点降下度**という。設問の場合、凝固点降下度は**⊿t＝a－c**で表す。

グラフより、純溶媒を冷やしていくと一時的に温度が下がり、その後少し温度が上昇して一定の温度（**a**）になると安定する。この温度が**純溶媒の凝固点**であり、凝固が進んでいる間は固体と液体が共存している。その後、全部固体になった時点で再び温度が下がる。

溶液も一時的に温度が下がった後少し温度が上がるが、純溶媒が先に凝固すると溶液の濃度が次第に濃くなるため、凝固が進んでいる間も溶液の温度は徐々に下がる。温度が下がっている部分の直線を左方向にのばし、冷却曲線と交わる位置の温度（**c**）が**溶液の凝固点**となる。

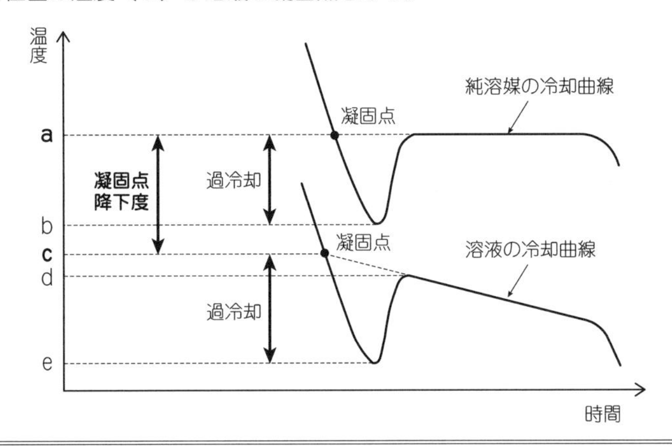

> **過冷却**
> 凝固が始まる前に、液体の状態を保ったまま温度が凝固点より低くなる現象。

【19】4

〔解説〕ヨードホルム反応…アセチル基CH_3CO－の構造をもつ**アセトン**CH_3CO-CH_3にヨウ素と水酸化ナトリウム水溶液（または炭酸ナトリウム水溶液）を加えて温めると、特異臭をもつヨードホルムCHI_3の黄色沈殿を生じる反応。

【20】3

〔解説〕

希硫酸中に銅板と亜鉛板を離して浸し、導線で結んだものはボルタ電池と呼ばれ、（A：**銅板**）が正極、（B：**亜鉛板**）が負極となる。この場合、電子は導線を（C：**亜鉛板**）から（D：**銅板**）に向かって流れる。

銅Cuと亜鉛Znでは亜鉛のほうがイオン化傾向が大きく、酸化されて亜鉛イオンZn^{2+}となり、水溶液中に溶け出す。　$Zn \longrightarrow Zn^{2+} + 2e^-$（酸化）

また、亜鉛とともに発生する電子e^-は負の電荷を帯びており、正極に引き寄せられるため、負極から正極へと流れる。

従って、電子を発生させる亜鉛板が負極となり、正極の銅板に向かって電子を流すことがわかる。

イオン化傾向

金属の単体が水溶液中で電子を失い、陽イオンになろうとする性質のことをいい、イオン化傾向の大きな金属ほど、酸化されやすく反応性が大きい。

【21】4

〔解説〕設問より1kJを発生させるため、燃焼に必要な物質量は次のとおり。

メタンCH_4…1／891mol　　エタンC_2H_6…1／1561mol

プロパンC_3H_8…1／2219mol　　ブタンC_4H_{10}…1／2860mol

また、それぞれの物質1molあたりの化学反応式は次のとおり。

メタン……$CH_4 + 2O_2 \longrightarrow \mathbf{CO_2} + 2H_2O$

エタン……$C_2H_6 + 7/2O_2 \longrightarrow \mathbf{2CO_2} + 3H_2O$

プロパン…$C_3H_8 + 5O_2 \longrightarrow \mathbf{3CO_2} + 4H_2O$

ブタン……$C_4H_{10} + 13/2O_2 \longrightarrow \mathbf{4CO_2} + 5H_2O$

燃焼に必要な物質量と二酸化炭素CO_2の発生量をかけあわせると次のとおり。

メタン……1／891mol × 1mol＝1／891mol

エタン……1／1561mol × 2mol＝1／780.5mol

プロパン…1／2219mol × 3mol≒1／739.7mol

ブタン……1／2860mol × 4mol＝**1／715mol**

従って、同じ熱量を得るのに二酸化炭素の発生量が最も多いのは**ブタン**である。

【22】2

〔解説〕求める塩化ナトリウムNaClの質量を x gとする。塩化ナトリウムの式量は58.5であるため、物質量は x／58.5molとなり、次の等式が成り立つ。

$$\text{質量モル濃度（mol/kg）} = \frac{\text{溶質の物質量（mol）}}{\text{溶媒の質量（kg）}}$$

$$2.0\text{mol/kg} = \frac{x/58.5\text{mol}}{\{(100-x)/1000\}\text{kg}}$$

両辺に $\dfrac{\{(100-x)/1000\}}{2.0}$ をかける。　$\dfrac{100-x}{1000} = \dfrac{x/58.5}{2.0}$

両辺に1000をかける。　$100-x = (x/58.5) \times 500$

$$100-x = \frac{500x}{58.5}$$

さらに両辺に58.5をかける。　$5850-58.5x = 500x$

$$558.5x = 5850$$

$$x = 10.47\cdots$$

$$\fallingdotseq \mathbf{10.5\ (g)}$$

【23】2

〔解説〕容器Aの窒素は500mL（0.5L）、容器Bの水素は300mL（0.3L）であり、窒素の分圧を P_A、水素の分圧を P_B とする。温度が一定（27℃）であるため、ボイルの法則（【14】の解説を参照）より次の等式が成り立つ。

窒素：$2.4 \times 10^5\,\text{Pa} \times 0.5\text{L} = P_A\,\text{Pa} \times (0.5+0.3)\,\text{L}$

$$P_A\,\text{Pa} = \frac{1.2 \times 10^5\,\text{Pa}}{0.8\text{L}}$$

$$P_A = 1.5 \times 10^5\ (\text{Pa})$$

水素：$3.2 \times 10^5\,\text{Pa} \times 0.3\text{L} = P_B\,\text{Pa} \times (0.5+0.3)\,\text{L}$

$$P_B\,\text{Pa} = \frac{0.96 \times 10^5\,\text{Pa}}{0.8\text{L}}$$

$$P_B = 1.2 \times 10^5\ (\text{Pa})$$

全圧 $P = P_A + P_B$ より、$P = 1.5 \times 10^5\,\text{Pa} + 1.2 \times 10^5\,\text{Pa}$

$$= \mathbf{2.7 \times 10^5\ (Pa)}$$

【24】1

〔解説〕A．弱酸である酢酸 CH_3COOH を強塩基の水酸化ナトリウムNaOHで中和滴定すると、中和点のpHは**塩基性側**に偏るため、pH指示薬は変色域が塩基性側（pH8.0～9.8）にある**フェノールフタレイン**（PP）を用いる。

B．強酸である塩酸HCl aqを弱塩基のアンモニア水 NH_3 aqで中和滴定すると、中和点のpHは**酸性側**に偏るため、pH指示薬は変色域が酸性側（pH3.1～4.4）にある**メチルオレンジ**（MO）を用いる。

【25】3

〔解説〕 ブドウ糖を水に溶解すると、水溶液中では、環状構造と環が開いた鎖状構造が、一定の割合で平衡を保った状態となる。鎖状構造では、アルデヒド基－CHOを有するため、水溶液は（A：**還元**）性を示す。そのため、水溶液はフェーリング液を（A：**還元**）し、（B：**銀鏡**）反応を示す。

◎**銀鏡反応**…………アルデヒドにアンモニア性硝酸銀水溶液を加えて温めると、銀を析出する反応。
◎**ニンヒドリン反応**…アミノ酸にニンヒドリン水溶液を加えて温めると、紫色を呈する反応。

【26】4

〔解説〕 アルカンは、（A：**鎖**）状の炭素骨格をもち、炭素原子間の結合がすべて単結合である（B：**飽和**）炭化水素である。

アルカンの例としてエタンC_2H_6などが挙げられる。

【27】3

〔解説〕**アルキルトリメチルアンモニウム塩化物**…親水性部分が陽イオンになる。陽イオン界面活性剤の中で最も汎用されており、逆性石けんともいう。

陽イオン（カチオン）**界面活性剤**
陽イオン性の親水基を持つ界面活性剤。吸着性、柔軟性、帯電防止性、殺菌性などの性質があるため、洗濯用の柔軟仕上げ剤や毛髪用のリンス、トリートメント、消毒剤などに用いられる。

1．硫酸アルキルナトリウム（AS）…**陰イオン**（アニオン）**界面活性剤**。親水性部分が陰イオンになる。高級アルコール系合成洗剤の一つ。
2．アルキルベンゼンスルホン酸ナトリウム（LAS）…**陰イオン**（アニオン）**界面活性剤**。石油系合成洗剤（衣料用洗剤、台所用洗剤）、工業用では主に乳化剤や塗料用乳化剤などに用いられる。
4．ポリオキシエチレンアルキルエーテル（アルコールエトキシレート）…アルコールをエチレンオキシドでエトキシル化して得られる**非イオン**（ノニオン）**界面活性剤**の総称。

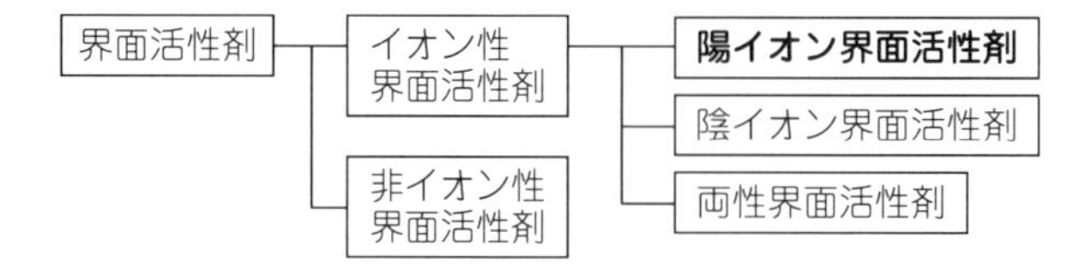

【28】 A…4　B…2　C…1　D…3

〔解説〕A．混合溶液に希塩酸HCl aqを十分に加えると、鉛（なまり）（Ⅱ）イオンPb^{2+}が希塩酸に含まれる塩化物イオンCl^-と反応して、塩化鉛（Ⅱ）**$PbCl_2$**の白色沈殿が生じる。

B．硫（りゅう）化水素H_2Sを十分に通じると、銅（Ⅱ）イオンCu^{2+}が硫化水素に含まれる硫化物イオンS^{2-}と反応して、硫化銅**CuS**の黒色沈殿が生じる。

C＆D．煮沸で硫化水素を除き、硝（しょう）酸HNO_3を加えて加熱し、さらに十分な量のアンモニア水NH_3 aqを加えると、鉄（Ⅲ）イオンFe^{3+}は水酸化鉄（Ⅲ）**$Fe(OH)_3$**の赤褐色沈殿を生じ、ろ液にはバリウムイオン**Ba^{2+}**が残る。

日本化学会の提案や学習指導要領の改訂により、水酸化鉄（Ⅲ）は$Fe(OH)_3$の組成では存在しないため決まった化学式で表すのが難しく、表記しないよう変更されている。本書では出題当時のまま掲載しているが、注意が必要。

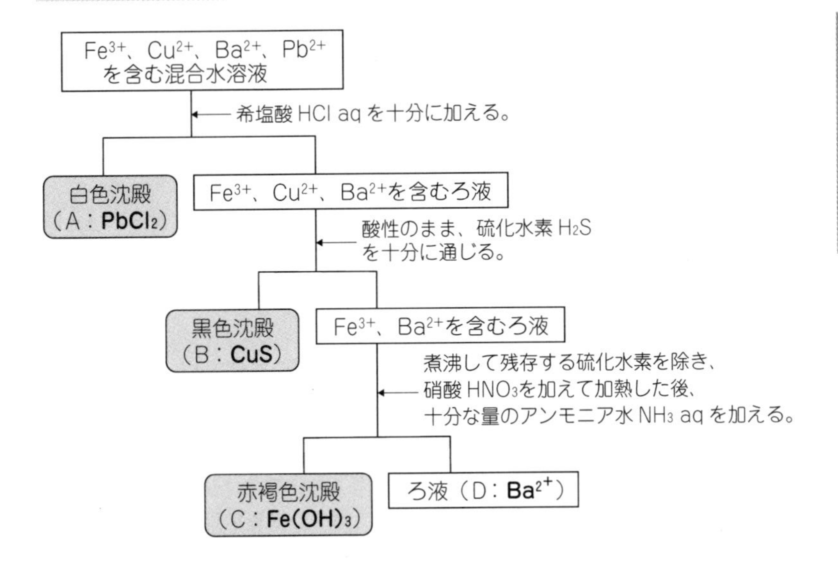

実地（性質・貯蔵・取扱い方法等）

【29】 A…4　B…1　C…2　D…3

〔解説〕A．重クロム酸カリウム$K_2Cr_2O_7$［**橙赤色の結晶**］［水に溶けやすい］

B．塩素Cl_2［窒息性の臭気］［**黄緑色の気体**］

C．クロルスルホン酸（クロロスルホン酸）$ClSO_3H$［無色または淡黄色の腐食性**液体**］［空気中で発煙］

D．エチオン$C_9H_{22}O_4P_2S_4$［不揮発性の液体］［水に不溶］

【30】 A…1　B…3　C…2　D…4

〔解説〕A．ブロムメチル（臭化メチル）CH_3Br［**圧縮冷却して液化**］［圧縮容器］

B．ナトリウム Na［通常**石油中に貯蔵**］

C．シアン化ナトリウム $NaCN$［**酸類とは離す**］［**乾燥した冷所**に密封して貯蔵］

D．黄燐 P_4［**水中に沈めて瓶**に入れる］［**砂を入れた缶中に固定**］

【31】 A…3　B…2　C…3　D…4

〔解説〕A & C．アクリル酸 $CH_2{=}CHCOOH$、硝酸 HNO_3…いずれも含有量が**10%以下**の製剤は劇物から**除外される**。

B．過酸化水素 H_2O_2…含有量が**6％以下**の製剤は劇物から**除外される**。

D．ぎ酸 $HCOOH$…含有量が**90%以下**の製剤は劇物から**除外される**。

【32】 A…3　B…1　C…2　D…4

〔解説〕A．クロロプレン **$CH_2CClCHCH_2$**

B．メチルエチルケトン **$CH_3COC_2H_5$**

C．クロロアセチルクロライド **$CH_2ClCOCl$**

D．クロルピクリン **CCl_3NO_2**

【33】 A…2　B…4　C…3　D…1

〔解説〕A．モノフルオール酢酸ナトリウム $CH_2FCOONa$［**TCAサイクル**阻害作用］［胃の疼痛］［てんかん性痙攣］

B．メタノール CH_3OH［致死量に近ければ**麻酔状態**］［**視神経**が侵される］［**失明**］

C．蓚酸 $(COOH)_2 \cdot 2H_2O$［**血液中の石灰分を奪取**］［腎臓が侵される］

D．アニリン $C_6H_5NH_2$［**メトヘモグロビン**］［チアノーゼ］

【34】 A…3　B…1　C…2　D…4

〔解説〕A．亜セレン酸バリウム $BaSeO_3$［ガラスの着色及び脱色剤］

B．ジメトエート $C_5H_{12}NO_3PS_2$［有機リン系**殺虫剤**］

C．ダイファシノン $C_{23}H_{16}O_3$［**殺鼠剤**］

D．硅弗化水素酸 H_2SiF_6［土壌**硬化剤**］

【35】 A…2　B…1　C…4　D…3

〔解説〕A．ナトリウム Na［**溶融炎**で熱すると炎の色は**黄色**］［コバルトの色ガラスを通すとこの炎は見えなくなる］

B．ニコチン $C_{10}H_{14}N_2$［**ヨード**のエーテル溶液］［褐色の液状沈殿］［**赤色の針状結晶**］［ホルマリン1滴］［濃硝酸1滴］［ばら色］

C．フェノール C_6H_5OH［**過クロール鉄液**を加えると、**紫色**］

D．塩化第二水銀 $HgCl_2$［**石灰水**を加えると、**赤い沈殿**］

【36】 A…4　B…3　C…2　D…1

〔解説〕A．硅弗化アンモニウム $F_6H_8N_2Si$…**分解沈殿法**。

B．燐化水素（ホスフィン）PH_3…**酸化法**。

C．水酸化ナトリウム NaOH…**中和法**。

D．酸化カドミウム CdO…**固化隔離法**。

> ◎**分解沈殿法**…水に溶かし、水酸化カルシウム等の水溶液を加えて処理し、沈殿ろ過して埋立処分する。
>
> ◎**酸化法**………多量の次亜塩素酸ナトリウム水溶液と水酸化ナトリウムの混合溶液に吹き込んで吸収させ、酸化分解させた後、多量の水で希釈して処理する。
>
> ◎**中和法**………水を加えて希薄な水溶液とし、酸（希塩酸、希硫酸など）で中和させた後、多量の水で希釈して処理する。
>
> ◎**固化隔離法**…水に溶かし、消石灰、ソーダ灰等の水溶液を加えて処理し、更にセメントを用いて固化する。溶出試験を行い、溶出量が判定基準以下であることを確認して埋立処分する。

【37】 A…3　B…1　C…4　D…2

〔解説〕A．アクロレイン $CH_2=CHCHO$［**亜硫酸水素ナトリウム水溶液**（約10％）］［多量の水を用いて十分に希釈して洗い流す］

B．2－クロロアニリン C_6H_6ClN［密閉可能な空容器にできるだけ回収］［**中性洗剤等の分散剤**］

C．ブロムメチル（臭化メチル）CH_3Br［液が広がらないようにして**蒸発**］

D．酢酸エチル $CH_3COOC_2H_5$［液の表面を**泡等で覆う**］

【38】 A…2　B…2　C…1　D…3

〔解説〕施行令第40条の5（運搬方法）第2項第3号、施行規則第13条の6（毒物又は劇物を運搬する車両に備える保護具）、別表第5。

A．ホルムアルデヒド HCHO 及びこれを含有する製剤（ホルムアルデヒド1％以下を含有するものを除く。）で液体状のもの…保護手袋、保護長ぐつ、保護衣、（**有機ガス用防毒マスク**）

B．四アルキル鉛 PbR_4 を含有する製剤…保護手袋（白色のものに限る。）、保護長ぐつ（白色のものに限る。）、保護衣（白色のものに限る。）、（**有機ガス用防毒マスク**）

C．水酸化カリウム KOH 及びこれを含有する製剤（水酸化カリウム5％以下を含有するものを除く。）で液体状のもの…保護手袋、保護長ぐつ、保護衣、（**保護眼鏡**）

D．黄燐 P_4……保護手袋、保護長ぐつ、保護衣、（**酸性ガス用防毒マスク**）

10 令和6年度（2024年） 岐阜県

〔毒物及び劇物に関する法規〕

※ 問題文中の用語は次によるものとする。
法…毒物及び劇物取締法、政令…毒物及び劇物取締法施行令、規則…毒物及び劇物取締法施行規則、毒物劇物営業者…毒物又は劇物の製造業者、輸入業者又は販売業者

【1】法の「目的」及び毒物の「定義」に関する記述について、（ ）内に当てはまる語句として、正しいものの組み合わせを一つ選びなさい。

〈目的〉

第1条 この法律は、毒物及び劇物について、保健衛生上の見地から必要な（A）を行うことを目的とする。

〈定義〉

第2条 この法律で「毒物」とは、別表第1に掲げる物であって、（B）及び（C）以外のものをいう。

	A	B	C
☐ 1.	対策	医薬部外品	危険物
2.	対策	医薬品	医薬部外品
3.	取締	医薬部外品	危険物
4.	取締	医薬品	危険物
5.	取締	医薬品	医薬部外品

【2】法の「禁止規定」に関する記述について、（ ）内に当てはまる語句として、正しいものの組み合わせを一つ選びなさい。

〈禁止規定〉

第3条 略

2 略

3 毒物又は劇物の販売業の登録を受けた者でなければ、毒物又は劇物を販売し、授与し、又は販売若しくは授与の目的で（A）し、（B）し、若しくは（C）してはならない。

	A	B	C
☐ 1.	貯蔵	所持	陳列
2.	貯蔵	運搬	陳列
3.	貯蔵	運搬	広告
4.	保管	所持	広告
5.	保管	所持	陳列

【3】規則第４条の４第２項で規定する毒物又は劇物の販売業の店舗の設備の基準に関する記述の正誤について、正しいものの組み合わせを一つ選びなさい。

A．毒物又は劇物の貯蔵設備は、毒物又は劇物とその他の物とを区分して貯蔵できるものであること。

B．毒物又は劇物を含有する粉じん、蒸気又は廃水の処理に要する設備又は器具を備えていること。

C．毒物又は劇物を陳列する場所にかぎをかける設備があること。

	A	B	C
☐ 1.	正	正	正
2.	正	正	誤
3.	正	誤	正
4.	誤	正	正
5.	誤	誤	正

【4】毒物又は劇物の営業の登録等に関する記述の正誤について、正しいものの組み合わせを一つ選びなさい。

A．毒物又は劇物の販売業の登録は、店舗ごとに受ける必要がある。

B．毒物又は劇物の製造業の登録は、６年ごとに更新を受けなければその効力を失う。

C．特定品目販売業の登録を受けた者は、特定毒物を販売することができる。

	A	B	C
☐ 1.	正	正	誤
2.	正	誤	誤
3.	正	誤	正
4.	誤	誤	正
5.	誤	正	誤

【5】特定毒物に関する記述の正誤について、正しいものの組み合わせを一つ選びなさい。

A．毒物又は劇物の製造業者は、毒物又は劇物の製造のために特定毒物を使用することができる。

B．特定毒物研究者は、特定毒物を輸入することができる。

C．特定毒物使用者は、その使用することができる特定毒物以外の特定毒物を譲り受け、又は所持してはならない。

	A	B	C
☐ 1．	正	正	正
2．	正	正	誤
3．	正	誤	正
4．	誤	正	正
5．	誤	誤	正

【6】法第３条の３及び政令第32条の２により、興奮、幻覚又は麻酔の作用を有する毒物又は劇物（これらを含有する物を含む。）であって、みだりに摂取し、若しくは吸入し、又はこれらの目的で所持してはならないものとして規定されているものを一つ選びなさい。

☐ 1．キシレンを含有する塗料
2．エタノール
3．酢酸エチルを含有する接着剤
4．フェノール
5．クロロホルム

【7】毒物劇物取扱責任者に関する記述の正誤について、正しいものの組み合わせを一つ選びなさい。

A．毒物劇物営業者は、自ら毒物劇物取扱責任者になることができる。

B．毒物劇物営業者は、毒物劇物取扱責任者を置いたときは、15日以内にその毒物劇物取扱責任者の氏名及び住所を届け出なければならない。

C．農業用品目毒物劇物取扱者試験の合格者は、一般販売業の登録を受けた店舗において毒物劇物取扱責任者になることはできない。

	A	B	C
☐ 1．	正	正	正
2．	正	正	誤
3．	正	誤	正
4．	誤	正	正
5．	誤	誤	正

【8】毒物劇物取扱責任者の資格に関する記述について、（　）内に当てはまる語句として、正しいものの組み合わせを一つ選びなさい。

〈毒物劇物取扱責任者の資格〉

第８条　次の各号に掲げる者でなければ、前条の毒物劇物取扱責任者となることができない。

一　（A）

二　厚生労働省令で定める学校で、（B）に関する学課を修了した者

三　（C）が行う毒物劇物取扱者試験に合格した者

２～５　略

	A	B	C
☑ 1．	医師	応用化学	厚生労働大臣
2．	医師	基礎科学	都道府県知事
3．	薬剤師	応用化学	都道府県知事
4．	薬剤師	基礎科学	厚生労働大臣
5．	薬剤師	応用化学	厚生労働大臣

【9】法第10条の規定により、毒物劇物営業者が30日以内に届け出なければならない事項（場合）として、正しいものの組み合わせを一つ選びなさい。

A．毒物又は劇物の製造業者が、毒物を製造する設備の重要な部分を変更したとき

B．毒物又は劇物の製造業者が、その製造した劇物を廃棄したとき

C．毒物又は劇物の輸入業者が、登録を受けた劇物以外の劇物の輸入を開始したとき

D．毒物又は劇物の販売業者が、店舗の名称を変更したとき

☑ 1．A、B　　2．A、C　　3．A、D
4．B、C　　5．C、D

【10】法第11条第４項及び規則第11条の４により「その容器として、飲食物の容器として通常使用される物を使用してはならない」と規定されている劇物として、正しいものを一つ選びなさい。

☑ 1．すべての劇物　　2．液体状の劇物
3．刺激臭のある劇物　　4．ガス体又は揮発性の劇物
5．飛散しやすい劇物

【11】法第12条の規定により、毒物劇物営業者が劇物の容器及び被包に表示しなければならない文字として正しいものを一つ選びなさい。

☐ 1.「医薬用外」の文字及び白地に赤色をもって「劇物」の文字
2.「医薬用外」の文字及び白地に黒色をもって「劇物」の文字
3.「医薬用外」の文字及び黒地に白色をもって「劇物」の文字
4.「医薬用外」の文字及び赤地に黒色をもって「劇物」の文字
5.「医薬用外」の文字及び赤地に白色をもって「劇物」の文字

【12】法第13条の規定により、毒物劇物営業者があせにくい黒色で着色しなければ農業用として販売又は授与してはならないものとして、政令で定められているものを一つ選びなさい。

☐ 1. 塩素酸塩を含有する製剤たる劇物
2. 有機燐（りん）化合物を含有する製剤たる劇物
3. 無機シアン化合物を含有する製剤たる毒物
4. 砒（ひ）素化合物を含有する製剤たる毒物
5. 燐（りん）化亜鉛を含有する製剤たる劇物

【13】毒物又は劇物の表示に関する記述の正誤について、正しいものの組み合わせを一つ選びなさい。

A. 法人である毒物又は劇物の輸入業者は、自ら輸入した劇物を販売するときは、その容器及び被包に法人の名称及び主たる事務所の所在地を表示しなければならない。

B. 法人である毒物又は劇物の販売業者が、劇物の直接の容器又は直接の被包を開いて劇物を販売するときは、その容器及び被包に、法人の名称及び主たる事務所の所在地並びに毒物劇物取扱責任者の氏名を表示しなければならない。

C. 毒物又は劇物の製造業者は、自ら製造した硫酸を含有する製剤たる劇物（住宅用の洗浄剤で液体状のもの）を販売するときは、その容器及び被包に、小児の手の届かないところに保管しなければならない旨を表示しなければならない。

	A	B	C
☐ 1.	正	正	正
2.	正	正	誤
3.	正	誤	正
4.	誤	正	正
5.	誤	誤	正

【14】毒物又は劇物の譲渡手続きに関する記述について、（　）内に当てはまる語句として、正しいものの組み合わせを一つ選びなさい。

〈毒物又は劇物の譲渡手続〉

第14条　毒物劇物営業者は、毒物又は劇物を他の毒物劇物営業者に販売し、又は授与したときは、(A)、次に掲げる事項を書面に記載しておかなければならない。

一　毒物又は劇物の名称及び（B）

二　販売又は授与の年月日

三　譲受人の氏名、（C）及び住所（法人にあっては、その名称及び主たる事務所の所在地）

2～4　略

	A	B	C
☐ 1．	その都度	性状	資格
2．	その都度	数量	職業
3．	その都度	数量	資格
4．	遅滞なく	性状	職業
5．	遅滞なく	性状	資格

【15】毒物又は劇物の販売業者が、毒物劇物営業者以外の者に毒物又は劇物を販売する際、譲受人から提出を受けなければならない書面に関する記述の正誤について、正しいものの組み合わせを一つ選びなさい。

A．書面の保存期間は、販売した日から５年間である。

B．譲受人が押印しなければならない。

C．販売の年月日及び販売価格が記載されていなければならない。

	A	B	C
☐ 1．	正	正	正
2．	正	正	誤
3．	正	誤	正
4．	誤	正	正
5．	誤	誤	正

【16】法第15条第２項により、毒物劇物営業者が、その交付を受ける者の氏名及び住所を確認した後でなければ交付してはならないと規定されているものとして、誤っているものを一つ選びなさい。

☐ 1．ピクリン酸
2．塩素酸カリウムを35％含有する製剤
3．ナトリウム
4．亜硝酸ナトリウム
5．亜塩素酸ナトリウムを35％含有する製剤

【17】毒物又は劇物の廃棄の方法に関する記述について、（　）内に当てはまる語句として、正しいものの組み合わせを一つ選びなさい。

〈廃棄の方法〉

第40条　法第15条の２の規定により、毒物若しくは劇物又は法第11条第２項に規定する政令で定める物の廃棄の方法に関する技術上の基準を次のように定める。

一　中和、（A）、酸化、還元、（B）その他の方法により、毒物及び劇物並びに法第11条第２項に規定する政令で定める物のいずれにも該当しない物とすること。

二　ガス体又は揮発性の毒物又は劇物は、保健衛生上危害を生ずるおそれがない場所で、少量ずつ放出し、又は揮発させること。

三　可燃性の毒物又は劇物は、保健衛生上危害を生ずるおそれがない場所で、少量ずつ（C）させること。

四　略

	A	B	C
☐ 1．	水分解	沈殿	燃焼
2．	加水分解	稀釈	燃焼
3．	加水分解	沈殿	拡散
4．	電気分解	沈殿	拡散
5．	電気分解	稀釈	拡散

【18】法の「事故の際の措置」に関する記述について、（　）内に当てはまる語句として、正しいものの組み合わせを一つ選びなさい。

〈事故の際の措置〉

第17条　毒物劇物営業者及び特定毒物研究者は、その取扱いに係る毒物若しくは劇物又は第11条第２項の政令で定める物が飛散し、漏れ、流れ出し、染み出し、又は地下に染み込んだ場合において、不特定又は多数の者について保健衛生上の危害が生ずるおそれがあるときは、(A)、その旨を（B)、(C）又は消防機関に届け出るとともに、保健衛生上の危害を防止するために必要な応急の措置を講じなければならない。

２　略

	A	B	C
1．	３日以内に	保健所	医療機関
2．	３日以内に	地方厚生局	警察署
3．	３日以内に	保健所	警察署
4．	直ちに	保健所	警察署
5．	直ちに	地方厚生局	医療機関

【19】法第22条第１項の規定により、業務上取扱者の届出をしなければならない者として、正しいものの組み合わせを一つ選びなさい。

A．シアン化ナトリウムを使用して金属熱処理を行う事業者

B．砒(ひ)素化合物たる毒物を使用して、しろあり防除を行う事業者

C．塩酸を使用して電気めっきを行う事業者

D．トルエンを使用して塗装を行う事業者

1．A、B　　2．A、C　　3．A、D

4．B、C　　5．C、D

【20】政令第40条の９及び規則第13条の12の規定により、毒物劇物営業者が、毒物又は劇物を販売又は授与する時までに、原則として、譲受人に対し提供しなければならないこととされている情報の内容の正誤について、正しいものの組み合わせを一つ選びなさい。

A．毒物又は劇物の別

B．応急措置

C．火災時の措置

	A	B	C
☐ 1．	正	正	正
2．	正	正	誤
3．	正	誤	正
4．	誤	正	正
5．	誤	誤	正

〔基礎化学〕

【21】極性分子であるものを一つ選びなさい。

☐ 1．二酸化炭素　2．エチレン　3．アセチレン
4．アンモニア　5．メタン

【22】電子配置がＫ殻に２個、Ｌ殻に８個、Ｍ殻に３個である原子の元素記号を一つ選びなさい。

☐ 1．N　2．Ne　3．Na　4．Al　5．K

【23】銅の炎色反応の色として適切なものを一つ選びなさい。

☐ 1．赤色　2．青緑色　3．橙赤色
4．赤紫色　5．黄色

【24】官能基（$-NO_2$）をもつ化合物を一つ選びなさい。

☐ 1．シアン化カリウム　2．キシレン　3．ピクリン酸
4．アセトニトリル　5．アニリン

【25】二重結合をもつ化合物を一つ選びなさい。

☐ 1．エタノール　2．アセチレン　3．エチレン
4．ブタン　5．メタン

【26】アミノ酸の検出に用いられる反応を一つ選びなさい。

☐ 1．炎色反応　2．ヨウ素デンプン反応　3．銀鏡反応
4．ルミノール反応　5．ニンヒドリン反応

【27】物質の化学変化のうち、固体から液体を経由せず気体となる変化を一つ選びなさい。

☐ 1．融解　2．昇華　3．風解
4．蒸発　5．凝縮

【28】プロパン2molが完全燃焼したときに発生する二酸化炭素の量を一つ選びなさい。ただし、原子量はH＝1、C＝12、O＝16とする。

☐ 1．64g　2．88g　3．176g
4．264g　5．396g

【29】マルトース（化学式：$C_{12}H_{22}O_{11}$）85.5gを水に溶かして1Lにした水溶液のモル濃度（mol/L）を一つ選びなさい。ただし、原子量はH＝1、C＝12、O＝16とする。

☐ 1．0.250mol/L　2．0.475mol/L　3．0.855mol/L
4．1.000mol/L　5．4.000mol/L

【30】0.3mol/Lの水酸化ナトリウム水溶液80mLを中和するために必要な硫酸20mLのモル濃度（mol/L）を一つ選びなさい。

☐ 1．0.06mol/L　2．0.12mol/L　3．0.3mol/L
4．0.6mol/L　5．1.2mol/L

〔実地（性質・貯蔵・取扱い方法等）〕

【31】次の物質の性状等として、最も適当なものをそれぞれ一つ選びなさい。

☐ A．重クロム酸カリウム
☐ B．弗（ふっ）化スルフリル
☐ C．クラーレ
☐ D．キノリン

1．もろい黒又は黒褐色の塊状あるいは粒状で、水に可溶。猛毒性のアルカロイドを含有する。
2．白色の固体。水、アルコールに可溶で、アンモニア水に不溶。空気中に放置すると、潮解する。
3．橙赤色の柱状結晶である。融点398℃、分解点500℃。水に可溶。アルコールに不溶。強力な酸化剤である。
4．無色又は淡黄色の不快臭の吸湿性の液体。熱水、アルコール、エーテル、二硫化炭素に可溶。
5．無色の気体。水に難溶で、アセトン及びクロロホルムに可溶。

【32】次の物質の代表的な用途として、最も適当なものをそれぞれ一つ選びなさい。

☐ A．2，2’－ジピリジリウム－1，1’－エチレンジブロミド（別名：ジクワット）
☐ B．ヒドラジン
☐ C．六弗（ふっ）化タングステン
☐ D．四エチル鉛

1．除草剤に使用される。
2．ロケット燃料に使用される。
3．ガソリンのアンチノック剤として使用される。
4．半導体配線の原料として使用される。
5．土木工事用の土質安定剤のほか、重合体は水処理剤、紙力増強剤及び接着剤等に使用される。

【33】次の物質の毒性として、最も適当なものをそれぞれ一つ選びなさい。

☐ A. 硫酸タリウム
☐ B. ヨウ素
☐ C. モノフルオール酢酸ナトリウム
☐ D. クロロホルム

1. 疝痛、嘔吐、振戦、痙攣、麻痺等の症状に伴い、次第に呼吸困難となり、虚脱症状となる。
2. 蒸気の暴露により咳、鼻出血、めまい、頭痛等を起こし、眼球結膜の着色、発声異常、気管支炎、気管支喘息様発作等が現れる。
3. 皮膚に触れると褐色に染め、その揮散する蒸気を吸入すると、めまいや頭痛を伴う一種の酩酊を起こす。
4. 原形質毒である。この作用は脳の節細胞を麻酔させ、赤血球を溶解する。吸収すると、はじめは嘔吐、瞳孔の縮小、運動性不安が現れ、脳及びその他の神経細胞を麻酔させる。
5. 主な中毒症状は、激しい嘔吐、胃の疼痛、意識混濁、てんかん性痙攣、脈拍の緩徐、チアノーゼ、血圧下降がある。心機能の低下により死亡する場合もある。

【34】次の物質の貯蔵方法として、最も適当なものをそれぞれ一つ選びなさい。

☐ A. 弗(ふっ)化水素酸
☐ B. ベタナフトール
☐ C. 三酸化二砒(ひ)素
☐ D. 水酸化ナトリウム

1. 二酸化炭素と水を吸収する性質が強いため、密栓して貯蔵する。
2. 高温又は紫外線下では容易に重合するので、冷暗所に貯蔵する。
3. 空気や光線に触れると赤変するので、遮光して貯蔵する。
4. 銅、鉄、コンクリート又は木製のタンクにゴム、鉛、ポリ塩化ビニルあるいはポリエチレンのライニングを施したものを用いて貯蔵する。火気厳禁。
5. 少量ならばガラス瓶に密栓し、大量ならば木樽に貯蔵する。

【35】次の物質の廃棄方法として、最も適当なものをそれぞれ一つ選びなさい。

☐ A．硅弗化（けいふっ）ナトリウム

☐ B．塩化バリウム

☐ C．クロルピクリン

☐ D．アンモニア

1．水に溶かし、水酸化カルシウム等の水溶液を加えて処理した後、希硫酸を加えて中和し、沈殿濾過して埋立処分する。

2．水で希薄な水溶液とし、酸（希塩酸、希硫酸等）で中和させた後、多量の水で希釈して処理する。

3．少量の界面活性剤を加えた亜硫酸ナトリウムと炭酸ナトリウムの混合溶液中で、撹拌し分解させた後、多量の水で希釈して処理する。

4．水に溶かし、硫酸ナトリウム水溶液を加えて処理し、沈殿濾過して埋立処分する。

5．過剰の可燃性溶剤又は重油等の燃料とともにアフターバーナー及びスクラバーを備えた焼却炉の火室へ噴霧して、できるだけ高温で焼却する。

【36】次の物質の鑑別法として、最も適当なものをそれぞれ一つ選びなさい。

☐ A．アニリン

☐ B．メタノール

☐ C．トリクロル酢酸

☐ D．ニコチン

1．白色の粉末であるこの物質に水を加えると、青くなる。

2．この物質の水溶液にさらし粉を加えると、紫色を呈する。

3．この物質のエーテル溶液に、ヨードのエーテル溶液を加えると、褐色の液状沈殿を生じ、これを放置すると赤色針状結晶となる。

4．この物質に水酸化ナトリウム溶液を加えて熱すると、クロロホルム臭がする。

5．この物質にあらかじめ強熱した酸化銅を加えると、ホルムアルデヒドができ、酸化銅は還元されて金属銅色を呈する。

【37】次の物質を含有する製剤について、<u>劇物として取り扱いを受けなくなる濃度</u>を一つ選びなさい。なお、同じものを繰り返し選んでもよい。

☐ A．水酸化カリウム

☐ B．亜塩素酸ナトリウム

☐ C．フェノール

1．2％以下　　2．5％以下　　3．6％以下
4．10％以下　　5．25％以下

【38】次の物質の漏えい時の措置として、最も適当なものをそれぞれ一つ選びなさい。

☐ A．キシレン

☐ B．カリウムナトリウム合金

☐ C．シアン化水素

1．漏えいした液は、空容器にできるだけ回収し、そのあとを中性洗剤等の分散剤を使用して多量の水を用いて洗い流す。
2．多量に漏えいした液は、遠くから徐々に注水してある程度希釈した後、消石灰、ソーダ灰等で中和し、多量の水を用いて洗い流す。
3．漏えいしたボンベ等を多量の水酸化ナトリウム水溶液（20W/V％以上）に容器ごと投入してガスを吸収させ、さらに酸化剤（次亜塩素酸ナトリウム、さらし粉等）の水溶液で酸化処理を行い、多量の水を用いて洗い流す。
4．多量に漏えいした液は、液の表面を泡で覆い、できるだけ空容器に回収する。
5．漏えいした液は、速やかに乾燥した砂等に吸着させて、灯油又は流動パラフィンの入った容器に回収する。

▶▶ 正解&解説

毒物及び劇物に関する法規

【1】5

〔解説〕取締法第1条（取締法の目的）。

> この法律は、毒物及び劇物について、保健衛生上の見地から必要な（A：**取締**）を行うことを目的とする。

取締法第2条（定義）第1項。

> この法律で「毒物」とは、別表第1に掲げる物であって、（B：**医薬品**）及び（C：**医薬部外品**）以外のものをいう。

【2】2

〔解説〕取締法第3条（毒物劇物の禁止規定）第3項。

> 毒物又は劇物の販売業の登録を受けた者でなければ、毒物又は劇物を販売し、授与し、又は販売若しくは授与の目的で（A：**貯蔵**）し、（B：**運搬**）し、若しくは（C：**陳列**）してはならない。

【3】3（A：正　B：誤　C：正）

〔解説〕A．施行規則第4条の4（製造所等の設備）第1項第2号イ、第2項。

B．記述の内容は製造所の設備の基準であり、**販売業の店舗の設備には適用されない**。施行規則第4条の4（製造所等の設備）第1項第1号ロ、第2項。

C．施行規則第4条の4（製造所等の設備）第1項第3号、第2項。

【4】2（A：正　B：誤　C：誤）

〔解説〕A．取締法第4条（営業の登録）第1項。

B．「6年ごと」⇒「**5年ごと**」。取締法第4条（営業の登録）第3項。

C．特定毒物とは毒物であって取締法 別表第3に掲げるものをいう。特定品目販売業の登録を受けた者は、**特定品目**として厚生労働省令（施行規則 別表第2）で定めるもの以外の毒物又は劇物を販売してはならない。取締法第2条（定義）第3項、取締法第4条の3（販売品目の制限）第2項。

【5】1（A：正　B：正　C：正）

〔解説〕A．取締法第3条の2（特定毒物の禁止規定）第3項。

B．取締法第3条の2（特定毒物の禁止規定）第2項。

C．取締法第3条の2（特定毒物の禁止規定）第11項。

【6】3

〔解説〕取締法第3条の3（シンナー乱用の禁止）、施行令第32条の2（興奮、幻覚又は麻酔の作用を有する物）。酢酸エチルを含有する接着剤のほか、トルエン、トルエン又はメタノール又は酢酸エチルを含有するシンナー等が定められている。

令和6年度　岐阜

【7】3（A：正　B：誤　C：正）

〔解説〕A．取締法第７条（毒物劇物取扱責任者）第１項。

B．「15日以内」⇒「**30日以内**」。取締法第７条（毒物劇物取扱責任者）第３項。

C．取締法第８条（毒物劇物取扱責任者の資格）第４項。農業用品目毒物劇物取扱者試験に合格した者は、農業用品目を取り扱う輸入業の営業所、農業用品目販売業の店舗においてのみ毒物劇物取扱責任者となることができるため、一般販売業の店舗ではなることができない。

【8】3

〔解説〕取締法第８条（毒物劇物取扱責任者の資格）第１項第１～３号。

> 一　（A：**薬剤師**）
> 二　厚生労働省令で定める学校で、（B：**応用化学**）に関する学課を修了した者
> 三　（C：**都道府県知事**）が行う毒物劇物取扱者試験に合格した者

【9】3（A、D）

〔解説〕A．取締法第10条（届出）第１項第２号。

B．製造した劇物を廃棄したときの**届出は不要**。

C．登録を受けた毒物又は劇物以外の毒物又は劇物を新たに輸入しようとするときは、**あらかじめ**、毒物又は劇物の品目につき、**登録の変更**を受けなければならない。取締法第９条（登録の変更）第１項。

D．取締法第10条（届出）第１項第３号、施行規則第10条の２（営業者の届出事項）第１号。

【10】1

〔解説〕取締法第11条（毒物又は劇物の取扱）第４項、施行規則第11条の４（飲食物の容器を使用してはならない劇物）。**すべての劇物**の保管容器には、飲食物の容器として通常使用される物を使用してはならない。

【11】1

〔解説〕取締法第12条（毒物又は劇物の表示）第１項。劇物の容器及び被包には「医薬用外」の文字及び**白地に赤色**をもって「劇物」の文字を表示しなければならない。

【12】5

〔解説〕取締法第13条（特定の用途に供される毒物又は劇物の販売等）、施行令第39条（着色すべき農業用劇物）第２号、施行規則第12条（農業用劇物の着色方法）。**燐**（りん）**化亜鉛**及び硫（りゅう）酸タリウムを含有する製剤たる劇物は、いずれもあせにくい黒色で着色しなければ農業用として販売することができない。

【13】1（A：正　B：正　C：正）

〔解説〕取締法第12条（毒物又は劇物の表示）第２項第４号。

A～C．施行規則第11条の６（取扱及び使用上特に必要な表示事項）。順に、第１号、第４号、第２号イ。

【14】2

〔解説〕取締法第14条（毒物又は劇物の譲渡手続）第１項第１～３号。

> 毒物劇物営業者は、毒物又は劇物を他の毒物劇物営業者に販売し、又は授与したときは、（A：**その都度**）、次に掲げる事項を書面に記載しておかなければならない。
> 一　毒物又は劇物の名称及び（B：**数量**）
> 二　販売又は授与の年月日
> 三　譲受人の氏名、（C：**職業**）及び住所（(略)）

【15】2（A：正　B：正　C：誤）

〔解説〕A．取締法第14条（毒物又は劇物の譲渡手続）第４項。

B．取締法第14条（毒物又は劇物の譲渡手続）第２項、施行規則第12条の２（毒物又は劇物の譲渡手続に係る書面）。

C．販売の年月日は、取締法第14条（毒物又は劇物の譲渡手続）第１項第２号に定められているが、販売価格は、記載事項に**定められていない**。

【16】4

〔解説〕取締法第15条（毒物又は劇物の交付の制限等）第２項、施行令第32条の３（発火性又は爆発性のある劇物）。交付の際に確認が必要となる毒物又は劇物は、亜塩素酸ナトリウム及びこれを含有する製剤（亜塩素酸ナトリウムを30%以上含有するものに限る）、塩素酸塩類及びこれを含有する製剤（塩素酸塩類を35%以上含有するものに限る）、ナトリウム、ピクリン酸が定められている。

【17】2

〔解説〕施行令第40条（廃棄の方法）第１～３号。

> 一　中和、（A：**加水分解**）、酸化、還元、（B：**稀釈**）その他の方法により、毒物及び劇物並びに法第11条第２項に規定する政令で定める物のいずれにも該当しない物とすること。
> 二　（略）
> 三　可燃性の毒物又は劇物は、保健衛生上危害を生ずるおそれがない場所で、少量ずつ（C：**燃焼**）させること。

【18】4

〔解説〕取締法第17条（事故の際の措置）第１項。

> （略）、不特定又は多数の者について保健衛生上の危害が生ずるおそれがあるときは、（A：**直ちに**）、その旨を（B：**保健所**）、（C：**警察署**）又は消防機関に届け出るとともに、保健衛生上の危害を防止するために必要な応急の措置を講じなければならない。

【19】1（A、B）

〔解説〕取締法第22条（業務上取扱者の届出等）第１項、施行令第41条、第42条（業務上取扱者の届出）各号。

C．**無機シアン化合物**たる毒物及びこれを含有する製剤を用いて電気めっきを行う事業者は、届出が必要。

D．業務上取扱者の**届出は不要**。

【20】1（A：正　B：正　C：正）

〔解説〕A～C．施行規則第13条の12（毒物劇物営業者等による情報の提供）第２号、第４～５号。

基礎化学

【21】4

〔解説〕**アンモニア**NH_3…三角錐形の極性分子。

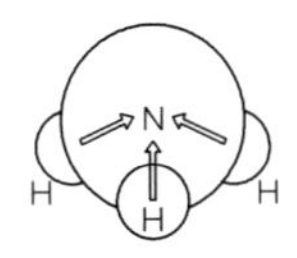

1～3＆5．直線形の二酸化炭素CO_2、平面長方形のエチレン$CH_2=CH_2$、直線形のアセチレン$C-H\equiv C-H$、正四面体形のメタンCH_4…いずれも**無極性分子**。

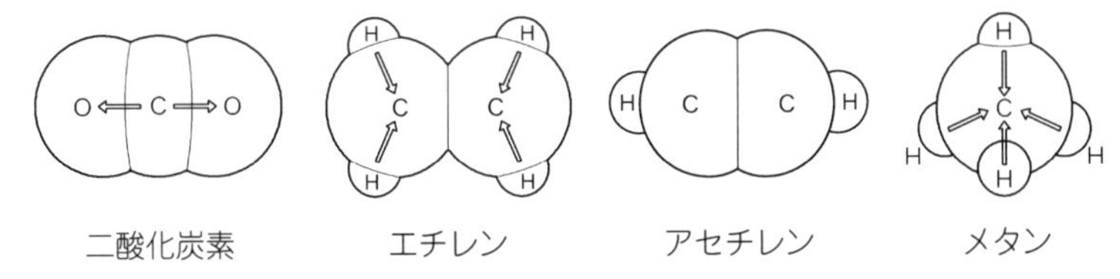

二酸化炭素　エチレン　アセチレン　メタン

【22】4

〔解説〕**Al**（アルミニウム）…原子番号13（電子配置：K殻２個、L殻８個、M殻３個）。

1．N（窒素）…原子番号７（電子配置：K殻２個、L殻５個）。

2．Ne（ネオン）…原子番号10（電子配置：K殻２個、L殻８個）。

3．Na（ナトリウム）…原子番号11（電子配置：K殻２個、L殻８個、M殻１個）。

5．K（カリウム）…原子番号19（電子配置：K殻２個、L殻８個、M殻８個、N殻１個）。

【23】2

〔解説〕銅Cuの炎色反応…**青緑色**。

1．赤色…**リチウム**Li

3．橙（とう）赤色…**カルシウム**Ca

4．赤紫色…**カリウム**K

5．黄色…**ナトリウム**Na

【24】3

〔解説〕**ピクリン酸**$C_6H_2(OH)(NO_2)_3$…３つの**ニトロ基**$-NO_2$と１つのヒドロキシ基$-OH$が、ベンゼンC_6H_6に結合した芳香族化合物である。

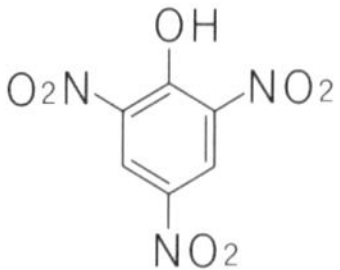

1．シアン化カリウム$K-CN$…**シアノ基**$-CN$をもつ。

2．キシレン$C_6H_4(CH_3)_2$…ベンゼンの水素Ｈ原子のうち２つを**メチル基**CH_3-で置換した物質。

4．アセトニトリルCH_3-CN…最も単純なニトリル化合物で、**メチル基**CH_3-と**シアノ基**$-CN$をもつ。

5．アニリン$C_6H_5-NH_2$…ベンゼンの水素原子のうち１つを**アミノ基**$-NH_2$で置換した物質。

【25】3

〔解説〕**エチレン**C_2H_4…アルケン。

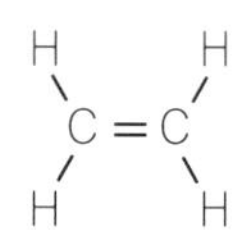

1．エタノールC_2H_5OH…単結合のみを有する**アルコール**。

2．アセチレンC_2H_2…**アルキン**。

4＆5．ブタンC_4H_{10}、メタンCH_4…**アルカン**。

```
    H   H                             H   H   H   H             H
    |   |                             |   |   |   |             |
H - C - C - O - H   H - C ≡ C - H   H - C - C - C - C - H   H - C - H
    |   |                             |   |   |   |             |
    H   H                             H   H   H   H             H
```

エタノール　　アセチレン　　ブタン　　メタン

> ◎**アルケン**……脂肪族炭化水素（鎖式炭化水素）のうち、**二重結合**を１個含む不飽和炭化水素。
> ◎**アルコール**…炭化水素の水素Ｈ原子をヒドロキシ基**$-OH$**で置換した化合物。
> ◎**アルキン**……脂肪族炭化水素（鎖式炭化水素）のうち、**三重結合**を１個含む不飽和炭化水素。
> ◎**アルカン**……脂肪族炭化水素（鎖式炭化水素）のうち、全て**単結合**の飽和炭化水素。

【26】5

〔解説〕**ニンヒドリン反応**…アミノ酸にニンヒドリン水溶液を加えて温めると、紫色を呈する反応。

1．炎色反応…アルカリ金属やアルカリ土類金属などの比較的揮発しやすい化合物を炎の中へ入れると、炎がその**金属元素特有の色**を示す反応。

2．ヨウ素デンプン反応…**デンプン**にヨウ素溶液を加えると、青紫色を呈する反応。

3．銀鏡反応…アルデヒドにアンモニア性硝酸銀水溶液を加えて温めると、**銀を析出する**反応。

4．ルミノール反応…ルミノールを過酸化水素とともに用いると、**血液**の存在を青白い発光で知らせる反応。

【27】2

〔解説〕固体から液体を経由せず気体となる変化を**昇華**という。

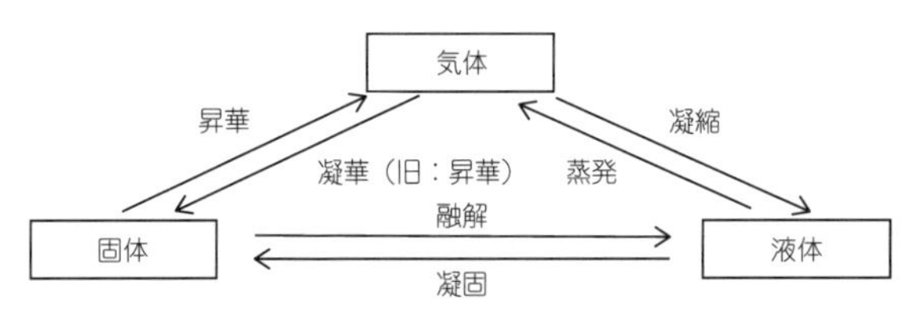

【28】4

〔解説〕プロパンの燃焼反応式：$C_3H_8 + 5O_2 \longrightarrow 3CO_2 + 4H_2O$

反応式より、1molのプロパンから3molの二酸化炭素CO_2が生じることがわかる。従って、プロパンが2molのとき、二酸化炭素は6mol生じる。

二酸化炭素の分子量が12＋（16×2）＝44であるため、発生する二酸化炭素の量は、44×6mol＝**264g**となる。

【29】1

〔解説〕マルトース$C_{12}H_{22}O_{11}$の分子量は（12×12）＋（1×22）＋（16×11）＝342であるため、342g＝1molとなり、85.5gでは85.5g／342g＝0.250molとなる。これを水に溶かして1Lの溶液にしたことから、モル濃度は0.250mol／1L＝**0.250mol/L**となる。

【30】4

〔解説〕中和反応式：$2NaOH + H_2SO_4 \longrightarrow Na_2SO_4 + 2H_2O$

水酸化ナトリウムは1価の塩基、硫酸は2価の酸であり、求める濃度を x mol/Lとすると、次の等式が成り立つ。

1×0.3mol/L×（80／1000）mL＝2× x mol/L×（20／1000）mL

両辺に1000をかける。　0.3mol/L×80mL＝2x mol/L×20mL

$40x = 24$

x ＝**0.6（mol/L）**

【31】A…3　B…5　C…1　D…4

〔解説〕A．重クロム酸カリウム$K_2Cr_2O_7$［**橙赤色の柱状結晶**］［**強力な酸化剤**］

B．弗化スルフリルF_2SO_2［**無色の気体**］［水に難溶］［アセトン、クロロホルムに可溶］

C．クラーレ$C_{39}H_{46}N_2O_5$［**もろい黒又は黒褐色の塊状**あるいは**粒状**］［猛毒性のアルカロイド］

D．キノリンC_9H_7N［無色又は淡黄色］［**不快臭**］［**吸湿性の液体**］

選択肢2は［白色の固体］［空気中に放置すると潮解］から、**水酸化カリウム**KOHが考えられる。

【32】A…1　B…2　C…4　D…3

〔解説〕A．ジクワット$C_{12}H_{12}N_2Br_2$［除草剤］

B．ヒドラジンH_4N_2［**ロケット燃料**］

C．六弗化タングステンWF_6［半導体配線の原料］

D．四エチル鉛$Pb(C_2H_5)_4$［ガソリンのアンチノック剤］

選択肢5は［土木工事用の土質安定剤］［紙力増強剤］から、**アクリルアミド**$CH_2=CHCONH_2$が考えられる。

【33】A…1　B…3　C…5　D…4

〔解説〕A．硫酸タリウムTl_2SO_4［次第に呼吸困難］［虚脱症状］

B．ヨウ素I_2［皮膚に触れると**褐色**に染める］［**めまいや頭痛**］

C．モノフルオール酢酸ナトリウム$CH_2FCOONa$［**胃の疼痛**］［**てんかん性痙攣**］［チアノーゼ］［血圧下降］

D．クロロホルム$CHCl_3$［**原形質毒**］［**脳の節細胞を麻酔**］［赤血球を溶解］

選択肢2は［眼球結膜の着色］［気管支喘息様発作］から、**臭素**Br_2が考えられる。

【34】A…4　B…3　C…5　D…1

〔解説〕A．弗化水素酸HF aq［**ポリエチレンのライニング**］［火気厳禁］

B．ベタナフトール$C_{10}H_7OH$［**空気や光線に触れると赤変**］［遮光］

C．三酸化二砒素As_2O_3［少量ならばガラス瓶に密栓］［大量ならば**木樽**に貯蔵］

D．水酸化ナトリウムNaOH［**二酸化炭素と水を吸収**する性質が強い］［**密栓**して貯蔵］

選択肢2は［高温又は紫外線下では容易に重合］［冷暗所に貯蔵］から、**アクリルアミド**$CH_2=CHCONH_2$が考えられる。

【35】A…1　B…4　C…3　D…2

〔解説〕A．硅弗(けいふっ)化ナトリウムNa_2SiF_6…**分解沈殿法**［水酸化カルシウム等の水溶液を加えて処理］［希硫(りゅう)酸を加えて中和］［沈殿濾(ろ)過して埋立処分］

B．塩化バリウム$BaCl_2 \cdot 2H_2O$…**沈殿法**［沈殿濾過して埋立処分］

C．クロルピクリン$CCl_3(NO_2)$…**分解法（クロルピクリンにのみ適用）**［少量の界面活性剤］［混合溶液中で撹拌し分解］

D．アンモニアNH_3…**中和法**［酸（希塩酸、希硫酸等）で中和］［多量の水で希釈して処理］

選択肢５は［過剰の可燃性溶剤又は重油等の燃料］［高温で焼却］から**燃焼法**であり、**クロロホルム**$CHCl_3$や**四塩化炭素**CCl_4などが考えられる。

【36】A…2　B…5　C…4　D…3

〔解説〕A．アニリン$C_6H_5NH_2$［水溶液に**さらし粉**］［**紫色**］

B．メタノールCH_3OH［強熱した酸化銅］［**ホルムアルデヒド**］［酸化銅は還元されて**金属銅色**］

C．トリクロル酢酸（トリクロロ酢酸）CCl_3COOH［**水酸化ナトリウム溶液**］［**クロロホルム臭**］

D．ニコチン$C_{10}H_{14}N_2$［**ヨード**のエーテル溶液］［**褐色の液状沈殿**］［**赤色針状結晶**］

選択肢１は［水を加えると青くなる］から、**無水硫酸銅**$CuSO_4$が考えられる。

【37】A…2　B…5　C…2

〔解説〕A＆C．水酸化カリウムKOH、フェノールC_6H_5OH…含有量が**５％以下**の製剤は劇物から**除外される**。

B．亜塩素酸ナトリウム$NaClO_2$…含有量が**25％以下**の製剤は劇物から**除外される**。

【38】A…4　B…5　C…3

〔解説〕A．キシレン$C_6H_4(CH_3)_2$［**液の表面を泡で覆う**］

B．カリウムナトリウム合金KNa［**灯油**又は**流動パラフィン**］

C．シアン化水素HCN［ボンベ等を多量の**水酸化ナトリウム水溶液に容器ごと投入**］［**酸化剤**の水溶液で酸化処理］

選択肢１は［中性洗剤等の分散剤］から、**クロロホルム**$CHCl_3$や**四塩化炭素**CCl_4などが考えられる。

選択肢２は［遠くから徐々に注水してある程度希釈］［消石灰、ソーダ灰等で中和］から、**塩酸**HCl aqなどが考えられる。

● 無料追加コンテンツについて ●

スマートフォンアプリを使用して暗記学習ができる「**実地（性状・貯蔵・取扱い方法等）対策 暗記用キーワード一覧表**」をご利用いただけます。一覧表のデータをダウンロードし、下記の対応アプリケーションを活用していただくと、**赤シートを使って覚えたい単語を隠しながら学習する勉強法**を、スマートフォン１台だけで実現することができます。

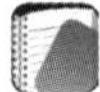

i-暗記シート -写真で作る問題集-

ファイル数10まで、またはPDFファイル10Pまで無料で利用可能。それ以上の使用・広告表示削除は要課金（120円～）。

● 無料／対応OS：iOS、Android／リリース元：DAISUKE KAWAMURA

iOS

Android

使用方法

イルカの暗記シート

i-暗記シートを全面的に作り直したアプリ。ライセンス購入（180円～）で更に機能を充実することが可能。

● 無料／対応OS：iOS／リリース元：DAISUKE KAWAMURA

iOS

使用方法

● お問い合わせ・訂正について ●

本書の内容で不明な箇所がありましたら、**必要事項を明記の上**、下記のいずれかの方法でお問い合わせください**（電話でのお問い合わせは受け付けておりません）**。

必要事項（順不同）	• お客様の氏名とふりがな • 書籍タイトル（地域・年度・版） • 該当ページ数 • FAX番号（FAXでお問い合わせの場合のみ） • 問い合わせ内容	
問い合わせ方法	①FAX	03-3837-5740
	②問合せフォーム	HPトップ ＞ MENU ＞ お問い合わせ 右の二次元コードからもご利用いただけます

※回答までに時間がかかる場合があります。あらかじめご了承ください。
※キャリアメールを使用される場合は、返信メールが届くように事前に受信設定をご確認ください。
※**お問い合わせは本書の内容に限ります。**内容を大きく超えるご質問、個人指導にあたるようなご質問、各都道府県の試験の詳細や実施時期等についてはお答えできません。

また、本書の内容に訂正がある場合は、弊社ホームページに掲載いたします。
URL　https://kouronpub.com/book_correction.html
HPトップ ＞ 書籍サポート ＞ 訂正 ＞ 毒物劇物取扱者試験参考書

令和７年版 毒物劇物取扱者試験 問題集 関西＆中部編

■発行所　株式会社 公論出版　〒110-0005 東京都台東区上野 3-1-8
TEL（販売）03-3837-5745　（編集）03-3837-5731

■定　価　1,760 円（税込）

■発刊日　令和７年４月 25 日　■ ISBN　978-4-86275-317-5